Michaela Huber & Pauline C. Frei
Von der Dunkelheit zum Licht
Trauma, Krankheit und Todesnähe überwinden

Ausführliche Informationen zu jedem unserer lieferbaren und geplanten Bücher finden Sie im Internet unter www.junfermann.de. Dort können Sie auch unseren kostenlosen Mail-Newsletter abonnieren und sicherstellen, dass Sie alles Wissenswerte über das JUNFERMANN-Programm regelmäßig und aktuell erfahren.

Besuchen Sie auch unsere e-Publishing-Plattform www.active-books.de!

Michaela Huber & Pauline C. Frei

Von der Dunkelheit zum Licht

Trauma, Krankheit und Todesnähe überwinden

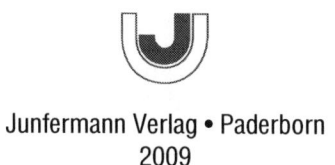

Junfermann Verlag • Paderborn
2009

Satz: JUNFERMANN Druck & Service, Paderborn

Bibliografische Information der Deutschen Bibliothek

Die Deutsche Bibliothek verzeichnet diese Publikation in der Deutschen Nationalbibliografie;
detaillierte bibliografische Daten sind im Internet über http://dnb.ddb.de abrufbar.

ISBN 978-3-87387-686-6

Inhalt

Marlene Biberacher zum Coverbild: Vom Dunkel zum Licht

Ich freue mich sehr über die erneute Einladung, für ein Buch von Michaela Huber und Pauline C. Frei das Coverbild zu malen.

Während meiner Arbeit dachte ich an Pauline C. Frei, wie sie all diese vielen Jahre, Monate, Tage, Stunden verbringt, an Michaela Huber, die Pauline nun schon so lange begleitet. Ich dachte an die Kraft der beiden Frauen, erneut ein Buch zu schreiben.

Wie das Schwere malen, das sich zum Leichten hin entwickelt? Wie malt man Schmerz, Verzweiflung, das Ringen um Worte? Wie diese Kraft und die Transformation des Schmerzes? Die Hinwendung vom Dunkel zum Licht – welche Farben können dies ausdrücken? Für das Buch wollte ich ein Bild malen, das einem Kristall aus Licht gleichkommt.

Heute musste das Werk gelingen – ein Müssen, das gewollt sein kann, aber nicht zu erzwingen ist. Wie Freunde wünschen auch die Farben eine Einladung, um aufs Bild zu kommen. Für ihre verschiedenen Charaktere und Vorlieben braucht es das nötige Fingerspitzengefühl: Wer gerne neben wem sein möchte und wer gut miteinander harmoniert.

Bilder, die gemalt werden wollen, fließen aus dem Pinsel, kommen unter dem Spachtel hervor. Sie verlangen eine Haltung von Aufmerksamkeit, heiterer Gelassenheit und eine gehörige Portion Demut.

Als ich im vergangenen Jahr mit Michaela Huber in Göttingen über den schönen Hauptfriedhof spazierte, kamen wir an einem Grabstein mit der Aufschrift „Lou" vorbei. „Ach sieh nur, da liegt eine viel geliebte Lou", sagte ich zu Michaela. „Das ist Lou Andreas Salomé", antwortete sie. Rainer Maria Rilke widmete ihr, seiner großen Geliebten, den Gedichtband „Vom mönchischen Leben" mit den Worten: „Gelegt in die Hände von Lou".

Heute waren beim Malen meine Gedanken bei zwei Strophen aus diesem Zyklus:

> „Ich lebe mein Leben in wachsenden Ringen,
> die sich über die Dinge ziehn.
> Ich werde den letzten vielleicht nicht vollbringen,
> aber versuchen will ich ihn.
>
> Ich kreise um Gott, um den uralten Turm,
> und ich kreise jahrtausende lang;
> und ich weiß noch nicht: Bin ich ein Falke, ein Sturm
> oder ein großer Gesang?"

Das Bild, „Licht durchflutet", ist einem Kristall angenähert, es kreist, wie die Ringe des Lebens.

Marlene Biberacher
Im August 2008

Einleitung

Mit großer Freude möchte ich Ihnen dieses Buch, an dem meine Mitautorin und ich mehrere Jahre gearbeitet haben, jetzt vorstellen. Wer glaubt, es handele sich um ein Buch, das eine Therapeutin und ihre Klientin geschrieben haben, irrt. Dies ist das Buch von zwei Expertinnen: Die eine hat viel durchlitten und ist daraus als gereifte Frau hervorgegangen, die wunderbare Gedichte und anrührende Texte schreibt. Die andere ist Traumatherapeutin und trägt hier in diesem Buch einige ihrer Erkenntnisse und die ihrer FachkollegInnen zu mehreren Themen vor. Beide Bereiche des Buches stehen selbstständig nebeneinander.

Die Frau, die zunehmend Anerkennung als Dichterin und Schriftstellerin findet und die sich hier hinter dem Pseudonym Pauline C. Frei verbirgt, hat mich zwar vor Jahren einmal um Rat gefragt. Doch was sich aus diesem Kontakt entwickelt hat, ist keine Therapeutin-Klientin-Beziehung.

Als ich Pauline Frei kennen lernte, war ihre Krankheit leider schon so weit fortgeschritten, dass wir das Schlimmste befürchten mussten, und nach den wenigen Stunden gemeinsamer Arbeit entstand eher eine Begleitung, in vielen Gesprächen. Dabei stellte sich heraus, dass sie seit einigen Jahren gute Gedichte und dichte Texte schrieb, und ich hatte Freude daran, sie zu ermutigen, diese Gedichte zu veröffentlichen (Frei & Huber: Leiden hängt von der Entscheidung ab, 2006).

Zu den Texten von Pauline C. Frei

Beim „Einsammeln" von Gedanken und Texten von Pauline Frei bin ich geblieben, auch als durch mehrere Chemotherapien ein gewisser fragiler Stillstand ihres Leidens eintrat. Seit Jahren befindet sie sich bereits am äußersten Rande des Lebens (von Stephen Hawking werden die meisten kennen, mit wie erstaunlich wenig äußerer Beweglichkeit sich ein schwer neurologisch erkrankter Mensch arrangieren kann). Wie sie selbst noch beschreiben wird (S. 189f.), war es sicher wichtig, dass in schweren Zeiten immer eine Frage da war, die sie – unsere anregenden Gespräche weiterführend – betrachten und über die sie schreiben konnte.

Für die LeserInnen dürfte es sehr interessant sein zu lesen, wie Pauline Frei retrospektiv ihre Zeit wahrnimmt, in der sie – als Kind, Jugendliche und junge Erwachsene –

keine koordinierte, sondern eine multiple Persönlichkeit war. „From the inside out" und aus der heutigen Perspektive einer integrierten Erwachsenen, die ihr Geworden-Sein und ihr Schicksal eindrucksvoll reflektiert, beschreibt sie, wie schwer es war, aus der langjährigen Verstrickung in einen destruktiven Kult auszusteigen, wie ihre mit den Tätern loyalen Innenanteile und andere Bereiche ihrer Persönlichkeit um die Kontrolle über den Körper und die Gedanken rangen, und was hilfreich und weniger hilfreich war an dem, was äußere HelferInnen – etwa TherapeutInnen – ihr angeboten oder mit ihr gemacht haben. Anrührend finde ich auch ihre Gespräche mit ihren Kindern, in denen sie versucht hat, ihnen zu erklären, wie sie aufgewachsen ist und was sie erlebt hat, ohne sie zu verstören. Ihre Zartheit und die erkennbare Suche nach Worten, die ihre teilweise schnoddrig daherredenden Jungs innerlich erkennbar tief berührt haben – das zu lesen, dürfte vielen Menschen Freude machen.

Wer selbst eine schwere Krankheit durchlitten hat oder noch nach einem innerlichen Weg sucht, damit fertig zu werden, wird sicher interessiert sein zu lesen, wie Pauline Frei mit ihrer äußersten Gebrechlichkeit zu leben gelernt hat, wie sie versucht, offen in ihrer Partnerschaft darüber zu sprechen und wie sie sich auch von diesen körperlichen Gebrechen distanzieren kann. Persönlichkeitsentwicklung ist keine Frage von Gesundheit oder Krankheit, sie kann bis zum letzten Atemzug weitergehen – Frau Frei lebt dies überzeugend.

Der Gedankenaustausch mit Pauline Frei ist mir eine große Freude. Seit vielen Jahren sind wir nicht mehr persönlich zusammengekommen – sie möchte nicht, dass ich oder dass andere Außenstehende sie in diesem körperlichen Zustand sehen –, aber wir telefonieren und korrespondieren per E-Mail. Diese bewundernswerte, kluge, humorvolle und warmherzige Frau ist mir sehr ans Herz gewachsen. Ihre Texte bilden in diesem Buch einen eigenständigen Teil, der gut für sich stehen kann.

Pauline Freis Einleitung zu ihrem Teil des Buches ist ein Text, der ihre kraftvolle Sprache und ihr Gefühl für ihre Würde sehr gut spiegelt und deutlich macht: Hier spricht eine, die alles, was sie sagt, gelebt, durchlitten und weiterentwickelt hat. LeserInnen des Buches „Leiden hängt von der Entscheidung ab" werden entdecken, wie sie in den letzten Jahren mit ihrer fortschreitenden Erkrankung leben gelernt hat, aber auch, welch skurrilen Situationen sie sich gegenübersieht. Etwa wenn manche HelferInnen signalisieren: „Warum lebt sie denn eigentlich noch?" Als müsse sie doch endlich sterben, sozusagen um die Erwartungen der anderen Menschen zu erfüllen, aber auch, um diese vor dem Anblick oder der Beschäftigung mit Schmerzen und todesnahen Situationen zu bewahren. Die Auseinandersetzung mit „gesunden" Menschen, die offensichtlich eine Phobie vor schwerer Erkrankung haben – und damit vor der erkrankten Person –, hat zu einigen sehr schönen Texten geführt, etwa „Warten" oder „Was half auf dem Weg?". Andere Texte spiegeln wider, wie sehr Frau Frei über ihre Vergangenheit nachgedacht hat: Welche Unterschiede kann sie heute wahrnehmen zwischen den Schmerzen, die für sie zum Wachstum und zum Reifen gehören bzw. zu ihrer Krankheit – und den Schmerzen, die ihr Täter zugefügt haben und die sie über viele Jahre immer wieder erlebt hat? Mit welchen Täterbotschaften muss sie sich bis heute herumschlagen? Besonders beeindruckend finde ich ihre Texte, die Gespräche mit ihren Kindern und ihrem Mann wiedergeben. Ihre Liebe für „ihre drei Männer" und deren frotzelnde, aber auch achtsame und lernbereite Haltung ihr als Partnerin und Mutter gegenüber wird hier sehr deutlich. Und die Engelsgedichte – wie auch die ausgewählten Gedichte, die in den einzelnen Kapiteln zu finden sind – drücken mehr als tausend Worte aus, wie es ist, sich nach Erlösung zu sehnen und doch zu wissen, dass das Leben vor allem eines will: leben, jetzt, hier, sofort ...

Versuchen, das eigene Schicksal selbst in die Hand zu nehmen

„It isn't so good that it couldn't get better
And it isn't so bad that it couldn't be worse."
(aus einem amerikanischen Blues)

Für mich liegt in diesen beiden Liedzeilen das Glück und das Dilemma unserer Arbeit als PsychotherapeutInnen, BeraterInnen und überhaupt als HelferInnen, genauso wie das Dilemma und das Glück der von Trauma genesenden Menschen: Was schlimm ist, kann auch noch schlimmer werden. Und was gut ist, kann immer besser werden. Wenn Menschen wie meine Mitautorin Pauline Frei erst spät, als Erwachsene, das Glück und damit eine Aufwärtsspirale erfahren, so kennen sie doch und vor allem aus ihrer langjährigen Gewalterfahrung das andere: Was schlimm ist, kann noch schlimmer werden.

„Von der Dunkelheit zum Licht" bedeutet nicht, dass es einfach ist, vom einen zum anderen zu kommen. Oder dass es nur in unserer Hand läge, nach dem Motto: „Jeder ist seines Glückes Schmied." Das stimmt nicht. Viele Menschen, etwa in Kriegs- und Krisengebieten, erleben grausame Schicksalsschläge, arbeiten sich heraus, um wieder und wieder die nächsten Schrecken und Katastrophen zu erleiden. Immer wieder begegne ich Schicksalen, in denen so viel Schreckliches gehäuft auftritt, dass wir nicht davon sprechen können, es gehe in der Welt irgendwie gerecht zu. Manche Menschen haben sehr viel Glück, andere sehr viel Pech. Und wenn man kein Glück hat, kann auch noch Pech hinzukommen. Wir können unser irdisches Schicksal nicht bestimmen. Alles kann sich jederzeit verändern. Dies ist eine Wahrheit, der wir immer wieder ins Auge sehen müssen. So viel Bescheidenheit muss sein.

„Schmerzen sind unvermeidlich – Leiden hängt von der Entscheidung ab." Mit diesem Zitat des Dalai Lama, das den Titel unseres vorigen Buches bestimmte, meinen wir: Auch wenn wir Schmerzen nicht vermeiden können, so können wir doch unseren Teil dazu beitragen, das Ruder herumzureißen, uns aus dem Schlamassel herauszuarbeiten, den Schwung der Abwärtsspirale abzubremsen und sie in die Gegenrichtung zu bewegen. Oder wir tun es nicht. Wir haben einen – zugegebenermaßen manchmal kleinen – Bewegungsspielraum, und den sollten wir nutzen.

Marlene Biberacher, die sowohl Künstlerin als auch Traumaberaterin ist, hat die Titelbilder für das Buch „Leiden hängt von der Entscheidung ab" und für dieses Buch gestaltet. Für das Titelbild dieses Buches hat sie sich von einem Gedicht inspirieren lassen, das Rainer Maria Rilke vor 110 Jahren geschrieben hat.

> „Ich lebe mein Leben in wachsenden Ringen,
> die sich über die Dinge ziehn.
> Ich werde den letzten vielleicht nicht vollbringen,
> aber versuchen will ich ihn ..."

Das so entstandene Bild ist Ausdruck ihres künstlerischen Nachdenkens über dieses Gedicht und über den Titel dieses Buches. Marlene Biberacher, Mitbegründerin des Trauma Hilfe Zentrums München, weiß natürlich auch inhaltlich, was es bedeutet, „den letzten vielleicht nicht vollbringen" zu können, „aber ihn zu versuchen".

Um diesen Versuch geht es in diesem Buch. Den Versuch, das eigene Schicksal selbst in die Hand zu nehmen, es mehr zu gestalten, sich aus Not, Elend, dem Gefühl tiefer Verzweiflung und dem Leiden herauszuarbeiten. Es soll ermutigen, aber auch davon erzählen, wie schwer es ist, und was es wirklich braucht, um zu wachsen und frei zu werden. Es ist für Menschen geschrieben, die als HelferInnen im Sozial- und Gesundheitswesen professionell und ehrenamtlich arbeiten (wollen) – für ÄrztInnen und SozialpädagogInnen, BetreuerInnen und BegleiterInnen, für PsychologInnen und PsychiaterInnen, Jugendamt-MitarbeiterInnen und solchen in Notrufen, für RechtsanwältInnen und ErzieherInnen, für Selbsthilfegruppen und ErgotherapeutInnen, für Profis, die im Bereich Kunst und Tanz Körper- und Seelenarbeit mit traumatisierten Menschen leisten. Und es ist geschrieben für traumatisierte Menschen selbst, für Menschen mit schweren Erkrankungen und solchen, die in existenzieller Not leben. Wir Autorinnen haben versucht, eine klare Sprache zu finden, sodass die meisten Texte relativ mühelos verständlich sind; dennoch wollen wir auch den anspruchsvollen Profis Stoff zum Nachdenken bieten.

Einleitung zu den Texten von Teil I

Der von mir geschriebene Teil umfasst drei große Kapitel. Jedes der dort behandelten Themen ist so umfangreich, dass es eigene Monografien wert ist – und das mittlere Kapitel (über das Böse in der Psychotherapie) ist auch ein „Vorgeschmack" auf ein Buch, an dem ich seit vielen Jahren arbeite und das in absehbarer Zeit bei Junfermann erscheinen soll: „Der Feind im Innern – Psychotherapie mit Täterintrojekten".

Das erste meiner Kapitel in dem hier vorliegenden Buch beschäftigt sich mit dem Thema, was der Körper durchmacht, wenn er mit einer Posttraumatischen Belastungsstörung (PTBS) fertig werden muss. Es wird durch viele Studien belegt, dass der Körper durch chronische Stresserkrankungen (und eine solche ist PTBS) so massiv leidet, dass bestimmte körperliche Erkrankungen – z.B. im Bereich der Lunge, des Herz-Kreislauf-Systems oder der Verdauungsorgane – sehr viel wahrscheinlicher werden. Die Konsequenz müsste sein, dass in alle Gesundheits-Checks ein Screening auf PTBS hineingehört, um den Menschen so früh wie möglich eine bessere Stressverarbeitung und gegebenenfalls eine entsprechende Behandlung empfehlen zu können. Die gute Nachricht hier lautet: Wer es schafft, von der PTBS zu genesen oder sie zumindest in den Auswirkungen erheblich abzumildern, wird oder bleibt gesünder.

Das zweite Kapitel ist eine Auseinandersetzung mit dem „Bösen" in der Psychotherapie. Die meisten TraumatherapeutInnen fürchten sich davor, in den Überlebenden eine Widerspiegelung der Gewalt zu sehen, wie sie zum Beispiel ein erkennbares Täterintrojekt darstellt. Wer zu uns in die Beratung und Behandlung kommt und mit uns an Bindungstraumata und an Gewalterfahrung in Beziehungen arbeitet, bringt uns auch die Gewalt ins Haus: eine vibrierende, „heiße" Energie, die sich in unserer HelferIn-KlientIn-Beziehung auf vielfältige Weise spiegeln kann. Diese Energie zu entdecken, sich mit ihr zu beschäftigen und der KlientIn zu helfen, sie zu verwandeln, ist ein wesentlicher Teil unserer Arbeit mit Gewaltüberlebenden, der von Anfängern in diesem Bereich – aber oft genug auch von solchen Profis, die sich möglichst nicht inhaltlich mit der Gewaltthematik auseinandersetzen mögen – gern übersehen wird.

Noch ein Wort zur Terminologie: Im Buch wähle ich häufig den Begriff „TraumatherapeutIn", auch wenn es natürlich viele Bezeichnungen und Berufe gibt, die sich nicht so nennen, aber etwas Ähnliches tun: TraumaberaterInnen; PsychotherapeutInnen, die mit traumatisierten Menschen arbeiten, und andere HelferInnen. Dennoch wähle ich den Begriff bewusst, da mir sehr daran liegt, die hohen Anforderungen an den Beruf deutlich zu machen. Nicht jeder gutwillige Mensch ist für die kompetente Begleitung traumatisierter Menschen geeignet.

Und damit komme ich zum dritten Kapitel, in dem es um die Grundhaltungen in der Arbeit mit traumatisierten Menschen geht. Auch wenn wir alle uns realistischerweise nur vorstellen können, einem großen Helfernetz anzugehören, das zum Ziel hat, die Situation traumatisierter Menschen auf allen Ebenen zu verbessern, muss sich jede/r von uns auch an die eigene Nase fassen: Welche ethischen Grundsätze sollten in unserem Metier und für uns persönlich eine entscheidende Rolle spielen? Welchen Versuchungen und Gefahren sollten wir möglichst nicht erliegen, wenn wir mit Personen zu tun haben, die durch Gewalterfahrung in Beziehungen geprägt und dadurch vielleicht sowohl äußerst misstrauisch als auch äußerst bedürftig sind? Welchen Betroffenen können wir mit Traumatherapie gut helfen, welchen weniger? An welche persönlichen und beruflichen Grenzen können wir kommen, wenn wir diese Arbeit tun? Und was hilft beim Durchhalten? Mein Teil dieses Buches endet natürlich mit der Bitte und Aufforderung, sich dieser Arbeit zu stellen und sich dabei auch selbst weiterzuentwickeln.

Denn darum geht es, und dafür stehen wir beiden Autorinnen auch: Kein Mensch darf sich über den anderen erheben. Wenn wir jedoch das Glück haben, einander wirklich zu begegnen, kann Entwicklung auf allen Ebenen stattfinden. Zwar werden die „Profis" unter uns in erster Linie dafür bezahlt, die Überlebenden zu unterstützen, doch können und sollten wir durchaus erwarten, dass wir uns durch diese Arbeit selbst verändern. Diese Veränderung kann ausgesprochen bereichernd sein, auch wenn sie – ebenso wie die Veränderung seitens der unmittelbar betroffenen Person – von uns viel verlangt: Mit Kompetenz und Achtsamkeit, Aufrichtigkeit und Bescheidenheit sich zu öffnen für das Wunder, das geschehen kann, wenn zwei sich begegnen.

Göttingen, im Frühling 2009
Michaela Huber

Teil I

Von Michaela Huber

1. Von der Qual genesen. Der Körper zwischen Dissoziation und Achtsamkeit

Wer verstehen will, warum es absolut unerlässlich ist, nach einer langjährigen Traumatisierungsgeschichte nicht nur seelisch, sondern auch körperlich zu genesen, sollte sich anschauen, was Gehirn und autonomes Nervensystem eines traumatisierten Menschen, der unter einer Posttraumatischen Belastungsstörung (PTBS) leidet, durchmachen. In diesem Kapitel möchte ich einige der körperlichen Folgen beleuchten, die Auswirkungen beschreiben und auf einige Studien hinweisen, die über Langzeitfolgen berichtet haben. Anschließend möchte ich die Behandlungsmöglichkeiten erläutern, denn PTBS und sich daraus ergebende Erkrankungen sind kein Schicksal: Wenn es schon zu Traumafolgestörungen kommt, könnten und sollten diese so früh wie möglich bearbeitet werden, und das hilft sehr, ernsthafte Folgeerkrankungen zu vermeiden bzw. schneller von ihnen zu genesen.

Soweit eine der guten Nachrichten. In den schlechten geht es darum, den Zusammenhang von extremen Stresserfahrungen und körperlichen Folgen zu beschreiben. Dabei wird Ihnen als LeserIn vielleicht gelegentlich mulmig, haben wir doch alle immer wieder unter Stress zu leiden.

Auch ganz ohne Traumatisierung wirkt sich Stress auf Menschen so aus, dass er als „Gesundheits- und Jobkiller Nummer 1" gilt. Hier einige Zahlen:

- ⋯⟩ 50 bis 60 % aller Arbeitsfehltage in vielen europäischen Ländern gehen auf Stress zurück.
- ⋯⟩ 54000 Menschen in Deutschland sind 2007 aufgrund psychischer Erkrankungen vorzeitig in Rente gegangen.
- ⋯⟩ Stress schwächt das Immunsystem und führt vermehrt zu Infektionen und Asthma.
- ⋯⟩ Stress unterdrückt die Neubildung von Nervenzellen, besonders im Hippocampus, dem Teil unseres Gehirns, das in der Lage ist, modulierend stressreiche Erfahrungen auszuwerten. Folgen: Depressionen, Angststörungen, Gedächtnisverlust und Schlafprobleme (Blech, 2008b).
- ⋯⟩ Über die Kaskade der Stresshormone werden gefährliche Krankheitsprozesse ausgelöst: Stresshormone stoßen in Blutgefäßen entzündliche Prozesse an, die Arteriosklerose und Herzinfarkte begünstigen.

···⫸ Und Stress schaltet im Hirn ein Hormon an, das Heißhunger macht, das Ansetzen von Fett fördert und dadurch auch Diabetes Typ 2 begünstigt.

Welche Menschen sind generell besonders empfänglich dafür, unter Stressfolgen massiverer Art zu leiden? Auch das ist gut untersucht, und die Berufsgruppe der HelferInnen kommt dabei gar nicht gut weg:

···⫸ Menschen, die überfordert, gegängelt, am Arbeitsplatz frustriert sind, haben ein hohes Burn-out-Risiko.

···⫸ Berufsgruppen, die anderen Menschen helfen, haben nicht nur ein sehr erhöhtes Burn-out-Risiko, sondern auch eines, an „compassion fatigue" zu erkranken, also an Mitempfindens-Müdigkeit (Stamm, 2002). Folge: Sie werden zynisch – oder sie suchen sich ein, zwei Klienten aus, die sie besonders „betüteln" – und sind dann enttäuscht, wenn sie nicht zurückbekommen, was sie „hineingesteckt" haben ...

···⫸ Arme Menschen erleiden mehr Stress: Im unteren Fünftel der Bevölkerung kommen Herz- und Kreislauferkrankungen, Asthma, Diabetes, Fettsucht, Depressionen und Rückenschmerzen doppelt so häufig vor wie im oberen Fünftel – selbst wenn man Risikofaktoren wie Rauchen und Bewegungsarmut herausrechnet. Viele ErzieherInnen, in der Krankenpflege tätige Menschen, engagierte PsychiaterInnen, SozialarbeiterInnen etc. verdienen sehr wenig Geld für sehr viel Engagement. In den Erkrankungen ähneln sie dann oft ihrer Klientel – manchmal trifft „man" sich in den entsprechenden Kliniken wieder ...

···⫸ Menschen, die allein und einsam sind. Und die Workaholics unter uns wissen, wie sehr Einsamkeit droht, wenn man vor lauter Engagement keine sozialen Beziehungen mehr pflegen zu können glaubt ...

Für alle Stressgeplagten – ob traumatisiert oder nicht traumatisiert – gilt, was der Traumaforscher Bessel van der Kolk zu sagen pflegt:

1.1 The body keeps the score – der Körper merkt sich alles

Am Anfang unseres Lebens steht unsere genetische Grundausrüstung, über die bereits bestimmt ist, inwieweit wir Risikofaktoren haben, an bestimmten Erkrankungen zu leiden. Ich kann mich noch gut erinnern, dass in den 70er-Jahren des 20. Jahrhunderts die „nature or nurture"-Debatte tobte: Bestimmen die Gene im Wesentlichen, was aus uns wird (nature)? Oder kommen wir mehr oder weniger als unbeschriebenes Blatt auf die Welt und es sind die Umweltfaktoren, wie Erziehung, sozialer Status, Lebenserfahrungen, die uns prägen (nurture)? Inzwischen hat sich der Streit weitgehend gelegt: Natürlich haben beide Seiten recht. Die moderne Genforschung macht deutlich, dass die Gene keineswegs hundertprozentig bestimmen, was uns körperlich widerfährt; stattdessen gibt es Ein- und Ausschalter im genetischen Material sowie anderweitig eindeutig umweltbezogene Aktivitäten unserer Gene.

Epigenetik: Misshandlungserfahrung prägt sich ein – und die körperlichen Folgen können sogar vererbt werden

Jahr für Jahr wird bei sechs bis zehn von tausend Kindern eine körperliche Misshandlung festgestellt; die Dunkelziffer jedoch ist bis zu zehnmal größer. Allein wegen „sexuellem Missbrauch" werden im Jahr rund 10000 Anzeigen bei der Polizei gestellt. „Aufgrund zahlreicher Befragungen muss aber davon ausgegangen werden, dass in Deutschland jährlich 300 000 Kinder sexuell missbraucht werden" (Maaß, 2007). Das bedeutet: Überall, wo Kinder sind, gibt es auch solche, die misshandelt oder sexuell gequält werden. Es gibt keine „Inseln der Seligen" mehr; keine Oasen mit nur glücklichen Kindern: In jedem Kindergarten, jeder Schule, in jedem Dorf, jeder Kleinstadt – überall sind Kinder, die schon früh mit entsetzlichem Leid umgehen müssen. Was macht das mit ihnen?

„Traumatische Erlebnisse im Kindesalter können das Erbgut im Gehirn dauerhaft verändern. [...] Erfahrungen hinterlassen chemische Spuren, die womöglich sogar vererbt werden", schreibt die Wissenschaftsredaktion des *Spiegel* (Nr. 32/2008), indem sie beispielhaft über eine Studie aus Kanada berichtet. Die sogenannte Epigenetik beschäftigt sich mit den Ein- und Ausschaltern bestimmter Gene. Dieser On-Off-Prozess hat mit dem Anhängen oder Entfernen von Methylgruppen, der sogenannte Methylierung, zu tun. Diese verändert in Zellen die Aktivität einzelner Gene. Früher dachte man, nur zufällige Mutationen, also spontane Veränderungen der DNA, könnten neue Merkmale hervorbringen, die vererbbar sind. Im Zusammenhang mit der Parkinson-Krankheit etwa kennen wir diese Diskussion: Stress, den ein Mensch erlebt, kann sein genetisches Material so verändern, dass er selbst Parkinson bekommt und u.U. die Anlage dazu weitervererbt. Heute gilt als weitgehend gesichert, dass auch Adipositas (Fettsucht), Depressionen, Schizophrenie, Arteriosklerose, Asthma und sogar Krebserkrankungen durch (häufig durch frühe Traumata) erworbene Veränderungen der Ein- und Ausschalter von Genen ausgelöst werden können. Besonders in der Zeit bis zum dritten Geburtstag sind Menschenkinder für eine Veränderung der Methylgruppen sehr empfänglich. Noch einmal der *Spiegel* (s. Blech, 2008a): „Chronischer Stress in dieser kritischen Phase, erklärt der Montrealer Forscher Szyf, setze bestimmte Proteine frei, die ihrerseits auf das Methylierungsmuster wirken – dadurch werden Gene regelrecht umprogrammiert." Und dem Neurowissenschaftler Szyf zufolge gilt auch für Krebs: „Krebs äußert sich als eine Erkrankung der Körperzellen, aber dahinter steckt eine systemische Ursache. Das hat mit dem Immunsystem zu tun. Und dieses wiederum wird durch Stress und Erlebnisse in der Kindheit beeinflusst."

Bestimmte Gene nämlich sorgen dafür, dass eine Zelle nicht beginnt, sich auf krankhafte Weise zu vermehren. „Wird ein solches Schutz-Gen jedoch methyliert und damit ausgeschaltet, dann geht seine Wirkung verloren", heißt es in dem Artikel weiter.

Es deutet sich sogar an, dass solche Muster vererbt werden können, auch was den Konsum von Drogen angeht. Einzelfallstudien am Menschen und Tierversuche lassen zumindest diesen Schluss zu. Als Therapie werden Substanzen diskutiert, welche die Methylgruppen von Schutz-Genen entfernen. Aber auch eine Veränderung der Lebenseinstellung, das Erlernen von Entspannungstechniken (von Psychotherapie ist dort nicht die Rede) sowie eine Umstellung der Ernährung sei hilfreich.

Ein Faktor ist auf jeden Fall von Anfang unseres Lebens an bedeutsam dafür, wie gut unsere Gene uns schützen können: die Bindungserfahrung.

1.2 Am Anfang war die Bindung

Eine liebevolle, verlässliche Mutter ist die beste Garantie für ein Neugeborenes, gut ins Leben starten zu können, aber auch andere vergleichbar verlässliche und liebevolle Menschen sind wunderbar für ein Kind. Nicht nur, weil es sich dann aufgehoben fühlt und gut gedeiht. Sondern es ist eine „conditio sine qua non": Ohne sichere Bindungserfahrung geht vieles schief für das Kind. Die An- oder Abwesenheit einer feinfühlig sich auf das Kind ein-„schwingenden" Bindungsperson entscheidet in den ersten Jahren des Lebens darüber, ob ein Überschuss an Nervenzellen, den das Kind genetisch herstellt, auch genutzt wird, oder ob Nervenzellen ungenutzt absterben, ob Synapsen (Verbindungsstellen zwischen Nervenzellen) gebildet werden oder nicht (Siegel, 1999, 2001). Für viele Kinder, die früh traumatisiert werden, indem man sie schreien lässt, wenn sie in Not sind, oder sie überstimuliert, wenn sie Ruhe brauchen, ist dieses Nicht-Feinfühlige der Mutter und anderer Bindungspersonen, insbesondere dann, wenn sie auch noch mit seelischen Quälereien oder gar körperlichen und/oder sexuellen Misshandlungen einhergeht, ein Desaster.

Um es ganz deutlich auszudrücken: „Blutsbande" sagen gar nichts darüber aus, ob eine Person eine gute Bindungsperson ist. Die eigene Mutter bzw. der eigene Vater sind also nicht automatisch immer auch die besten Bindungspersonen. Vielmehr ist es so, dass ein Kind sich an die Person in seiner Umgebung bindet, die am feinfühligsten ist. Wenn sonst niemand da ist, muss es sich auch an nicht-feinfühlige Menschen binden, etwa an misshandelnde Eltern. Kinder, die Gelegenheit oder eine Wahl haben, ziehen auch wirklich andere Personen vor, etwa eine Oma, Tante oder ältere Schwester. Eine frühe Elternbindung bekommt erst im Laufe der Zeit und Gewöhnung eine gewisse Exklusivität, sodass ein misshandeltes Kind auch dann zu seinen Eltern zurück will, wenn es bessere Bindungsangebote von anderen Menschen bekommt.

Haben HelferInnen das Beste für das Kind im Sinn, dann helfen sie ihm aus der Misshandlungs-Beziehung heraus, auch wenn sich das Kind nach den misshandelnden Elternteilen sehnt und in einem Zeitraum des „Entzugs" häufig nach den Eltern weint. Es gibt allerdings auch Kinder, die nur froh sind, dem Inferno daheim entkommen zu sein, aber auch bei Kindern, die ihre misshandelnden Eltern „bevorzugen", dürfen HelferInnen nicht glauben, es sei besser, sie blieben daheim. Ein Kind, das misshandelt wird, erleidet nämlich erhebliche Schäden: an Körper und Seele – und sogar an seinem Gehirn. Und: Mehr Misshandlung macht schlimmere Schäden.

Misshandlung kann also die Entwicklungsmöglichkeiten eines Kindes erheblich einschränken, weshalb externe Helfer auch immer eingreifen müssen, wenn ein Kind daheim misshandelt wird. Lernen die Eltern, sich besser zu verhalten – sehr gut. Lernen sie nichts dazu, dürfen sie das Kind nicht unbegleitet weitersehen. Die Bindungsforschung und die Ergebnisse der Entwicklungs-Traumatologie sagen uns zumindest, dass das Kind dann die besseren Bindungspersonen – etwa Pflegeeltern, Adoptiveltern oder verlässliche Bezugspflegepersonen in der stationären Heimerziehung – zu akzeptieren lernen wird und sich besser entwickeln wird, als wäre es bei den misshandelnden Eltern geblieben (Brisch, 2008).

Einem Kind jedoch, das bei misshandelnden Eltern bleiben muss, drohen erhebliche Risiken für die seelische und körperliche Gesundheit. So wird es weit weniger zur Stressmodulation benötigte Nervenverbindungen entwickeln. Ein solches Kind wird aber auch das Vertrauen in andere Menschen verlieren, muss es doch zunächst hilflos als „Geisel" der misshandelnden Eltern warten. Warten, bis jemand kommt. Warten, bis endlich jemand hilft und der unangenehme Zustand aufhört.

Wenn Warten nicht hilft …

Pauline Frei (s. S. 198ff.) beschreibt, wie sie auch als erwachsene Kranke immer wieder in diesen unerträglichen Wartezustand gerät, den sie als Kind kannte. Hilflos warten zu müssen, bis jemand kommt und hilft, verlängert nicht nur eine Qual – es ist selbst eine Qual. Egal in welchem Lebensalter: Das Warten-Müssen führt dazu, dass das, was uns schrecklich erscheint und von dem wir befreit werden müssen, geradezu imperativ unerträglich wird. Sofort, sofort muss Abhilfe geschaffen werden! Keine Sekunde länger ist es auszuhalten! Alle Lebewesen, die einer Lautbildung fähig sind, reagieren in dieser Situation gleich: In bedrohlichen Situationen, in denen sie allein sind, stoßen sie einen Bindungsschrei aus, der den (erwachsenen) Angehörigen signalisiert, sofort zu kommen und das „schreiende" Lebewesen aus der Not zu befreien. Doch was ist, wenn man das Kind einfach schreien lässt, weil es „die Lungen stärken" soll? Weil das Kind lästig ist? Ich kenne Geschichten von Müttern, die ihr schreiendes Baby im Winter auf den Balkon geschoben und fluchtartig die Wohnung verlassen haben, weil sie das Schreien nicht ertrugen. Oder schlimmer: Mütter und Väter, die das Kind schlugen, wenn es weinte; die es mit einem Kissen zu ersticken versuchten, es an die Wand warfen, ihm zur „Strafe" schreckliche Dinge antaten ... Ich kenne Erwachsene, die als Kinder stundenlang warten mussten, im Ungewissen, ob jemand ihnen aus der verzweifelten Not helfen würde – oder nicht: im Kinderbett, im Laufstall, im verschlossenen abgedunkelten Zimmer, in einer Ecke stehend, im Keller eingesperrt, in einem Käfig, Kasten, Schrank ...

Was lernt ein Kind dann? Wenn Warten und Schreien als kleines Kind schon nicht geholfen haben, ist ein Schaden entstanden, den das Kind oft lebenslang zu spüren bekommt: Es macht nicht die Erfahrung, dass es durch einen effektiv ausgestoßenen Bindungsschrei sofort verlässlich von der Not befreit wird. So sollte es zwar sein, denn eine sichere Bindung zur Mutter und zu anderen wichtigen Bindungspersonen würde dafür sorgen, dass das Kind am Anfang sehr rasch und verlässlich aus seiner misslichen Lage befreit wird. Doch bei frühen Bindungstraumata – Vernachlässigung, Verwahrlosung, womöglich gar Gewalt als Antwort auf die Not – können die „Verhaltenszustände", in die ein Kind gerät, von ihm selbst nicht integriert werden (Putnam, 1977). Das Kind ist dann in Zuständen „außer sich", es verhält sich (beispielsweise schreit es oder es erstarrt, zittert und scheint zu frieren ...), aber die Bindungspersonen reagieren nicht oder nur selten richtig. Sie ignorieren seine Not oder strafen – und so kann das Kind einfach nicht lernen, wie es aus unangenehmen Zuständen herauskommen kann. Aber genau das ist wichtig, damit ein Kind ein „Protoselbst" (wie Damasio [2000] es genannt hat) entwickeln kann, aus dem später ein Gefühl für eine eigene Identität wird.

Ist das Kind auf Gedeih oder Verderb (und diesen Ausdruck kann man wörtlich nehmen) darauf angewiesen, dass „irgendwann" sein Warten und Rufen erhört werden und es aus seiner schlimmen Lage befreit wird, wird es irgendwann gar nicht mehr rufen, sondern aufgeben. Und/oder es wird sein Leben lang immer wieder und wieder schreien – und dabei unter Umständen wiederholt die Erfahrung machen (oder dieses sogar reinszenieren), dass es verlassen wird.

... fühlt man sich im Stich gelassen und dem Leid hilflos ausgeliefert ...

Sowohl das Aufgeben als auch das Immer-wieder-Rufen vergrößern den Stress. Bei einem kleinen Kind kann das Aufgeben sogar den (plötzlichen Kinds-)Tod zur Folge haben. Niemand kommt, also ist das Leben nicht zu schaffen. Wer dennoch lebt, wird sogar schon als kleines Kind zu dissoziieren beginnen. Statt vor dem Unerträglichen zu fliehen – was nicht geht –, flieht das Kind in seinem Kopf in Regionen, in denen es den Körper und seine Not nicht spürt. Es „macht sich weg". Diesen Prozess haben Bindungsforscher und Traumatologen untersucht:

⤑ Der Zusammenhalt diverser Verhaltenszustände wird auch durch eine sichere Bindung gefördert, die körperlich und seelisch regulierend wirkt (Solomon & George,1999; Siegel, 2002).

⤑ Eine wiederholte Traumatisierung des Kindes zerstört diesen psychobiologischen Entwicklungsprozess und erzwingt einen Mangel an Integration der Zustände (Fonagy, 1997; Liotti, 1999).

⤑ Ein Mangel an Integration der Verhaltenszustände ist ein Vorläufer für die Entwicklung von dissoziativen Persönlichkeitsanteilen (van der Hart et al, 2008).

Welche Traumatisierungen sind besonders schwer zu verarbeiten?
Die frühen Bindungstraumata und frühe Gewalt

Jede der folgenden Traumatisierungs-Bedingungen erschweren eine Verarbeitung eines Traumas – und bei frühen Traumatisierungen werden alle gemeinsam in der Familie zusammenkommen.

Besonders schwer zu verarbeitende Traumasituationen

⤑ dauern sehr lange,

⤑ wiederholen sich häufig,

⤑ beinhalten zwischenmenschliche Gewalt.

⤑ Der Täter ist ein nahestehender Mensch.

⤑ Das Opfer mochte (mag) den Täter.

⤑ Das Opfer fühlt sich an der Tat (mit)schuldig.

⤑ Die Persönlichkeit (z.B. des Kindes) ist noch nicht gefestigt oder gar gestört.

Neben körperlicher und seelischer Gewalt beinhalten sie auch

⤑ sexuelle Gewalt,

⤑ mehrere Täter bzw. Mittäter, die nicht helfen,

⤑ Das Opfer (z.B. ein Kind) hat viele Dissoziationen – Amnesie (Erinnerungslücken), Derealisation (die Umgebung nicht mehr gut wahrnehmen) und Depersonalisation (sich selbst oder Teile von sich entfremdet wahrnehmen) bis hin zu Identitätswechseln während und nach dem Trauma.

⤑ Niemand hilft dem Opfer.

⤑ Niemand spricht mit dem Opfer nach der Tat darüber (siehe Huber, 2003a).

In späteren Notsituationen wird stets diese Dissoziation – die oft auch im gesamten Familiensystem existiert, nach dem Motto: Wenn man nicht darüber redet, ist es auch nicht wahr – wiederholt und beibehalten. Auch der einzelne Mensch, der sich mit einem Trauma herumquält, denkt oft: War da was? Da ist doch nichts! Harvey Schwartz nennt das in seinem wunderbaren Buch „Dialogues with forgotten voices" (2000) die Spaltung in „Nicht-Ich" und „Nur-Ich". „Nicht-Ich" bedeutet: Das ist mir gar nicht passiert. Oder: Es ist doch lange vorbei. Was ich heute an Symptomen habe, kann doch damit nichts mehr zu tun haben. Oder: Das ist zwar meinen Geschwistern passiert, aber mir nicht. Oder: Das habe ich längst überwunden. Körperliche Symptome wie Schmerzen im ganzen Körper, Bauchkrämpfe, Durchfall, Atemnot, Hautausschläge, Herzrasen „zur Unzeit" etc. können die lebenslange unbewusste Folge sein.

„Nur-Ich" bedeutet: Während der Symptome, die entweder direkt wiederholen, wie es sich damals angefühlt hat, oder die als Folge davon auftauchen, hat man das Gefühl: Ich bin jetzt krank. Unbedingt. Mit mir stimmt etwas nicht. Ich bin dafür verantwortlich, dass es mir so geht, also muss ich jetzt zum Arzt gehen, dass er mir das „wegmacht". Hier haben sich die körperliche Not und das Bewusstsein voneinander getrennt. Onno van der Hart, Ellert Nijenhuis und Kathy Steele nennen das in ihrem Grundlagenwerk „Das verfolgte Selbst" (2008, Originaltitel: The Haunted Self): strukturelle Dissoziation in der Persönlichkeit. Die ganze Persönlichkeit des Kindes hat sich aufgespalten, in Bereiche, die im Alltag funktionieren können, aber weniger schwingungsfähig sind (ANPs: anscheinend normale Persönlichkeitsanteile) und in Bereiche, die von dem Trauma erzählen und immer wieder Trauma-nah sind (EP: emotionale Persönlichkeitsanteile).

Diese Bereiche sind durch die Not-Wendigkeit einer Dissoziation des Unaushaltbaren voneinander getrennt worden. Anhand folgender Merkmale kann man sie auseinanderhalten:

⋯⊱ Die **ANPs** haben eine *Phobie* vor traumatischen Erinnerungen und vor den EPs, die solche Erinnerungen mit sich bringen.
⋯⊱ Dies führt zu mehr oder weniger intensiven „AGBs":
   – *Amnesien* für Trauma-Inhalte
   – *Gleichgültigkeit* (detachment)
   – *Betäubungsgefühl* (numbing)
⋯⊱ Dies ist eine unter chronischer Bedrohung notwendige Anpassungsleistung, um im Alltag trotz unintegriertem Trauma funktionieren zu können.

Die emotionalen Persönlichkeitsanteile (EPs) hingegen sind aus den biologischen Aktionssystemen (wie die Neurobiologen es nennen) entstanden, die unmittelbar der Verteidigung des einzelnen Individuums in äußerster Not dienen. Die Trennung von der Pflegeperson zum Beispiel, die ja ganz normal immer wieder geschieht, sobald das Kind abgenabelt ist, aktiviert das Paniksystem und löst den „Bindungsschrei" und die Suche nach einer Pflegeperson aus. Wird das Kind getröstet und versorgt, braucht dieses Verteidigungssystem nicht als EP abgespalten zu werden. Wenn das Kind jedoch nicht von seiner Qual erlöst wird, hat es bereits einen EP abgesondert: den Bindungsschrei. Diesen werden FreundInnen, HelferInnen und TherapeutInnen später von der traumatisierten Person noch öfter zu hören bekommen ...

Eine Bedrohung durch andere Menschen löst bei dem Kind aber noch mehr aus: höchste Aufmerksamkeit (Hypervigilanz), Flucht, Freeze/Schmerzunempfindlichkeit, Kampf und totale Unterwerfung/Anästhesie (Nicht-Fühlen).

Später werde ich diese Aufteilung durch das Trauma in ANP und EP noch auf seine physiologischen und kognitiven Merkmale hin betrachten. An dieser Stelle ist wichtig, dass die Symptome des oder der EP(s) sich typischerweise – übrigens auch schon beim sehr kleinen Kind – als akute vorübergehende dissoziative Intrusionen in die ANP (das Alltagsbewusstsein) oder als Wiedererleben des Traumas äußern. Folge: Das Kind bekommt auf Auslösereize hin einen glasigen Blick, „rutscht" in das Wiedererleben des Schreckens, zuckt eventuell zusammen und ist für kurze Zeit kaum ansprechbar. Dabei oder danach zeigt es vielleicht Anzeichen von Angst, aber es kann auch wütend mit seinem Spielzeug auf den Boden schlagen oder ganz starr werden, wie betäubt wirken. Und wenn es dann wieder auftaucht, scheint der „Anfall" vorbei.

... und dissoziiert, spaltet die unangenehmen Körperwahrnehmungen ab

Wie oft habe ich das zu hören bekommen und in Traumabearbeitungssitzungen auch gesehen: Ein Mensch erinnert sich an die frühkindliche Verzweiflung, in Not und dabei allein gewesen zu sein. Die Qual steigt und steigt – und dann reißt der Faden der Erinnerung ab. Was folgt ist nur ein (vielleicht trauriges, mutloses) Nicht-Fühlen. Und wenn das Prozessieren, also die Verarbeitung, etwa durch Prozess-Techniken wie das EMDR angeregt wird, kann es in der Traumatherapie (und manchmal auch danach) zu Schmerzwellen kommen, die plötzlich auftauchen und danach noch immer wieder und wieder gefühlt werden, manchmal wochenlang, bis das Trauma ausreichend prozessiert ist. Wir Therapeuten fürchten diesen Zustand und vermeiden ihn, wo immer es geht. Aber wir geraten dann manchmal in die „unvermeidliche Verzweiflung" (um Harvey Schwartz noch einmal zu zitieren). Wir erleben mit, wie sehr der kleine Körper und die kleine Psyche damals gelitten haben, wie unerträglich es war, wie unaushaltbar, und jetzt wird es noch einmal gefühlt. Die Persönlichkeit von kleinen oder großen PatientInnen leidet sehr unter dieser neuen Erkenntnis, den neuen Verbindungen im Gehirn. Oft werden sie zunächst noch an- und ausgeschaltet, bleiben aber später: „So war es, und es war damals wirklich schrecklich. Und jetzt ist es vorbei, und mein Körper kann es loslassen." Wenn der Prozess dann „durch" ist, bleibt eine Zeit der Fassungslosigkeit: Wie konnten die Mutter, der Vater, die anderen Erwachsenen das Kind so in Not bringen und/oder es so in seiner Not im Stich lassen? Gelingt das Prozessieren aber nicht, weil der traumatisierte Mensch nichts mehr mit seinen damaligen Qualen zu tun haben will oder nur zum Arzt und nicht zu einem traumatherapeutisch ausgebildeten Psychotherapeuten geht oder weil die TherapeutIn keine dosierte Traumaverarbeitung beherrscht und zur Überflutung der KlientIn beiträgt – dann lebt der Betroffene meist nach dem Motto weiter: Ein Alltags-Ich kennt keinen Erinnerungs-Schmerz – nur die seltsamen unerklärlichen Symptome. Und der Schmerz kennt keinen Alltag, kein Früher oder Heute.

Die betroffene traumatisierte Person glaubt dann, das Symptom sei schrecklich, unkontrollierbar, unbehandelbar, ein Monster, von dem sie „befallen" wird. Nichts hilft, überhaupt nichts, denkt sie und rennt „von Pontius zu Pilatus", liefert sich allen möglichen Ärzten und Heilern und Schamanen und Heilpraktikern etc. aus. Doch es wird und wird nicht besser.

Nicht selten erleben aber auch Ärzte und andere professionelle Helfer, dass das, was sie anzubieten haben, nicht wirklich hilft. Und das führt nicht selten zu äußerst unangenehmen Reaktionen, wie Traumaforscher Bessel van der Kolk berichten kann: „Die emotionale Abhängigkeit der traumatisierten Menschen und ihre Unfähigkeit, angebotene Hilfe annehmen zu können, führen bei denjenigen, an die sich die Opfer Hilfe suchend wenden, zu Frustration, Verachtung und sogar Sadismus" (Bessel van der Kolk, in: Scaer, 2001).

Wie schrecklich: In ihrer Qual wenden sich Menschen an professionelle Helfer wie Ärzte und Psychotherapeuten. Oft genug wissen sie, dass es sich nicht (nur) um eine akute Störung oder Erkrankung handelt. Und dann erleben sie, dass sie entwertet werden, als würden sie sich „anstellen", als hätten sie „nichts". Genau diesen Verdacht haben sie oft: Da ist nichts. Und doch sind da dieses Leid und dieser Schmerz.

Bei Menschen mit einer Traumafolgestörung sagt der Schmerz nicht mehr oder weniger als: „Ich war, bin und werde sein – wenn nicht jemand kommt und mich ‚wegmacht'." Darin zeigt sich häufig die Not des damaligen kleinen Kindes: Damals hätte tatsächlich jemand kommen und die Not „wegmachen" müssen. Viele Traumatisierte brauchen lange, um zu erkennen: Heute bin ich es, die erwachsene Person, die dem Kind in mir helfen muss. Nie wird es wieder so sein, dass einfach jemand anderes kommt und meinen Schmerz „wegmacht".

Doch es gibt eine verführerische Alternative: Es durch andere bzw. anderes vorübergehend „wegmachen zu lassen" – durch Tabletten, Alkohol oder Drogen. Durch ärztliche Handlungen – Spritzen, Untersuchungen, Chirurgie. Die Arztpraxen sind voll von Menschen, die ihre Not so wahrnehmen, als müssten andere sie „wegmachen". Um nicht missverstanden zu werden: Natürlich gibt es reale Erkrankungen, die ärztlicher Unterstützung bedürfen. Doch nicht selten, tatsächlich sogar häufig liegt ein Hintergrund in (Kindheits-)Traumatisierungen. Krankheiten werden dann entweder durch solche (frühen) Traumata verursacht oder zumindest aufrechterhalten, was die Heilung erschwert. Schauen Ärzte nur auf Körpersymptome, „finden" sie „etwas" und behandeln das Symptom als Akut-Erkrankung. Oder sie finden nichts und geben der Patientin/dem Patienten mehr oder weniger deutlich zu verstehen: „Du stiehlst mir hier meine Zeit."

Erst kürzlich erzählte mir eine junge Ärztin (mit Einser-Examen), sie fühle sich ganz sicher: „Medizin ist eine Frage der Mathematik. Ich beobachte die Symptome, lese die Laborwerte – und zack, da ist die Diagnose." – „Und was ist, wenn die Symptome manchmal da sind und manchmal nicht?" fragte ich nach. „Was ist, wenn Sie manchmal einen Laborwert knapp über der Norm haben und dann wieder einen innerhalb der Norm?" – „Dann muss ich entweder noch mehr Untersuchungen machen, bis ich die Symptome eindeutig zuordnen kann ..." – „Oder?" – „Oder diese Person stellt sich an, will sich interessant machen, braucht einfach Aufmerksamkeit." – „Und? Sind Sie dann ärgerlich?" – „Ehrlich gesagt ja, dann schicke ich sie nach Hause oder zum Psychiater."

1.3 Fühllosigkeit und immer wiederkehrende Qual

Onno van der Hart, der Nestor der Traumaforschung in Europa, hat einmal gesagt: „Die besondere Qual der Traumaüberlebenden besteht darin, dass sie entweder zu viel oder zu wenig von ihrem Trauma fühlen" (in Huber, 2003a). Das gilt nicht nur für die frühen Traumata, aber für diese besonders, weil es keine andere Entscheidungsmöglichkeit für das noch heranwachsende Gehirn gibt, als die körperlich-seelische Qual so weit wie möglich zu dissoziieren. Dissoziation ist ja per Definition ein Mangel an Integration von wichtigem Material im Gehirn. Das Gehirn kann dem bewussten Alltags-Ich suggerieren: „Da ist nichts." Auch bei später im Leben stattfindenden Traumatisierungen – Unfällen, Gewalterfahrungen, lebensbedrohlichen Erkrankungen etc. – kann es diesen überlebenswichtigen Mechanismus anwenden. Je früher, je häufiger man traumatisiert wurde, je länger diese Traumatisierungen dauerten und je mehr/öfter es nahe Bindungspersonen waren, die sie zufügten, desto mehr und eher wird das Gehirn diesen Mechanismus auch später im Leben aufrufen. Oft genügen dann schon kleine Anlässe, um den Dissoziationsvorgang auszulösen. Der Körper – das Körpergedächtnis im Gehirn, aber auch in den Muskeln, den Organen oder der Haut – wird so das Erlebte speichern und es – vielleicht plötzlich nach vielen Jahren, vielleicht aber auch immer wieder, im Urlaub, nach kleinen Auslösern, bei irgendeiner Gelegenheit – wieder ins Bewusstsein schwemmen. Der Mensch, von sich selbst überrascht, fragt sich: „Woher kommt plötzlich dieser Schmerz? Woher kommt dieses komische Gefühl oder dieser seltsame Ausfall von Körperfunktionen?" Situations- und umgebungsspezifisch wird er auf die Suche gehen: „Was habe ich gegessen? Sind vielleicht irgendwelche Allergene schuld? Bin ich krank?" Diese Suche wird meist beim

Arzt fortgesetzt, der dann zum Internisten überweist, manchmal auch zum Chirurgen, Orthopäden, Allergologen, Lungenfacharzt etc. Bis man vielleicht beim Psychiater landet – was häufig als beschämende Niederlage erlebt wird: „Ich bin offenbar verrückt, denken die." Es geht jedoch nicht nur darum, die körperlichen Folgen der Traumatisierungen ärztlich zu versorgen. Meistens geht es um

Folgen (chronischer) Übererregung im autonomen Nervensystem

Die Erkenntnis ist alt, und doch immer wieder neu:

···› „Die Körperveränderungen, die während intensiver emotionaler Zustände – wie Angst und Wut – auftreten, sind Ergebnis von Ausschüttungen im sympathischen Nervensystem und dienen in höchstem Maße dem Organismus beim Kampf ums Überleben.

···› So werden die Körperreserven – das gespeicherte Adrenalin und der gesammelte Zuckervorrat – zum sofortigen Einsatz zur Verfügung gestellt; das Blut wird zu den Nervenenden und Muskeln transportiert, die kampfesbereit sein müssen; währenddessen wird die Aktivität der Verdauungsorgane vernachlässigt.

···› Was als Überlebensmechanismus begann, kann sich in solchem Ausmaß in sein Gegenteil verwandeln, dass es nicht nur zu schweren Erschöpfungszuständen, sondern sogar zu ‚Voodoo-Toden‘ (plötzlichem Tod) kommen kann" (Cannon, 1915).

Was Walter Cannon hier bereits zu Beginn des Ersten Weltkrieges genau beschrieben hat (ihm verdanken wir übrigens das Begriffspaar „Fight or Flight"), wird die moderne Stressforschung nur bestätigen können. Besonders bei extremem, geradezu giftigem (toxischem) Stress, den wir Trauma nennen, wird das autonome Nervensystem dieses Jojo aus intensiven sympathikotonen Zuständen und intensiven Erschöpfungszuständen durchmachen.

90 Jahre später hat Ellert Nijenhuis, einer der wichtigsten Traumaforscher der Gegenwart, einen sehr einfachen Test entwickelt, um die chronischen Folgen solcher Zustände zu messen. Er nennt ihn „SDQ-5". Der Fragebogen erfasst die somatischen (also körperlichen) Folgen von Dauerstress. Hier die fünf Fragen, mit deren Hilfe eine dissoziative Traumafolgestörung rein auf der Körperebene festgestellt werden kann:

„Manchmal
1. habe ich Schmerzen beim Urinieren.
2. ist mein Körper oder ein Teil davon schmerzunempfindlich.
3. sehe ich Dinge in meiner Umgebung anders als sonst (Tunnelblick/Objekt nur teilweise sehen).
4. ist es, als wäre mein Körper oder ein Teil davon verschwunden.
5. kann ich nicht oder nur mühsam sprechen oder flüstern" (Nijenhuis, 2006).

Was bedeutet das? Offenbar verändert sich die Körperwahrnehmung unter extremem Stress so, dass dauerhafte Schäden eintreten.

Betrachten wir zunächst die unmittelbare Einwirkungsphase. Wenn „es", toxischer Stress also, geschieht, dann ist das Gehirn gezwungen, eine Sonderreaktion zu zeigen: Es spaltet die Momente dieser Erfahrung auf und das autonome Nervensystem wird unter dem extremen Stress aufs Äußerste erst hochgepeitscht, dann niedergerungen.

In meinem Buch „Trauma und die Folgen" (2003a) habe ich folgendes Bild dafür gefunden:

Stadien der Trauma-Physiologie

Normale Physiologie des autonomen Nervensystems

Blutdruck
Herzschlag
Muskel-Innervation
Pupillen-Adaptation

toxischer Stress (Trauma-Reiz)

Normale Physiologie

Flucht Flight und/oder Kampf Fight

Blutdruck ↑
Herzschlag ↑
Muskel-Innervation ↑
Pupillen-Verengung

Physiologie "kippt"

Normale Physiologie

Schreck-starre Freeze

unter die Baseline der normalen Physiologie

Blutdruck ↓
Herzschlag ↓

Normale Physiologie

Unterwerfung Submit

Muskulatur erschlafft
Pupillen erweitert

"Anscheinend normale Persönlichkeit" ANP

Schmerzunempfindlichkeit

Depersonalisierung

Was bedeutet diese Grafik? Unter extremem, also toxischem Stress muss das autonome Nervensystem Höchstarbeit leisten. Wird ein Reiz als äußerste Bedrohung angenommen – im limbischen System unseres Gehirns sind dafür spezielle „Temperaturfühler" zwischen Thalamus und Amygdala verantwortlich, die in Millisekunden „messen", ob ein Reiz potenziell für das Informationsverarbeitungssystem des jeweili-

gen Menschen eine Vernichtungsbedrohung (Annihilationsdrohung) darstellt –,
dann sorgt eine Kaskade von Hormonausschüttungen der sogenannten HPA-Achse,
angefangen von der Hirnanhangdrüse (Hypophyse), über den Hypothalamus bis zum
Nebennierenrinden-System, dafür, dass eine Notreaktion im Gehirn und im ganzen
Organismus stattfindet. Dabei wird zunächst eine große Übererregung ausgelöst.
Hier in kurzen Stichworten das, was in Bruchteilen von Sekunden auf einen Hoch-
stress-Reiz im Körper geschieht:

→ Der Hypothalamus aktiviert den sympathischen Zweig des Autonomen Nervensystems (ANS). Folge: Man muss sofort um sein Leben kämpfen oder sofort fliehen: Fight or Flight.

→ Atmung, Herzfrequenz, Zuckerverbrauch, muskuläre Aktivität werden drastisch
erhöht; die Hautdurchblutung wird verringert.

→ Kommt der Mensch nicht weg und kann er das Schreckliche nicht erfolgreich bekämpfen, dann kommt es zum Freeze-Zustand: Frieren, Erstarren, immer weniger
Fühlen. Hierbei wird offenbar ein alter parasympathischer Zweig des ANS aktiviert, was Porges in seiner „polyvagalen Theorie" (Porges, 1995) so beschreibt: von
der ventralen zur dorsalen Vaguskontrolle. Statt also nur ruhig und gelassen zu
werden, wird der Mensch gelähmt und bereitet sich, wie vor Jahrtausenden, „auf
den Biss des Tigers vor", den er dann kaum noch spüren wird. Dabei kommt es zu
einer zunehmenden Unbeweglichkeit der Willkürmotorik und zur Analgesie, einer Schmerzunempfindlichkeit. Der Mensch dissoziiert.

→ Ist der Mensch schon vielfach traumatisiert und hat eine Posttraumatische Belastungsstörung (PTBS), dann kann das Cortisol aus der Nebenniere diese Alarmreaktion (die sogenannte startle response) nicht – wie bei einmaligem Super-Stress –
mehr stoppen. Es kommt dann später zu einer chronischen Aktivierung des ANS.
Das nennt man dann Hyperarousal, was bedeutet: Das Gehirn „warnt" auf Auslösereize hin immer wieder.

→ Im Laufe der Zeit findet ein Prozess des klassischen Konditionierens statt: Immer
mehr Auslöser (Trigger) lösen die Alarmreaktion aus, die sich ihrerseits immer
weiter aufschaukelt, wobei es im Extremfall sogar zu epileptischen oder Ohn-
machtsanfällen kommen kann. Das nennt man den sogenannten Kindling-Effekt.

→ Folge: Immer wieder erlebt der Körper Angst, Panik, Herzrasen, Muskelsteifheit,
Kreislaufabfall, Konzentrationsprobleme, Erschöpfungsgefühle; Schlafstörungen,
aber auch Leere oder Nicht-Fühlen.

→ Die Persönlichkeit des chronisch unter einer Posttraumatischen Belastungsstörung leidenden Menschen spaltet sich in ein Alltags-Ich (ANP), das hauptsächlich
funktioniert, aber wenig Stress aushält, dem eigenen Leid gegenüber hilflos, verzweifelt und/oder gleichgültig und emotional weniger schwingungsfähig ist – und
in die emotionalen Persönlichkeitsanteile (EPs), die vergangene Trauma-Erlebnis-
se hüten und diese immer wieder in Teilen – Übererregung, Starre, Untererre-
gung/Erschöpfung – wiedererleben.

Im Folgenden wird noch einmal die grundlegende Spaltung in ANP und EPs zusammengefasst, unter dem Gesichtspunkt, wie sich diese Spaltung in der Gedankenwelt des Menschen nach einem Trauma ausdrückt (nähere Beschreibung siehe Huber, 2003a und 2003b; van der Hart et al., 2008):

⋯⋗ ANP = „Alltags-Ich" nach Trauma: Amnesien für Trauma-Inhalte, den Extremstress-Ereignissen entfremdet: „Ist mir nicht passiert. Hat mir nichts ausgemacht. Ist doch lange her. Hab ich längst verarbeitet ..." Affektiv betäubt, aber auch weniger stress-resistent.

⋯⋗ EP(s) = affektiv zu hoch oder zu niedrig geladene traumanahe Parts (Zustände): „Nichts wie weg! Ich mach dich fertig! Ich komme hier nicht raus! Hilf mir doch! Nimm mich und mach mit mir, was du willst. Nichts geht mehr. Lasst mich bloß in Ruhe! ..."

Eine traumatisierte Person wünscht sich nichts so sehr, wie endlich zur Ruhe zu kommen. Tatsächlich ist sie aber in einem Teufelskreis gefangen, der sich auch als „Stoffwechsel-Wippe" darstellen lässt:

Physiologie der PTSD

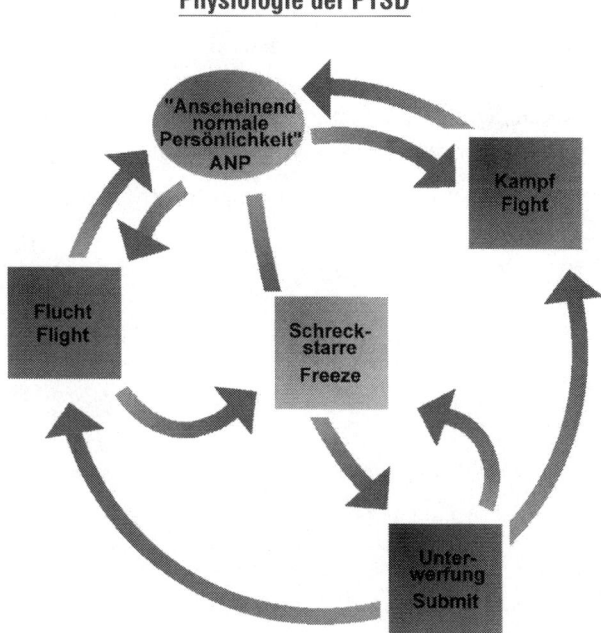

In der Folge wird es darauf ankommen, welche Stufe der Dissoziation der Organismus benötigt: Primär? Dann kommt es zu einer akuten Belastungsreaktion, die bald vorübergeht oder zu einer einfachen Posttraumatischen Belastungsstörung. Sekundär oder tertiär? Dann handelt es sich um eine komplexe Posttraumatische Belastungsstörung, die meist früh durch langanhaltende und zahlreiche Traumatisierungen entsteht. Dazu später mehr.

Die sekundäre strukturelle Dissoziation zum Beispiel geht auch mit folgenden Diagnosen einher: Borderline-Störung; und/oder PTBS (im Amerikanischen PTSD genannt – posttraumatic stress disorder) mit schweren affektiven Störungen (Angststörungen, depressiven Störungen, aggressiven Störungen; und/oder PTBS mit zyklothymen oder bipolaren Störungen) und/oder die sogenannten schweren „nicht näher bezeichneten" dissoziativen Störungen (DDNOS), die zwei Stufen haben: entweder PTBS mit schweren affektiven Einbrüchen, oder die sogenannte „Ego-State Disorder", bei der es zu getrennten Selbstzuständen kommt.

Auf dieser zweiten dissoziativen Stufe bleibt es in allen Fällen bei einem Alltags-Ich und mehreren, aber intensiven, anderen Zuständen, die schwer unter Kontrolle zu bringen sind. Die tertiäre strukturelle Dissoziation beinhaltet nur eine Diagnose: das Vollbild der schwersten dissoziativen Störung, die Dissoziative Identitätsstörung (DIS). Nur wenn die Traumatisierungen sehr früh begannen, sehr lange anhielten, es weit und breit keinen Menschen gab, der ein sicheres Bindungsangebot machen konnte – dann integrieren die Verhaltenszustände des Kindes überhaupt nicht, und auch das Alltags-Ich des Kindes bleibt in seinen verschiedenen Funktionen: Fürsorglichkeit für andere, alltägliches Bindungsverhalten, Exploration und Lernen – also die verschiedenen Funktionen des alltäglichen „Funktionierens" – getrennt.

Auch die drei Ebenen der dissoziativen Spaltung sollen in einem Schaubild mit Diagnosebeispielen verdeutlicht werden:

Strukturelle Dissoziation der Persönlichkeit

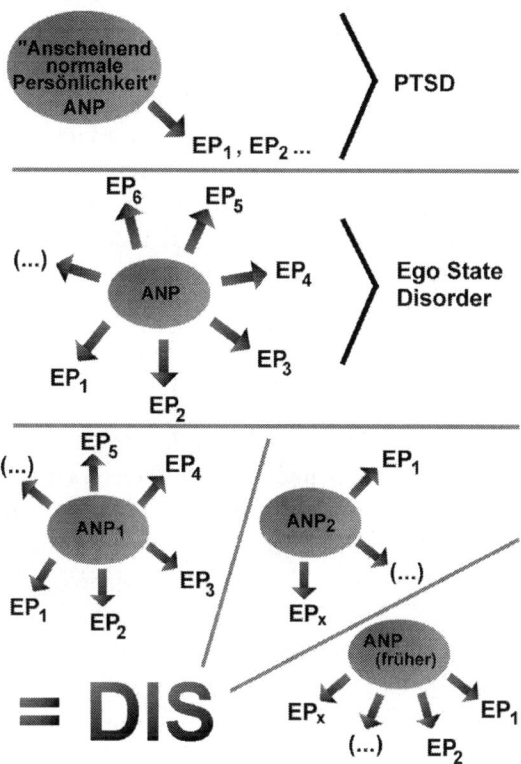

Wohin soll ich mich wenden?

Der Neurowissenschaftler Daniel Siegel hat einmal gesagt, dass „Mind" (also über-setzt: Psyche oder Seele) nicht nur das Gehirn sei. Mind ist Gehirn, Körper und Bezie-hung (Siegel, 2007). Wenn die Beziehungen schlecht sind, ja wenn die frühen Bin-dungspersonen schlecht mit dem Kind umgehen, leiden Gehirn und Körper beson-ders stark. In der Folge sehen wir, dass viel Leid sich keineswegs nur als emotionale Not äußert, sondern auch starken körperlichen Ausdruck findet.

„Ich bin krank"

Viele Menschen (z.B. mit psychiatrischen und/oder dissoziativen Störungen) berich-ten eher über somatoforme als über psychoforme Störungen (Nijenhuis, 2006). Man kann sogar sagen: Je schwerer die psychischen Folgen und Störungen nach Trau-ma-Einwirkungen sind, desto eher werden Menschen sich bei somatoformen (sich

körperlich ausdrückenden) Störungen, die „kommen und gehen", zunächst an somatisch orientierte Ärzte wenden. Oft werden ihnen dort überhaupt nicht zutreffende
Diagnosen „angehängt" und sie werden entsprechend behandelt (Boon & Drajer,
1993a, 1993b; Putnam, 2003). Das ist natürlich tragisch und kann zu einer iatroge-
nen – von Ärzten verursachten – Häufung von Körper(bild-)Störungen und Erkrankungen führen. Beispiel: Ein als Kind sexuell gequältes Mädchen bekommt später im
Leben immer wieder Unterbauchschmerzen – nicht nur während der Menstruation –
und läuft von Arzt zu Arzt, vom Allgemeinarzt zum Gynäkologen zum Internisten.
Schließlich bekommt sie Beruhigungsmittel und lässt mehrere Bauchoperationen
durchführen. Immer findet sich irgendeine Zyste oder Verwachsung ...

„Ich bin verrückt"

Wenn Ärzte „nichts finden", stellt sich bei PatientInnen das Gefühl ein: „Da ist nichts,
ich stelle mich nur an." Folglich schämen sie sich, fühlen sich umso hilfloser und ziehen sich vermehrt zurück. Manche wechseln auch den Arzt, versuchen es mit Alterna-
tivmedizin – wo sie unter Umständen sogar bessere, weil ganzheitlichere Hilfen und
vor allem Respekt und Aufmerksamkeit bekommen. Manche gehen in ihrer Not zum
Schamanen oder zu anderen „Heilern". Wichtige Körpererkrankungen werden dann
unter Umständen jedoch übersehen und/oder lebenswichtige Behandlungen werden
unterbrochen. Kardiologen können ein Lied davon singen: Traumatisierte Herzpa-
tientInnen sind weniger „compliant", nehmen also weniger strikt ihre Medikamente,
kommen seltener zu notwendigen Untersuchungen und riskieren damit vielleicht einen (neuen) Infarkt.

Psychotherapie oder Beratung wird von vielen traumatisierten Menschen eher wegen
sozialer Probleme (Scheidung, finanzielle Probleme, Erziehungsprobleme) und solcher, die sie als „rein seelisch" empfinden, aufgesucht. Meist von Frauen. Männer
empfinden Reden häufig als „Quatsch/en". Genauso wie Jungen mögen sie es in der
Regel nicht, von Angesicht zu Angesicht sitzen und über ihre Gefühle zu sprechen.
Dadurch entgeht ihnen jedoch die Möglichkeit, durch das Benennen ihrer Not auch
früh einen Zugang zu deren körperlichem Ausdruck zu bekommen und ihre körperlichen Symptome so zu verstehen, dass wirkliche Hilfe einsetzen kann.

Eine Kollegin, Leiterin von Gesundheitsforschungs-Projekten, meinte einmal zu mir:
„Männer gehen, plakativ gesagt, erst zum Arzt, wenn sie einen kindskopfgroßen Tu-
mor haben." Frauen dagegen misstrauen sich und ihrem Körper so sehr, dass sie schon
bei kleinen Befindlichkeitsstörungen zum Arzt gehen – und oft keine ausreichende
Hilfe finden. Gehen sie zum Psychotherapeuten, sprechen sie dort oft nicht über ihre
körperlichen Nöte. Sie schämen sich dafür zu sehr – oder denken, dass ihre Körperbe-
schwerden nichts mit ihrer seelischen Not zu tun hätten.

In einem sind sich beide Geschlechter gleich: Für ihre körperliche Not suchen sie oft andere Auswege, wie der Harvard-Traumaforscher van der Kolk beobachtete: „Da diese Patienten unaushaltbare Körperempfindungen und Gefühle haben, dissoziieren sie diese; gleichzeitig verspannt sich ihr Körper und wappnet sich. [...] Sie scheinen in der Annahme zu leben, dass es jederzeit wieder zur Überwältigung kommen kann. Und so verlassen sie sich lieber auf Medikamente, Drogen und Alkohol" (in Scaer, 2001). Statt auf menschliche Unterstützung, kann man hinzufügen. So sehr haben sie verinnerlicht, dass körperliche Not und seelische Not voneinander getrennt zu halten sind. Und dass man sich – so empfinden sie tief innen – auf Menschen lieber nicht verlassen sollte. Auch nicht auf sich selbst.

1.4 Nicht das Trauma macht krank, sondern die PTBS

Traumata sind nicht selten – viel weniger selten, als wir früher dachten. Toxischer Stress für den Organismus, also die Erfahrung einer körperlichen oder seelischen Todesnähe, das kann es durchaus im Leben ein- oder mehrmals geben. Situationen, die Erwachsenen nicht unbedingt als existenziell bedrohlich erscheinen würden, erleben Kinder als ausweglos schrecklich: Wenn ein Elternteil schwer seelisch oder körperlich krank ist, wenn die Eltern sich scheiden lassen, wenn sie selbst ins Krankenhaus oder schmerzhafte Operationen über sich ergehen lassen müssen, wenn die geliebte Oma plötzlich stirbt oder der Hund überfahren wird. Es gibt viele Situationen, die ein Kind möglicherweise als Trauma erlebt. Das Trauma des Verlassenseins habe ich als Beispiel schon geschildert. Aber auch anderweitig seelisch gequält zu werden, etwa indem die Eltern ihm zu verstehen geben, es sei unerwünscht, dumm, hässlich, böse oder auf andere Weise „nicht richtig", kann ein Kind in die Verzweiflung treiben. Manchmal erlauben Eltern Geschwistern, auf einem Brüderchen oder Schwesterchen herumzuhacken, ohne einzuschreiten. Vielleicht geben die Geschwister dem schwächeren unter ihnen auch den Druck weiter, das Unbehagen oder die Not, die sie in der gesamten Familie spüren. Vor vielen Jahren hat Gerhard Amendt – damals Leiter der Pro Familia in Bremen – eine Studie durchgeführt, von der er mir sagte, dass der Auftraggeber, die damalige Bundesregierung, sie für etliche Jahre nicht veröffentlichen wollte. Ihr Titel: „Das Leben unerwünschter Kinder" (später im Fischer-Verlag erschienen). Kein Wunder, denn in dieser Studie wurde deutlich, was später auch Vincent Felitti in der von ihm geleiteten großen Versicherungsstudie feststellte, für die er und seine Mitarbeiter rund 10000 Menschen über einen längeren Zeitraum untersuchten: Wer derart belastet ins Leben geht und/oder vielleicht noch andere Belastungsfaktoren wie die Misshandlung der Mutter durch den Vater, eigene körperliche oder gar sexuelle Quälereien ertragen muss, wird auch mit der seelischen und körperlichen Gesundheit im weiteren Leben sehr zu kämpfen haben. Auf die Felitti-Studie werde ich später noch genauer eingehen. Hier soll der Hinweis genügen, dass Kinder schon eine Hypothek von daheim mitbringen können, die nichts mit ihrer Begabung, ihrer grundsätzlichen genetischen Ausstattung oder mit anderen Fähigkeiten zu tun hat.

Wissen Sie, was unter allen Ereignissen, die ein Kind treffen kann, dasjenige ist, das am meisten als Einzelereignis das Vollbild einer Posttraumatischen Belastungsstörung auslösen kann? Es ist der Tod eines Elternteils – besonders der Tod der Mutter – vor dem elften Lebensjahr (Reddemann, 2006). Diese Erkenntnis zeigt, wie sehr Kinder davon abhängig sind, ihre primären Bindungspersonen um sich zu haben – wenn sie denn gute Bindungspersonen sind, die das Kind als liebevoll und verlässlich empfindet.

Und was ist mit den Vätern? Diese bittere Frage stellt sich hier. Nach wie vor werden etwa ein Drittel aller Ehen mit Kindern geschieden, und von den Scheidungsvätern kümmern sich danach ebenfalls etwa ein Drittel überhaupt nicht um ihre Kinder. Auch wenn die Zahl der jungen Väter gestiegen ist, die Elternzeit beantragt haben, so bleibt gesellschaftlich ein Unbehagen: Häufig ziehen Frauen die Kinder allein groß, und im Gegensatz zu früher, als es noch Großeltern in der Nähe gab, Tanten und Onkel, Cousins und Cousinen, freundliche Nachbarn, die sich mit kümmerten, leben heute die meisten Kinder allein mit ihrer Mutter und erfahren nur gelegentlich Unterstützung durch andere Personen. Damit ist ein Kind meist auf Gedeih und Verderb – da ist der Ausdruck wieder – der Mutter ausgeliefert. Und wenn diese dann überfordert ist, noch einer Fehlgeburt oder einem gerade verstorbenen Elternteil hinterhertrauert, seelisch oder körperlich krank ist, dann hat das Kind darunter zu leiden. Da es sich häufig um ein Einzelkind handelt, gibt es auch keine Geschwister, mit denen es sich zusammentun kann.

Und wehe dem Kind, das nicht sehr kommunikativ ist und sich so bald wie möglich etwa über FreundInnen „Ersatz-Eltern" suchen kann, bei denen es willkommen ist und die ihm zusätzlich Geborgenheit und freundliches Akzeptiert-Sein schenken: Dann bleibt das Kind fixiert auf die Mutter, muss diese beruhigen, beschwichtigen, trösten – Aufgaben, denen es nicht wirklich gewachsen ist. Es wird sich verraten fühlen, wenn die Mutter eine neue Partnerschaft eingeht. Wird vielleicht den Vater suchen, der inzwischen möglicherweise eine andere Ehe eingegangen ist, in der andere Kinder leben. Vielleicht wird es sogar erleben, dass die Eltern um seine finanziellen Grundbedürfnisse streiten; wird eventuell einen Freizeitvater haben, der es mit Junkfood und Spielzeug überhäuft, während die Mutter daheim die mühselige Erziehungsarbeit leisten muss, in der „Nein" ein wichtiges Wort ist. Eine Tristesse wie diese ist für Millionen von Kindern in Deutschland Alltag, und wir brauchen uns nicht zu wundern, dass wir es vermehrt mit Teenager-Schwangerschaften zu tun haben, weil die Mädchen zu schnell in eine vermeintliche neue Geborgenheit fliehen. Und dass uns immer mehr Jungen Probleme machen, die es leid sind, „Mamas kleiner Ritter" zu sein und die entweder depressiv, hyperaktiv und/oder aggressiv werden. Wer keine verlässliche sichere Bindung schenken kann, sollte auch keine Kinder bekommen. Es wäre gut, wenn sich Frauen und Männer mit einem Kinderwunsch dies vor Augen halten würden.

Wie gut, dass es Kinder gibt, die fast allen Widrigkeiten zum Trotz gut gedeihen. Weil sie entweder über ein „dickes Fell" verfügen (die „Dünnhäutigen" haben es da schwerer), und/oder über einen unerschütterlichen Optimismus, über Humor, Intelligenz und Zielstrebigkeit. Oder, wenn es ganz dicke kommt: über eine solide Fähigkeit zur Dissoziation. Also über die Möglichkeit, Unerträgliches so abzuspalten, dass es Bereiche in der Persönlichkeit des Kindes gibt, die vom traumatischen Geschehen unbehelligt scheinen und z.B. in der Schule gute Leistungen bringen können. Ich habe Menschen kennen gelernt, die ein Inferno von Kindheit hinter sich gebracht haben, einschließlich Misshandlungen und sexueller Gewalt, und die trotzdem ein Licht in sich tragen, ein kleines Flämmchen, das nie verglüht ist, und das ihnen durchs Leben hilft. Pauline, meine Mitautorin in diesem Buch, ist eine solche Persönlichkeit, die – als sie in Sicherheit war –, aus dieser kleinen Flamme und aus ihrer ungetrübten Fähigkeit, genau hinzuschauen und gründlich nachzudenken, sehr viel gemacht hat; die sich immer weiterentwickelt, allen – und es waren wirklich zahlreiche! – Entsetzlichkeiten ihres Lebens zum Trotz.

Wer recht gut durch die Kindheit gekommen ist, wird später im Leben zwar noch schwer getroffen werden können – durch plötzliche Krankheit etwa, den Tod von nahen Menschen, durch Unfälle, Naturkatastrophen, die Erfahrung, überfallen zu werden, durch Schicksalsschläge aller Art, durch Verarmung oder durch den Ausbruch eines Krieges. Viele Menschen werden durch solche Ereignisse schwer erschüttert. Doch längerfristig leiden unter solchen Ereignissen zumeist die stark Vorbelasteten. Wer ein gutes Polster aus einer guten, als liebevoll und sicher erlebten Kindheit mitbringt, kommt auch besser mit den möglichen Schrecknissen des Lebens klar – es sei denn, sie häufen sich sehr, oder der Mensch hat eine schwere seelische, körperliche oder geistige Behinderung zu tragen.

Wer ein Trauma erlebt hat, wird häufig einige der folgenden Symptome durchleiden – und zwar für mehrere Tage oder Wochen:

Die akute Belastungsreaktion

···⋗ Angstzustände und erhöhte Schreckhaftigkeit
···⋗ Albträume und Schlafstörungen
···⋗ häufiges Wiedererleben von Teilen des Traumas, u.a. Schmerzen
···⋗ Vermeidung von Trauma-Reizen
···⋗ Empfindungslosigkeit, Losgelöst-Sein, Einsamkeit, Entfremdung, Kontaktscheue
···⋗ Umwelt, Körper und Gefühle nicht richtig wahrnehmen – dissoziieren

⋯⟩ Konzentrations- und Leistungsstörungen
⋯⟩ Gereiztheit und Impulsdurchbrüche

Heute geben wir TherapeutInnen den Menschen nach der Einwirkung einer Traumatisierung vier bis sechs Wochen Zeit, bis wir deutlich machen: Wenn die Symptome
nicht abklingen, sollte die betreffende Person therapeutische Hilfe aufsuchen. Die erste Zeit nämlich versucht sich das Gehirn selbst zu helfen. Möchte man ein Trauma
möglichst rasch „verstoffwechseln", ist Folgendes hilfreich:
⋯⟩ alle Zustände „durchlassen", ohne darin stecken zu bleiben
⋯⟩ gute Begleitung
⋯⟩ Ruhe danach
⋯⟩ Rückkehr zum „normalen" Leben mit zunächst wenig Stress
⋯⟩ eine Zeit lang möglichst ein „mittleres Stress-Niveau" halten

Wenn der Stress nur einmalig war und die Lebensumstände gut sind, schaffen es im
Schnitt zwei Drittel aller Traumatisierten, das Trauma ohne professionelle Hilfe oder
Langzeitschäden zu verarbeiten. Bei sexueller Gewalt und Folter(-ähnlichen Bedin-
gungen, etwa sadistischen Quälereien) ist es weniger als die Hälfte. Trotzdem: Wer die
Erfahrung verarbeiten kann, wird nicht krank!

Leider entwickeln zwischen 25 bis über 50 % aller Betroffenen — meist weil die Qual
so extrem war und/oder das Leben vor dem Trauma und danach sehr viel extremen
Stress enthielt — eine Posttraumatische Belastungsstörung (PTBS). Diese ist gekennzeichnet durch chronische Übererregbarkeit, häufiges Wiedererleben von Traumain-
halten sowie einer Einengung von Bewusstsein und von sozialen Kontakten.

Wenn ein Trauma im Sinne einer seelischen oder körperlichen Todesnähe-Erfahrung
geschehen ist, handelt es sich dann um eine Posttraumatische Belastungsstörung,
wenn die betroffene Person leidet und folgende drei wesentlichen Merkmale aufweist:
⋯⟩ **Wiedererleben** (hierfür gibt es in der Fachwelt Begriffe wie Intrusion, Flashback,
Abreaktion): Bilder und Geräusche vom Trauma, Geruch und Geschmack. Im
Körper wird erneut durchlebt und durchlitten, was geschehen ist.
⋯⟩ **Einschränkung (Konstriktion):** Es kommt zu Amnesien (Erinnerungslücken), Derealisation (die Umgebung wird entfremdet wahrgenommen), Depersonalisation
(man nimmt sich selbst oder Teile von sich entfremdet wahr), bekommt Verhaltenszustände und Persönlichkeitsanteile nicht in den Griff, zieht sich sozial zurück, leidet
unter depressiven Einbrüchen oder sogar unter längerfristigen Depressionen.
⋯⟩ **Übererregung:** Man ist übermäßig schreckhaft, entwickelt aufgrund des Erlebten
starke Ängste und Phobien. Auch der Körper „erschreckt" sich immer wieder, verspannt sich, teilweise chronisch, teilweise auch schmerzhaft — so kann es zur sogenannten Fibromyalgie kommen. Häufig werden die sogenannten Hyperarousal
(Übererregungs-)Zustände von anderen als „hysterische Reaktionen" etc. wahrgenommen.

Um es noch einmal zu betonen: Wer traumatisiert wurde, aber keine PTBS hat, unterscheidet sich hinsichtlich der Gesundheits- bzw. Krankheitssymptome nicht von der Normalbevölkerung (Spitzer, 2006). Die Wahrscheinlichkeit, im Laufe des Lebens an einer Posttraumatischen Belastungsstörung zu erkranken, also die sogenannte Lebenszeit-Prävalenz für PTBS (chronisches Wiedererleben, Einschränkung, Übererregung) liegt in der Allgemeinbevölkerung zwischen 2 % und 7 %. Eine solche – häufig chronisch, also langfristig verlaufende – erhebliche Lebenseinschränkung erleiden in Deutschland also vermutlich mindestens einmal im Leben zwischen 1,6 – 5,6 Millionen Menschen (Reddemann, 2006).

Vielen Kollegen ist zudem klar geworden, dass sogenannte subsyndromale Störungsbilder etwa mit einer Quote von etwa 150 % häufiger auftreten als das volle Störungsbild. Das bedeutet: Ein Mensch hat nach einer Traumatisierung z.B. kein bewusstes Wiedererleben der Traumainhalte, aber „der Körper erinnert sich" (Flatten, 2003)! Erst kürzlich habe ich mich mit einem Oberarzt einer großen deutschen Klinik über die Posttraumatische Belastungsstörung bei sogenannten „Borderlinern" gestritten. Er meinte: Die meisten von ihnen – so habe es eine Studie der Klinik ergeben – hätten gar keine PTBS. Ich schaute ihn fassungslos an und sagte: „Das ist ja seltsam, dass Sie das herausgefunden haben. Meines Wissens und meiner Erfahrung nach leiden die meisten Borderliner sogar an einer komplexen Posttraumatischen Belastungsstörung." Der Kollege erwiderte: „Ja, vielleicht, aber wir finden oft bei unseren Fragebogen, die nach Übererregung, Einschränkung und Wiedererleben fahnden, kein Wiedererleben, weil sich viele von den – meist jungen – Frauen nicht an traumatische Erlebnisse bewusst erinnern. Also müssen wir wissenschaftlich genau sagen: Sie haben keine PTBS."

Dies ist mir nachgegangen, und ich möchte hiermit alle KollegInnen, die dies lesen, auffordern, bessere Fragebogen für die Diagnose der Posttraumatischen Belastungsstörung zu entwickeln, denn was sind die „typischen Borderline-Zustände" anderes als Wiedererleben? Wenn eine Betroffene den „Bindungsschrei" ausstößt: „Sie müssen mir sofort, sofort! helfen!!" Wenn sie sich aufs Äußerste bedroht fühlt, sobald eine Bindungsperson „anders" ist, als sie es brauchen kann, wenn sie sich selbst verletzt, um sich aus schrecklichen Erinnerungen zu katapultieren. Für mich ist sehr deutlich: Solche Menschen erleben dann Zustände wieder (und wieder und wieder …), die sie kennen und unter denen sie auch als Kind schon sehr gelitten haben.

Übrigens stimmte der Kollege mir zu, dass Borderline-Zustände auch dissoziative Zustände sind, woraufhin ich ihn an Befunde von Traumaforschern erinnert habe – wie diesen: *Dissoziative Symptome bei Jugendlichen werden am besten vorhergesagt durch den Schweregrad der Traumatisierung sowie desorganisierte Bindung in früheren Entwicklungsstadien* (Ogawa et al., 1997).

Desorganisierte Bindung entsteht, wenn das Kind sich vor den Personen fürchtet, an die es sich binden muss. Künftig muss es immer beide Aspekte voneinander getrennt halten: Es bleibt ein Teil, der sich an die Bindungspersonen – etwa die Eltern – gebunden fühlt. Und es trennen sich Bereiche ab, die von der Angst und dem, was dann geschah, erzählen.

Es gibt heute keinen Zweifel mehr, dass auch die Borderline-Störung fast immer eine posttraumatische Störung ist. In diesem Zusammenhang fällt mir Jennifer Freyd ein, eine Kollegin, die zu diesen frühen Bindungs-Traumata, wie sie auch BorderlinerInnen erlebt haben, geforscht hat. In ihrem Buch „Betrayal trauma" schreibt sie: „Das Kind muss den Anteil von sich unterdrücken, der das Böse im Elternteil entdecken könnte" (Freyd, 1996). Sie spricht hier von „Blindheit für den Verrat", einen Aspekt, den ich in Kapitel 2 (über „das Böse") noch näher betrachten werde.

Also noch einmal: Sogenannte subsyndromale Störungsbilder – Übererregtsein oder erhebliches Eingeschränkt-Sein aufgrund von Traumatisierungen, aber keine klare Erinnerung an einen traumatischen Hintergrund – bedeuten nicht, dass keine PTBS vorliegt. Schließlich ist eine der wichtigsten Dissoziationsmöglichkeiten die Amnesie, also das Sich-nicht-mehr-Erinnern-Können. Beide Störungsbilder sollten vielmehr Anlass sein, die emotionalen und körperlichen Symptome genauer daraufhin abzuklopfen, ob sich darin ein Wieder-Erinnern und Wieder-Erleben zeigt. Wie häufig habe ich es erlebt, dass mir in der Supervision eine Kollegin sagte: „Mein Klient hat keine PTBS trotz der schweren traumatischen Erfahrung." Ich frage dann regelmäßig nach den Körpersymptomen und lasse mir schildern, wie diese vom Klienten genau beschrieben werden. Sagt die Kollegin beispielsweise: „Ja, er sagt, das sei ein solch scharfer Schmerz, als würde ihm jemand mit der Faust in den Magen schlagen", frage ich: „Und hat ihm schon einmal jemand mit der Faust in den Magen geschlagen?" Fast immer erhalte ich eine Antwort wie: „Könnte sein. Er hat erzählt, dass ihn sein Vater schwer misshandelt hat." Ich schaue dann die Kollegin an und frage: „Das könnte doch ein Wiedererleben sein, was meinen Sie? Vielleicht überprüfen Sie das mit Ihrem Klienten?"

1.5 Die komplexe Posttraumatische Belastungsstörung

Frühe schwere Traumata können Hirnvolumen und Hirnzentren schwer beeinträchtigen. Das ist eine bittere Wahrheit. Wie ich bereits ausgeführt habe, können Nervenzellen absterben, Synapsen nicht gebildet werden, was oft bedeutet, dass nicht nur wesentliche Bereiche des Gehirns, die für die rasche Vernetzung von Informationen da sind (etwa der Balken zwischen den Großhirnhälften) nicht genügend ausgebildet werden, sondern dass auch andere für so wichtige Dinge wie Mitgefühl, vorausschauendes Denken, Stressmodulation aller Art zuständige Hirnregionen nicht ausreichend entwickelt werden können.

Wir wissen heute, dass durch Vernachlässigung/Verwahrlosung und andere frühe Traumatisierungen (z.B. Verlust naher Bindungspersonen, sexuelle Gewalt, seelisch kranke Eltern) nicht nur eine Posttraumatische Belastungsstörung entstehen kann, im Sinne des Clusters aus Übererregung – Einschränkung – Wiedererleben. Vielmehr kann das Kind aufgrund des frühen Langzeit-Stresses eine komplexe PTBS entwickeln, die in der Folge das Risiko für zahlreiche andere körperliche und seelische Störungen und Krankheiten enorm erhöht. Die typischen Merkmale einer komplexen PTBS (das diagnostische Interview dazu finden Sie u.a. im Anhang von Huber, 2003a) sind:

···> Affekt- und Impuls-Kontrollstörung (die Gefühle nicht unter Kontrolle bekommen)
···> Dissoziation (Erinnerungslücken, Entfremdungserlebnisse etc.)
···> Selbstwertprobleme (Erlernte Hilflosigkeit, Opfer-Identität, mangelnde Selbstfürsorge)
···> Bindungsstörung (anderen Menschen misstrauen und/oder sich ihnen ausliefern)
···> Sinnlosigkeitsgefühle, keine positive Lebensperspektive
···> Hypochondrie und überstarke Schmerztoleranz koexistieren (manchmal zu viel und manchmal zu wenig fühlen)

Symptome einer chronischen Stressverarbeitungs-Störung

Gerade die körperliche Seite, die Symptome, die aufgrund der chronischen Stressfolge-Störung der komplexen PTBS im Körper auftauchen, sollen hier interessieren. Als Folge immer wiederkehrenden Übererregtseins erleben die meisten Menschen mit einer komplexen PTBS eines oder mehrere der folgenden Symptome (s. Boroske-Leiner et al., 2008):

···> Herzrasen und Herzstolpern
···> Blutdruckschwankungen, Bluthochdruck, (koronare) Herzerkrankungen
···> Überempfindlichkeit für Lärm und/oder Licht; Folge: Seh- und Hörstörungen
···> Überempfindlichkeit gegenüber Stressreizen aller Art; Folge: vegetative Dystonie, Magen-, Darm-, Zahn-, Kiefer- und Kopfschmerzen
···> Muskuläre Verspannungen, Schmerzsyndrome wie Fibromyalgie
···> Halswirbelsäulen- und Lendenwirbelsäulen-Probleme (u.a. Schleudertrauma, Zustand nach Gehirnerschütterung, „Hexenschuss" etc.)

Als ob dies noch nicht genug wäre, entstehen oder verschlimmern sich folgende Probleme und Erkrankungen durch eine (komplexe) Posttraumatische Belastungsstörung:

···⟩ chronische Müdigkeit, Erschöpfungssyndrome, Burn-out
···⟩ ADS und ADHS (Aufmerksamkeitsdefizit- und Hyperaktivitäts-Störung)
···⟩ angegriffenes Immunsystem, häufige Infekte, Tumorerkrankungen
···⟩ Sprachstörungen (Stottern, Mutismus)
···⟩ Suchterkrankungen, Essstörungen
···⟩ Chronisch obstruktives Lungensyndrom, Asthma
···⟩ Verdauungsstörungen, Darmerkrankungen (z.B. Morbus Crohn), Diabetes, chronische Blasen- und Nierenerkrankungen
···⟩ neurologische Erkrankungen wie Multiple Sklerose

(Zusammenfassende Literatur u.a.: Dallam, 2001; Felitti, ab 1991; Kruse, 2008; Scaer, 2001 und 2007; Warren, 2006.)

Im Folgenden möchte ich einige Beispiele dafür zitieren, wie eine Chronifizierung der PTBS und dysfunktionales (schädliches) Bewältigungsverhalten körperliche Störungen und Erkrankungen schlimmer werden lassen und Heilungsprozesse behindern. Mein großer Dank an dieser Stelle gilt Johannes Kruse von den Rheinischen Landeskliniken in Düsseldorf[*], der die nachfolgend angeführten Studien eindrucksvoll zusammengefasst hat.

Studien zur Auswirkung von PTBS

Amerikanische Soldatinnen

Als erstes eine Studie, die Dobie und seine KollegInnen bei amerikanischen Soldatinnen durchgeführt haben (2004, siehe auch SoRelle, 2004). Sie zeigt, wie deutlich Erkrankungen wie das Lungenemphysem (Wasser in der Lunge), Adipositas (Fettsucht), Asthma und Schlaganfälle sich häufen, wenn die Frauen nicht nur diese Erkrankungen, sondern auch eine Posttraumatische Belastungsstörung hatten:

---

[*] Korrespondenzadresse: Prof. Dr. Johannes Kruse, Klinik für Psychosomatische Medizin und Psychotherapie der Universität Düsseldorf, Bergische Landstraße 2, 40629 Düsseldorf.

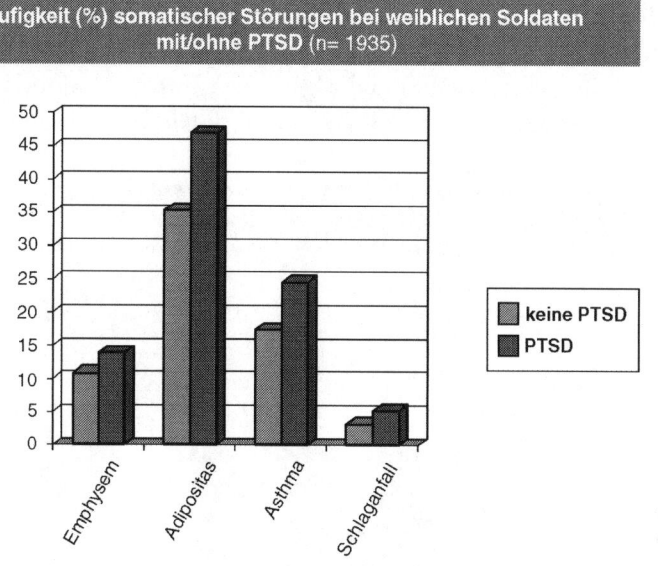

Dobie et al. (2004) Arch Intern. Med.

Hier die seelischen „Pendants": Störungen der Körperbefindlichkeit (Somatisierungs-störung), Ängste (Panikstörung), Ess-Störungen allgemein und Depressionen. Grundlage ist dieselbe Studie von Dobie et al.:

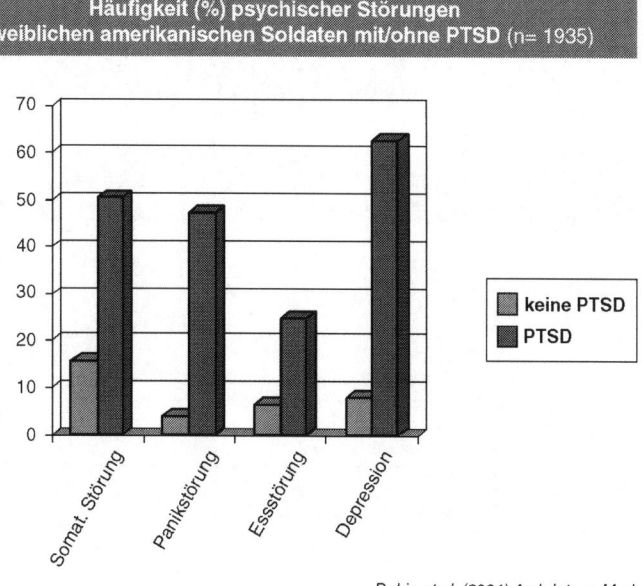

Dobie et al. (2004) Arch Intern. Med.

Die dritte Tabelle zeigt, wie die insgesamt fast 2000 untersuchten amerikanischen Soldatinnen unter den Schmerzen in den Muskelfasern (Fibromyalgie), Reizdarm (Irritable Bowel Syndrome, IBS) und allgemeinen Unterleibsschmerzen litten. Sämtliche Befunde sind hoch signifikant, also nicht durch den Zufall erklärbar:

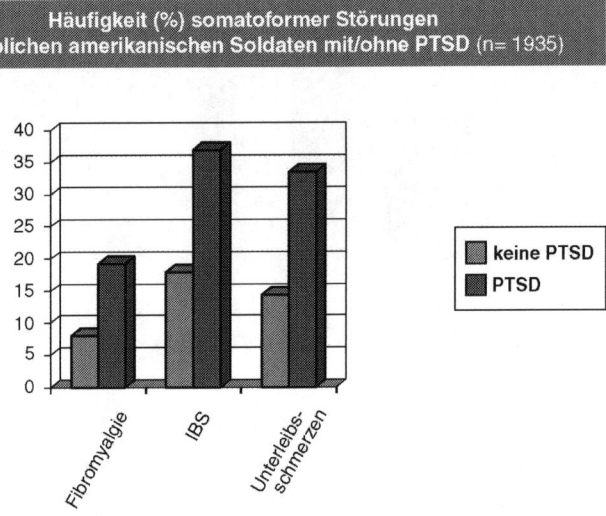

Dobie et al. (2004) Arch Intern. Med.

Unterleibsschmerzen und PTBS bei Frauen mit sexueller Gewalterfahrung

Johannes Kruse hat selbst mit seinen MitarbeiterInnen eine Studie zu Unterleibsschmerzen und dem Zusammenhang zu Posttraumatischer Belastungsstörung bei Frauen mit sexueller Gewalterfahrung geforscht. Hier einige Ergebnisse:

Häufigkeit (%) sexueller und nicht sexueller Gewalterfahrung in der Kindheit bei Frauen mit chronischen Unterbauchschmerzen (n = 150)	
	% (n)
Sexueller Missbrauch während der Kindheit	38% (57)
Extreme nicht sexualisierte Gewalt während der Kindheit	14% (21)
Sexuelle und/oder nicht sexuelle Gewalterfahrung	44% (66)

Kruse et al. 2003

Auffällig war für Kruse und seine MitarbeiterInnen, dass die sexuell traumatisierten Frauen nicht nur besonders häufig starke chronische Unterbauchschmerzen hatten bzw. dass unter den Frauen, die starke Unterbauchschmerzen hatten, weit überzufällig viele sexuell traumatisierte Frauen waren. Diese Frauen gingen ebenfalls sehr häufig zum Arzt, wurden offenbar aber nicht gut genug behandelt, um die Symptome zum Verschwinden zu bringen. Diesen Schluss lassen besonders viele Arbeitsunfähigkeits-Tage (AU Tage), die Tatsache, dass nicht selten eine Magenspiegelung (Gastroskopie) durchgeführt wurde und häufige Krankenhausaufenthalte zu:

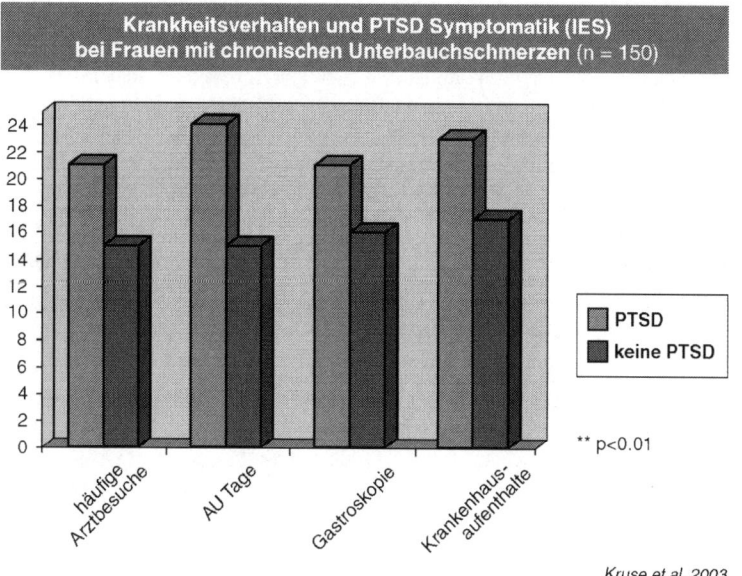

Kruse et al. 2003

Die Felitti-Studie

Besonders eindrucksvoll sind die Zahlen, die Kruse aus den Daten der großen amerikanischen Versicherungsstudie von Felitti und MitarbeiterInnen zusammengestellt hat. Hierzu einige Informationen vorab: Felitti hat sogenannte ACE-Faktoren zusammengestellt. Die Abkürzung ACE steht für „adverse childhood experiences", übersetzt: schädliche Kindheitserfahrungen. Da diese Studie international so wichtig ist und wir sie unbedingt auch bei uns wiederholen sollten, hier zunächst einmal eine Übersetzung des Fragebogens, den Felitti und seine MitarbeiterInnen verteilten. Sie fragten die Kinder, Jugendlichen und Erwachsenen, deren Gesundheits- und Krankheitsverhalten sie in ihrer Langzeitstudie über Jahrzehnte verfolgten, ob sie einen oder mehrere der folgenden Faktoren erlebt hatten:

Der ACE-Fragebogen: Belastende Kindheitsereignisse vor dem 18. Lebensjahr

1. Hat dich/Sie ein Elternteil oder ein anderer Erwachsener im gemeinsamen Haushalt **häufig oder sehr häufig** beschimpft, verflucht, gedemütigt oder entwertet?

2. Hat dich/Sie ein Elternteil oder ein anderer im gemeinsamen Haushalt lebender Erwachsener **häufig oder sehr häufig** herumgestoßen, geohrfeigt, gepackt oder etwas nach dir/Ihnen geworfen?

3. Hat ein Erwachsener oder eine mindestens fünf Jahre ältere Person **jemals** dich/Sie in sexueller Weise berührt oder mit dir /Ihnen geschmust oder dich/Sie veranlasst, in sexueller Weise ihren/seinen Körper zu berühren? **Oder** versucht oder es tatsächlich durchgeführt, oralen, analen oder vaginalen Verkehr mit dir/Ihnen zu haben?

4. Hattest du/hatten Sie **oft oder sehr oft** das Gefühl, dass niemand in deiner/Ihrer Familie dich/Sie liebte oder davon überzeugt war, dass du/Sie wichtig oder besonders bist? **Oder** dass die Familienmitglieder nicht aufeinander achteten, einander nicht nah waren oder sich gegenseitig nicht unterstützten?

5. Hattest du/hatten Sie **oft oder sehr oft** das Gefühl, dass du/Sie nicht genug zu essen hatten, dass du/Sie schmutzige Kleidung tragen musstest/mussten, und dass niemand in der Familie dich/Sie beschützte? **Oder** dass die Eltern zu betrunken oder von Medikamenten oder Drogen „high" waren, um sich um dich/Sie zu kümmern oder dich/Sie, wenn nötig, zum Arzt zu fahren?

6. Hast du/haben Sie **jemals** ein biologisches Elternteil durch Scheidung, plötzliches Verlassensein oder aus einem anderen Grund verloren?

7. Wurde deine/Ihre Mutter **oft oder sehr oft** herumgeschubst, grob angefasst, geschlagen, oder wurden Gegenstände nach ihr geworfen? **Oder** wurde sie **manchmal, oft oder sehr oft** getreten, gebissen, mit der Faust oder einem harten Gegenstand geschlagen? **Oder** wurde sie **jemals** mehrere Minuten lang geschlagen, mit einer Schusswaffe oder einem Messer bedroht?

8. Hast du/haben Sie vor dem 18. Lebensjahr jemals mit jemandem zusammengelebt, der bei Problemen viel Alkohol trank oder dauerhaft Alkoholiker war oder harte Drogen nahm?

9. War jemand in dem Haushalt, in dem du lebtest/Sie lebten, depressiv oder psychisch krank oder versuchte sich selbst zu töten?

10. Musste ein Mitglied des Haushalts ins Gefängnis?

Auswertung: Für Frage, die mit ja beantwortet wird, gibt es einen Punkt. *Alle Ja-Antworten zusammen ergeben den ACE-Wert.*

Das eindeutiges Ergebnis der Felitti-Studie: Menschen mit einem oder zwei ACE-Faktoren (diejenigen also, die eine oder zwei der oben aufgeführten Fragen bejahen) haben ein deutlich erhöhtes Risiko, später im Leben an koronaren Herzerkrankungen (KHK), chronisch beeinträchtiger Lungenfunktion (COPD) und/oder Diabetes zu leiden oder einen Schlaganfall zu bekommen. Bei drei oder mehr schädliche Kindheitsfaktoren erhöht sich das Risiko für solche Erkrankungen deutlich. Diese Ergebnisse lassen erkennen, dass aufgrund einer komplexen Posttraumatischen Belastungsstörung, deren Hintergrund solche Häufungen von Belastungsfaktoren sind, das Risiko, im Laufe des Lebens schwer zu erkranken, enorm zunimmt.

In der folgenden Grafik finden Sie die von Kruse zusammengestellten Daten der Felitti-Studie:

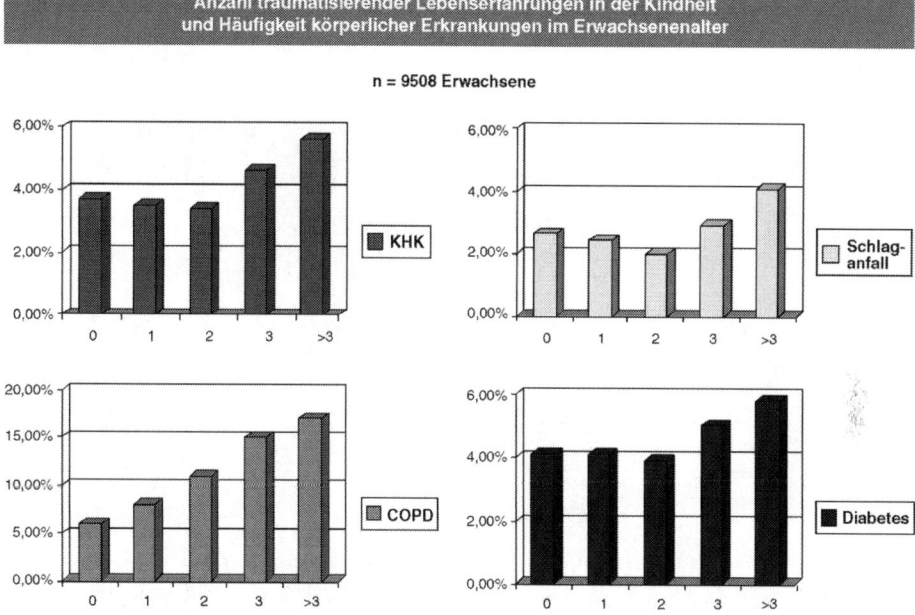

Felitti et al. 1998

Was bedeuten diese Zahlen? Es scheint so zu sein, dass unser Gehirn und unser Körper ein bis zwei schwere Schicksalsschläge in frühen nahen Beziehungen noch einigermaßen verkraften können – wenn auch mit einem schon deutlich beeinträchtigten Immunsystem. Hierbei helfen uns unsere vertrauten Beziehungen. Ab drei oder mehr solcher Faktoren wird es immer wahrscheinlicher, dass Gehirn und Körper und die dann noch möglichen nahen Beziehungen nicht genug mobilisieren können, um dem autonomen Nervensystem und dem gesamten Immunsystem viel Resistenz gegen schwere Erkrankungen mitzugeben. Belastungsfaktoren aus der Kindheit werden folglich den Organismus ein Leben lang quälen. Es sei denn, die Erosion des körperlichen Stress-Systems und der Immunabwehr kann gestoppt werden, indem die zugrunde liegende Störung, die Posttraumatische Belastungsstörung, bearbeitet wird. Anders geht es nicht.

Das Beispiel Rauchen

Warum versuchen so wenige RaucherInnen mit einer Posttraumatischen Belastungsstörung, das Rauchen aufzugeben? Wenn die PTBS weiter besteht, schaffen es nur ca. 5%, denn Nikotin ist ein hervorragendes Anti-Dissoziativum. Solange es als Selbst-Medikation benötigt wird, klappt es also nicht mit der Entwöhnung. In der folgenden Übersicht hat Johannes Kruse eine Studie zusammengefasst, die zeigt, bei welchen Gelegenheiten Raucher mit und ohne eine chronische Trauma-Störung ihrem – leider ausschließlich gesundheitsschädlichen, aber eben auch sie beruhigenden – Laster frönen:

Situationen, in denen Raucher zur Zigarette greifen

Traumabezogene Auslöser für das Rauchen

Raucher mit PTSD:	Raucher ohne PTSD:
➤ Hyperarousal	➤ Alleine sein
➤ Flashback	➤ Unter Rauchern sein
➤ negative Affekte	➤ Kaffee trinken
➤ positive Affekte	
➤ Unruhe	
➤ Interaktion mit anderen	

Beckham et al. (2005) Exp Clin Psychopharm

Mit anderen Worten: Beziehungs- und Erinnerungs-Stress, körperliches Unwohlsein und starke Gefühle, alles, was ein wenig aus dem für die ANP – also das eingeengte Alltags-Ich nach Trauma – prekären Gleichgewicht herausragt, löst den Suchtdruck, den Drang nach der Zigarette aus (siehe auch Härter und Baumeister, 2007).

Dasselbe gilt für alle anderen Süchte: Jede Sucht wird, wenn der Süchtige eine PTBS hat, aufrechterhalten, um von äußerst unangenehmen traumabedingten Gefühlen wegzukommen. Die Sucht ist für Menschen mit einer PTBS eindeutig eine Selbstmedikation, das haben zahlreiche Studien gezeigt (Junker, 2007; Reddemann, 2005; Schäfer & Krausz, 2006). Der Entzug wird zwar immer wieder angestrebt, aber oft schon im Ansatz abgebrochen.

Ein Grund dafür könnte sein, dass „Sucht-Druck" (Craving) neben der reinen Gier nach dem Suchtmittel und der Beschaffungskriminalität, die für Craving charakteristisch ist, so gut wie alle Symptome der akuten Trauma-Reaktion (s. S. 39f.) auslöst. Wer versucht, der Sucht zu widerstehen, kommt in frühere existenzielle Nöte, und diese sind ohne eine entsprechende Begleitung bzw. Traumatherapie häufig nicht zu bewältigen. Die Sucht kann also nicht „einfach so" aufgegeben werden. Hieraus ergibt sich für viele Traumastationen, bei denen auch Suchtpatienten anfragen: Grundsätzlich einen Entzug abzuverlangen, ohne die PTBS zumindest mitzubehandeln, macht es vielen SuchtpatientInnen unerträglich schwer. Und umgekehrt: Das Suchtmittel lindert die Symptome, die immer wieder – oft eben als Bestandteil der Posttraumatischen Belastungsstörung – auftauchen, sobald der Mensch in eine Krise gerät. Ein

Teufelskreis, der sinnvollerweise nur durchbrochen werden kann, wenn beides gleichzeitig bzw. Zug um Zug geschieht: der Entzug und die Traumatherapie. Natürlich vergrößert die Sucht die durch die PTBS entstandene Not noch. Was helfen soll, wird zu einem Verstärker der Problematik und muss eventuell gesondert behandelt werden.

1.6 Posttraumatische Belastungsstörung und Sucht: doppelte Probleme

Wenn PTBS und SUD (Suchtmittelabhängigkeit) gleichzeitig existieren, unterscheiden sich die betroffenen Menschen noch einmal in besonderer Weise von anderen Traumatisierten, und zwar nachgewiesenermaßen hinsichtlich folgender Problembereiche:

···⟩ schwerere Formen der Psychopathologie
···⟩ mehr gravierende Symptome in jeder der beiden Störungen
···⟩ mehr medizinische Probleme
···⟩ mehr Arbeitsunfähigkeit
···⟩ häufigere Verurteilungen
···⟩ längere Abhängigkeit vom Gesundheitswesen (die PatientInnen sind „teurer")
···⟩ schlechtere Stressbewältigung
···⟩ höhere Drop-Out-Raten (häufigere Abbrüche) bei Therapien als bei jeder der beiden Störungen allein (Meichenbaum, 2003)
···⟩ mehr psychische und medizinische Komorbidität (seelische Störungen und körperliche Erkrankungen treten häufiger zusammen auf)
···⟩ mehr HIV (Aids)
···⟩ schlechteres Funktionsniveau
···⟩ mehr Arbeitslosigkeit
···⟩ mehr Obdachlosigkeit
···⟩ weniger Compliance (akzeptierendes Mitmachen) in Therapien
···⟩ weniger Therapieerfolge (Ouimette & Brown, 2003)

Wiederum am Beispiel des Rauchens lässt sich zeigen, dass die Belastungsfaktoren aus der Kindheit häufig ein Gradmesser für die Suchtabhängigkeit sind:

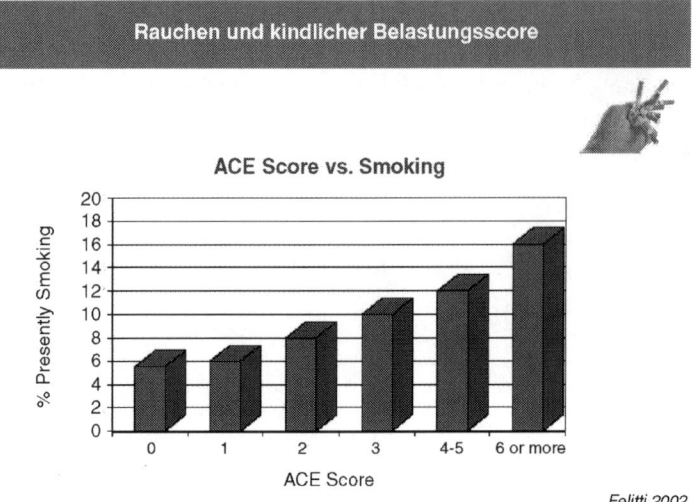

Felitti 2002

Man kann also geradezu von einer „Dosis-Abhängigkeit" sprechen: je mehr Kindheitstraumata, desto mehr Rauchen.

Wie hängen die Dinge zusammen?

Am Anfang steht die genetische Ausrüstung, habe ich am Anfang des Kapitels gesagt. Sie bestimmt schon häufig sehr mit, wie ein neugeborenes Menschenkind (ähnlich wie ein Tierkind) mit Stressfaktoren umgehen kann. Eben diese Stressfaktoren und der Lebensstil bestimmen danach wesentlich mit, was aus einem Kind wird.

Durch eine traumabedingte Störung des gesamten Organismus – nichts anderes ist eine Posttraumatische Belastungsstörung – setzt das Gehirn neue Prioritäten: Statt Erregung „top-down" zu regeln, wird es „bottom-up"-Alarm geben; also nicht wie ein nicht Stress-erkranktes, durch Erfahrung vernünftig gewordenes Lebewesen mit Körperempfindungen umzugehen wissen: manchmal achtsam, manchmal die Wahrnehmung unterdrückend (top-down).

Kommt es nach Trauma zu einer „bottom-up"-Wahrnehmung, erscheint das Körper-Wiedererleben als kognitiv unbeherrschbar, die Erregung unmodulierbar. Folge: Ein erschreckendes Wiedererleben wird im Bewusstsein unter Umständen so wahrgenommen, als würden sich die damaligen Schreckensgefühle über die aktuelle Wahrnehmung „schieben". Stark dissoziative Menschen erleben das nicht selten als „Doppelt-Sein".

Anschließend wird das Gehirn den Schrecken erneut dissoziieren – wenn der Mensch nicht durch Selbstmanipulationen wie Alkoholtrinken, eine Fress- und/oder Brechattacke, Selbstverletzungen wie Schneiden, Brennen, den Kopf gegen die Wand schlagen etc. dafür sorgt, dass diese Zustände sich wieder auseinander-„schieben".

In der Folgezeit wird das Gehirn „Da ist nichts" an das Alltagsbewusstsein funken und das überwältigende Schreckensmaterial wieder dissoziieren/dissoziiert halten, bis neue Trigger (Auslösereize) einen neuen Alarm und neues Wiedererleben auslösen (s. Siegel, 2007).

Bei Stoffwechsel- und Herz-Kreislauf-Erkrankungen ist der Zusammenhang deutlich: Wer viel Stress erlebte, vielleicht sogar eine PTBS hat, ernährt sich schlechter, greift eher zu Suchtmitteln, bewegt sich weniger und häuft somit neben seiner Traumageschichte weitere Risikofaktoren an, die eine schwerere körperliche Erkrankung (mit) auslösen können. Mehr noch: Die PTBS verhindert dann eine regelmäßige sorgfältige Gesundheitsvorsorge und ein gutes, achtsames Umgehen mit sich, auch in Frühstadien von Erkrankungen, sodass diese chronischer und schlimmer werden. Die Folge ist – das hat auch Felitti in seiner Langzeitstudie feststellen müssen –, dass diese Menschen ohne Behandlung der PTBS früher sterben, also eine höhere Mortalitätsrate haben.

Kruse hat diesen letztgenannten Zusammenhang grafisch folgendermaßen dargestellt (CVD bedeutet: kardiovaskuläre Erkrankung):

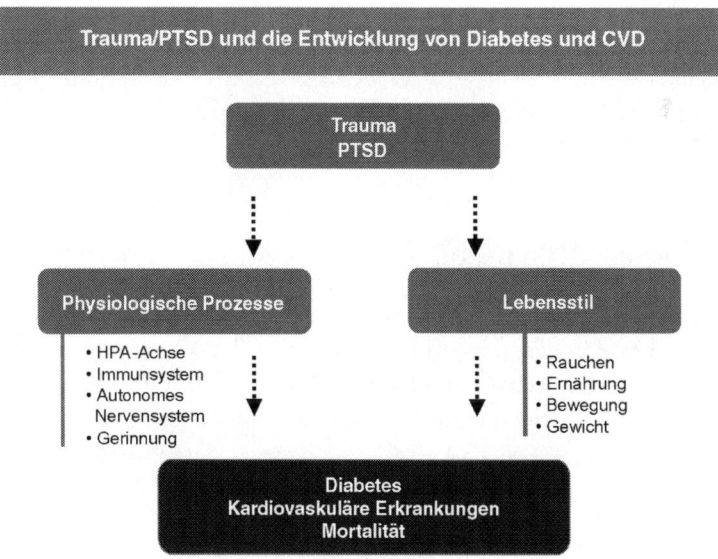

1.7 Umgekehrt gilt auch: Krankheit bedeutet (unter Umständen) ein Trauma

Viele Erkrankungen können eine Posttraumatische Belastungsstörung auslösen. Wer daran denkt, wie Menschen etwa nach einer Krebsdiagnose (Angenendt et al., 2007; Holmberg, 2005; Tschuschke, 2005) von ihren medizinischen Behandlern nicht selten genötigt werden, sofort und möglichst ohne nachzudenken allen, auch gravierenden chirurgischen Eingriffen plus Chemotherapie und Bestrahlung zuzustimmen, kann sich unschwer vorstellen, wie sehr die Betroffenen geschockt sind. Nicht nur, dass sie eine möglicherweise tödliche Erkrankung haben – sie werden auch sofort in ein wenig menschenfreundliches medizinisches Procedere hinein-„gesogen", das ihnen kaum Zeit lässt, einen klaren Gedanken zu fassen. Häufig reagieren Ärzte mit extremem Druck auf die Patienten, sobald diese eine gravierende Diagnose erhalten haben. Vielleicht auch, um sich hinterher keinen Vorwürfen auszusetzen, sie hätten nicht alles versucht. Dennoch ist meine Erfahrung, dass Ärzte häufig wenig darauf vorbereitet sind, ihre PatientInnen als PartnerInnen in einem Schritt für Schritt zu vollziehenden Entscheidungsprozess wahrzunehmen. Mit anderen Worten: Die Diagnose ist ein starker Stressor, der medizinische Umgang damit ein anderer, mindestens ebenso starker Belastungsfaktor. KollegInnen haben immer wieder darauf hingewiesen, wie sehr Menschen etwa nach einem Herzinfarkt oder einer anderen potenziell tödlichen Erkrankung in Gefahr sind, eine PTBS zu entwickeln. Doch vermutlich gilt hier Ähnliches wie nach Unfällen: Wer eine PTBS behält, hat mit hoher Wahrscheinlichkeit vorher erhebliche Belastungsfaktoren in seinem/ihrem Leben gehabt (s. auch Scaer, 2007).

Ein Screening auf PTBS gehört in jedes Gesundheitsprogramm

Immer mehr KollegInnen, die sich mit traumabedingten Störungen und körperlichen Erkrankungen beschäftigen und darüber forschen, stellen klare Zusammenhänge fest, aus denen sich ergibt: In jedes Gesundheits-(Präventions-)Programm gehört die sorgfältige Überprüfung, ob die untersuchten Menschen unter einer Posttraumatischen Belastungsstörung leiden. Ist das der Fall, muss diese vorrangig mit behandelt werden, damit sich bei den körperlichen Erkrankungen auch (endlich) Behandlungserfolge einstellen.

In vielen nicht-westlichen Medizintraditionen versteht man ohnehin, dass durch schwere Stressfaktoren ein Mangel an „Lebensenergie" (etwa das Qi in der chinesischen Medizin) auftreten kann, was wiederum charakteristische Erkrankungen auslösen wird. Umgekehrt werden in solchen – immerhin jahrtausendealten – Heilungsvorstellungen die Erkrankungen als Ausdruck eines solchen Energiemangels verstanden, der ganzheitlich behoben werden muss. Hier kann ich nur andeuten, was in einem Vergleich der Heilungsvorstellungen verschiedener „Medizinen" (etwa der indischen, der chinesischen und der modernen westlichen Medizin) vermutlich der westlichen ein schlechtes Zeugnis ausstellen würde: zu stark spezialisiert, zu sehr auf Symptome fixiert, ohne Blick für die ganzheitlichen leib-seelischen Zusammenhänge. Kein Wunder, dass viele traumatisierte Menschen sich von der westlichen Medizin abwenden – leider auch dann, wenn sie gute Gründe hätten, sich sorgfältig mit ihr auseinanderzusetzen und ihren Rat zu befolgen (etwa wenn es um den Umgang mit einer Herzklappe oder mit einem unerlässlichen chirurgischen Eingriff geht, um zwei Beispiele zu nennen).

Die chronische Erschöpfung

Nicht nur Schmerzen und andere schreckliche Gefühlszustände plagen Menschen mit einer PTBS, sondern auch Symptome, die auf eine tiefe Erschöpfung und ein Nicht-(mehr-)Fühlen-Können hinweisen. Hierfür gibt es zwei Ursachen: Die eine liegt im Trauma selbst. Der Zustand der totalen Unterwerfung geht oft einher mit dem Gefühl, sehr ruhig und sehr müde zu sein – und gar nicht richtig „da". Dies kann sich auch körperlich ausdrücken, als Abgeschlagenheit, Lähmung, Fühllosigkeit, Leere, Depression, als Abgeschnittensein von anderen Menschen und von der Welt, als Gleichgültigkeit und Teilnahmslosigkeit – als ob einem der Körper nicht gehört und die Seele „weit weg" ist. Eine früh traumatisierte Klientin nannte das einmal „Die Müdigkeit bis in die letzte Zelle".

Die zweite Ursache für das chronische Erschöpfungsgefühl: Dissoziieren ist anstrengend und kostet Kraft. Viel Energie, die Körper, Geist und Seele wahrlich besser einsetzen könnten, wird bei chronisch traumatisierten Menschen gebunden durch das Auseinanderhalten-Müssen von Zuständen: Das Alltags-Ich soll ja funktionieren können, also bekommt es den Eindruck, mit dem Trauma nichts zu tun zu haben, es nicht erlebt und schon längst verarbeitet zu haben etc., was ein „Nicht-Ich"-Gefühl zum Trauma ergibt. Im Wechsel gibt es aber bei der PTBS-geplagten Persönlichkeit auch das „Nur-Ich"-Gefühl, wenn sie ein Flashback hat, etwa nachts schweißgebadet aufwacht und unter schrecklichen körperlichen Zuständen, einschließlich Schmerzen, leidet oder tagsüber auf Auslösereize hin – etwa Bilder im Fernsehen – schlagartig „die Symptome" bekommt. Und die können direkt mit dem Trauma zusammenhängen oder davon abgeleitet sein. Wer immer wieder Hautausschläge bekommt, etwa ein Anal-Ekzem, nimmt irgendwann Cortison, und kann sich gar nicht vorstellen, dass der Körper an genau den Stellen „blüht", an dem „er", der Täter, sich zu schaffen gemacht hat. Wer immer wieder Migräne bekommt, kann sich nicht vorstellen, dass es dem Gehirn buchstäblich Kopfzerbrechen bereiten kann, Alltags-Ich und frühere Schreckenserfahrungen auseinanderzuhalten.

Auch die Phobie vor dem Trauma kostet Energie: Das „Bloß nicht!", wenn man auch nur ansatzweise daran denkt, sich näher mit dem Trauma zu beschäftigen. Traumatisierte, die ihr Trauma noch nicht „verstoffwechselt" haben, fürchten diese Auseinandersetzung sehr, weil immer wieder diese schrecklichen Erinnerungen oder unberechenbaren Symptome auftreten. Weil sie sich nicht unter Kontrolle haben. Wie sollen sie da noch einmal an ihr Trauma? Manche haben in ihrer Verzweiflung „Crash-Kurse" versucht: Haben sich hypnotisieren lassen, waren beim Schamanen, haben die Astrologin befragt, sich Zaubersprüche übers Bett gehängt und Sorgenpüppchen unters Kissen gelegt, haben Verhaltenstherapie probiert und waren beim Psychiater, haben sich bei Geistlichen Rat geholt und sind von einem Arzt zum anderen gelaufen mit ihren Körpersymptomen. Das alles kostet Kraft. Auf Dauer fühlen sich die meisten komplex traumatisierten Menschen tief in ihrem Innern zutiefst erschöpft. Und nicht selten verzweifelt, hilflos und suizidal. Oft habe ich gehört, dass Mütter „nur so lange leben" wollten, „bis die Kinder groß genug sind".

Auch Pauline Frei hat ihre schweren Krisen gehabt – und hat sie immer wieder. Noch ein Schrecken, noch eine Krise, äußerlich oder innerlich. Soll nicht endlich Schluss sein? In einigen ihrer Texte finden Sie viel über diese innere Erschöpfung und auch die Verzweiflung, die sie immer wieder überkam. Umso bedeutender ist es deshalb nachzulesen, wie sie es immer wieder geschafft hat, sich trotz allem weiterzuentwickeln.

Pauline geht es wie vielen Menschen: Irgendwann sind die Trauma-Spätfolgen zu massiven körperlichen Erkrankungen geworden, was erneut sehr viel Energie kostet. Es müssen Medikamente genommen werden, eventuell chirurgische Eingriffe und Chemotherapien überstanden werden. Das „zu viel und zu wenig Fühlen" kann sich sehr intensiv auf den Energiehaushalt von Traumatisierten auswirken. Unzählige Male habe ich anlässlich sexueller Gewalt an Mädchen und Frauen schon gedacht: Wo und wie wären Mädchen und Frauen, Jungen und Männer in der Gesellschaft, in der Welt, wenn sie nicht durch massive Gewalt derart in ihrer Kraftentfaltung gehindert würden? Und wie sähe die Welt dann aus?

1.8 Traumatisierte Jungen und Männer: zwischen Depression und Aggression

Für viele zarte und begabte Jungen und auch für die „Rabauken", die uns oft gesellschaftlich so zu schaffen machen, gilt: Was hätten sie mit ihrer Kraft anfangen können, wenn sie nicht – oft schon früh – durch Demütigungen, Quälereien und Schlimmeres in die rasende Wut getrieben worden wären? Ihre Erschöpfung zeigt sich darin, dass sie „herumhängen" und das Gefühl haben, dauernd provoziert zu werden, sich ständig wehren zu müssen und von Bildungs- und beruflichen Chancen ausgeschlossen zu sein. Wer nicht den Weg der Aggression geht, wird oft versuchen, angepasst den Weg des „kleinen Ritters" als „großer Helfer" weiterzugehen. Überdurchschnittlich viele traumatisierte Jungen werden Polizist, Feuerwehrmann, Rettungswagenfahrer, Pfarrer, Sozialarbeiter, Psychotherapeut oder Arzt. Sie tun sich mit einer Frau zusammen, die selbst traumatisiert ist. Sie versuchen, der Fels in der Brandung zu sein. Als ANP funktionieren sie, als EP sind sie entweder depressiv oder rasten aus. Während Mädchen und Frauen eher auf vielfältige Weise dissoziieren, geht die „Wippe" bei Jungen und Männern zwischen Depression und Aggression hin und her. Während Mädchen und Frauen ihren Körper zum Feind machen und ihn bei Kontrollverlust „bestrafen" oder ihm zusetzen, werden Jungen und Männer eher hyperaktiv, haben Konzentrations- und Lernprobleme, und im Zweifelsfall gehen sie körperliche Risiken ein und „lassen sich verletzen" durch Berufs- oder Freizeitunfälle, Schlägereien etc. (siehe Farber, 2002; Kimerling et al., 2002)

Beide Geschlechter haben zwar unterschiedliche, aber im Kern ähnliche Probleme: zu viel und zu wenig fühlen.

1.9 Was sollten Ärzte und andere Professionelle im Gesundheitswesen bei Menschen mit PTBS bedenken?

Viele Menschen „somatisieren" – oft auch viele Jahre nach der Trauma-Erfahrung:
- Sie fühlen sich abgeschlagen, chronisch müde, erschöpft, gelähmt.
- Sie haben (überall wechselnde) Schmerzen, die ihr Schmerzgedächtnis ständig aktualisieren.
- Sie haben sich nicht unter Kontrolle und leiden unter vielfältigen Symptomen, die direkt oder indirekt mit ihrer Traumatisierung zusammenhängen.
- Sie wollen gehört werden mit ihrem Leid, nicht nur „Stichwortgeber" für (somatische) Diagnostik sein oder an (weitere) Ärzte überwiesen werden.
- Man kann beides tun: Sie umfassend als leidende und gelitten habende Menschen ernst nehmen und gleichzeitig etwas für das Körpersymptom tun.

Was hilft wirklich, wenn Trauma-bedingt Körper und Seele leiden?

Hier einige Hinweise:

⋯⟩ Bei Essstörungen hilft erstaunlicherweise meist schon das Management der Stress-faktoren, oft auch ohne Diät beim Abnehmen (Braun, 2008b).

⋯⟩ Die Psychoneuroimmunologie hat uns gezeigt: Besseres Stressmanagement ver-bessert das Immunsystem.

⋯⟩ Sogar im für die Verarbeitung von Stress zuständigen limbischen System des Ge-hirns kann eine zentrale Struktur neue Zellen bilden, die biografisches, nicht mehr aktuelles Erinnerungsmaterial speichert: Das Hippocampus-Volumen wächst durch traumazentrierte Psychotherapie.

⋯⟩ Raucher ohne PTBS schaffen den Entzug.

⋯⟩ Oft muss zuerst die PTBS behandelt werden, dann werden auch die psychosomati-schen und somatischen Störungen und Erkrankungen besser. Grund: Aufheben der Dissoziation.

Was lässt sich daraus lernen? Eine Integration von Traumamaterial im Sinne eines Verarbeitens, „Verstoffwechselns" der Erfahrung im Sinne eines Einwebens in die ei-gene Biografie hebt das Getrennthalten-Müssen, also die Dissoziation, auf. Was für den „kleinen Stress" gilt – erst in der Gegenwart gut damit umgehen lernen, dann den vergangenen Stress verarbeiten –, das gilt auch für traumatischen Stress.

Ein beeindruckendes Beispiel dafür liefert Johannes Kruse aus einer Studie mit Flüchtlingen, die im Psychosozialen Zentrum (PSZ) in Düsseldorf behandelt wur-den. Obwohl viele von ihnen sowohl früh als auch langzeit-traumatisiert waren, in ih-rer Herkunftsfamilie und in ihrem Heimatland, obwohl sie die Emigration durchlit-ten und häufig noch von Abschiebung bedroht waren oder sind, hilft ihnen Psycho-therapie, sowohl seelisch (das zeigt die rechte Seite des Bildes: Die PTBS-Symptome haben sich deutlich verbessert) als auch bei ihren somatischen (körperlichen) Sympto-men, wie das folgende Schaubild zeigt:

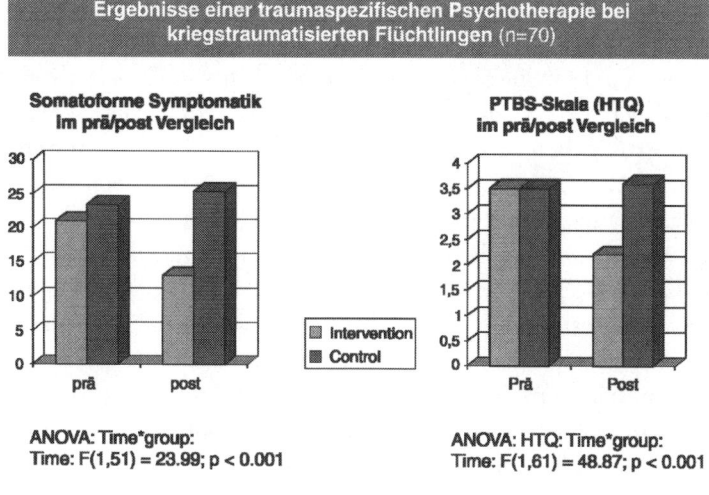

Bevor ich zu weiteren positiven Folgen von traumazentrierter Psychotherapie komme, möchte ich noch auf eine Reihe von Komplikationen hinweisen, die in der körperlich-seelischen Bearbeitung von Langzeittraumata auftreten können:

Herz, Kreislauf, Verdauung, Lunge, Motorik und andere (immunologische) körperliche Situation: **Ärzte müssen auf (verdeckte) somatisch manifeste Erkrankungen achten.** Nicht alles ist „psycho", auch wenn viele Symptome eine Traumageschichte haben. Die Tatsache, dass viele Langzeittraumatisierte früher sterben, das Mortalitätsrisiko bei PTBS also deutlich erhöht ist, spricht hier eine deutliche Sprache. Durch das On-Off-Phänomen – manchmal sind Symptome da, manchmal nicht, manchmal tut es hier weh, manchmal dort – können Ärzte und PsychotherapeutInnen fälschlich nur der einen oder nur der anderen Seite Glauben schenken, und auf Dauer eher meinen, alles sei ausschließlich seelisch bedingt. Das muss jedoch keinesfalls immer so sein, denn aus funktionellen Störungen werden im Laufe der Zeit durchaus handfeste Erkrankungen, die behandelt werden müssen. Hier sollten auch die Betroffenen selbst genug Achtsamkeit entwickeln: Gehen Sie zu Vorsorgeuntersuchungen! Nehmen Sie körperliche Befunde ernst! Ziehen Sie eine Behandlung durch, auch wenn Sie zwischendurch keine Symptome haben. Es könnte wichtig sein.

Auf **Risikofaktoren** achten, **wie Rauchen, hohes Übergewicht, Untergewicht, Bewegungsmangel**. *Untergewicht* ist offenbar noch gefährlicher als ein mittleres *Übergewicht*. Der Volksmund hat recht, wenn er meint, der betroffene Mensch habe dann „nichts mehr zuzusetzen".

Bewegungsmangel ist wirklich eine Sünde, die Devise aller Stress-Erkrankten muss lauten: bewegen, bewegen, bewegen! Wer wie ein Mehlsack auf der Couch hängt und Fettes, Süßes etc. in sich hineinstopft, kann selbst in der besten Traumatherapie nicht genesen. Der Körper braucht zum Verstoffwechseln von Stress die Bewegung. In einem plakativen Artikel titelt der „Spiegel" (Nr. 17/2008): „Faul macht dumm" und zitiert einige Studien, die nachweisen, dass Menschen, die sich wenig bewegen, ein erhöhtes Risiko haben, an Parkinson, Alzheimer oder Depressionen zu erkranken. Natürlich bewegt man sich immer dann wenig, wenn man schon eine Stresserkrankung hat, weil man dann denkt: „Wenn ich mich nicht bewege, passiert auch nichts Schlimme(re)s." Tatsächlich ist es genau umgekehrt: Je mehr (aber nicht zu exzessiv) man sich bewegt, desto besser werden Stress-Resistenz, gute Laune und Optimismus. Serotonin, Dopamin und Endorphine werden dann nämlich vermehrt im Körper gebildet bzw. zur Verfügung gehalten. Wichtig ist, auf achtsame und Kondition aufbauende Bewegung zu achten: Walken, Schwimmen oder Radfahren sind oft besser als Fitnessstudio und Joggen.

Psychische und somatische Symptome in der Therapie wechseln sich ab. Viele KollegInnen werden das kennen: Als PsychotherapeutIn ist man froh, wenn einiges an Traumamaterial prozessiert werden konnte – und dann erleben wir, dass das Körpersymptom erneut oder voll ausbricht. Gute seelische Entwicklung löst beispielsweise bei entzündlichen Darmerkrankungen häufig einen Schub aus – und umgekehrt: Während eines solchen Schubs und dessen Behandlung ruht oft die psychische Weiterverarbeitung von Stress. Was mögen die Gründe sein? Hier einige Ideen dazu:

- ⋯⟩ Körper-Dissoziation wird durch Psychotherapie aufgehoben und somit wird der körperliche (Entzündungs-)Prozess wieder oder zum ersten Mal angeschoben.
- ⋯⟩ Solange der Körper „tobt", kann der Mensch sich nicht gut auf das Risiko eines traumaverarbeitenden Prozesses einlassen.
- ⋯⟩ Wenn Therapeuten – sowohl auf der somatischen wie auf der psychischen Seite – zu forsch in der Arbeit vorangehen, „bremsen" entweder die Psyche oder das Körpersymptom.
- ⋯⟩ Ein lange „verkapselter" (dissoziierter und blockierter) körperlicher Prozess wird durch die Psychotherapie „angeschoben" und „bricht aus".
- ⋯⟩ Der Ebenenwechsel könnte auch ganz normal sein und zum psycho-physiologischen Gesamtprozess gehören.

Die Notwendigkeit einer Kooperation von Psychotherapeuten – Ärzten – Körpertherapeuten wird nicht zuletzt durch diese gerade beschriebene Dynamik deutlich.

Vom Unsinn der Trennung zwischen Psyche und Körper

Insgesamt können wir als Thema festhalten: Die seelische Seite der typischen Traumafolgen – van der Hart et al. (2008) nennen sie die psychoformen Dissoziationen – ist untrennbar verbunden mit den körperlichen, den somatoformen Dissoziationen. Bislang wurde diese Thematik weder von Psychotherapeuten noch von Ärzten ausreichend berücksichtigt, da wir in Europa in den letzten gut 100 Jahren eine Spaltung in Psyche und Soma vorgenommen haben, die so im Körper und Gehirn der Menschen, die behandelt werden sollen, einfach nicht existiert. Diese künstliche Trennung hat dazu geführt, dass Ärzte nahezu ausschließlich an der somatischen Seite interessiert waren, Psychotherapeuten ausschließlich den seelischen Zusammenhängen nachgegangen sind. Nur das bunte Häuflein der Körpertherapeuten – von den etablierten Ärzteverbänden oft ebenso wenig anerkannt wie von den sich durch Krankenkassen-Finanzierung etabliert glaubenden Psychotherapie-Schulen Verhaltenstherapie und Psychoanalyse – nur die Körpertherapeuten also haben stets versucht, körperlich-seelische (sie nennen es leib-seelische) Zusammenhänge gemeinsam zu bearbeiten. Was von den zahlreichen dort entwickelten Methoden und Schulen wirklich brauchbar ist, werden wir erst wissen, wenn vermehrt Studien dazu existieren. Deutlich jedenfalls ist, dass der Körper auf allen Ebenen auf Stress reagiert, vom Gehirn über das autonome Nervensystem, über die inneren Organe, das Skelett, die Muskulatur bis zum Bindegewebe. Und der gesamte Körper reagiert mit einer Schädigung des Immunsystems auf Dauerstress, ob der nun traumatischer Natur ist oder sich „nur" in Form von gehäuften Lebensbelastungen manifestiert. Ich gehe deshalb davon aus, dass wir in der Medizin und in der Psychotherapie der Zukunft mit den unverarbeiteten Stresserfahrungen bewusst arbeiten werden, und zwar auf allen Ebenen: körperlich, kognitiv, emotional, im Verhalten, in Beziehungen und sozialen Systemen. Die künstlichen Trennungen sind aufzuheben. Und die Psychotraumatologie ist derzeit das Feld, auf dem dies meiner Beobachtung nach bereits am deutlichsten geschieht.

Den ärztlichen und psychotherapeutischen Blick schulen

Körpersymptome bei Menschen, die in ihrem Leben traumatischen Stress erfahren und diesen nicht genug verarbeitet haben – eine PTBS oder sogar eine komplexe PTBS kann man mithilfe von Diagnoseinstrumenten feststellen –, sollten immer sowohl Teil des psychotherapeutischen Prozesses als auch der medizinischen Behandlung sein: Ärzte sollten die unverarbeiteten Stresserfahrungen automatisch mit in ihre Anamneseerhebung einbeziehen und sich klar machen, dass es keine somatische Besserung geben wird, wenn der Hintergrund der Stresserfahrung nicht bearbeitet wird.

Ein Hinweis an Psychoanalytiker: Körpersymptome sind keineswegs nur als Konversion (verschobene innere Konflikte) zu verstehen. Bevor wir als Psychotherapeuten zu der umständlichen Annahme kommen, dass die betroffene Patientin ein Körpersymptom zeigt, weil sie „ihren Konflikt verdrängt hat", sollten wir nach unmittelbareren Anzeichen schauen:

···} Handelt es sich bei dem Körpersymptom etwa um unmittelbares Wiedererleben? Kennt die Patientin diese Reaktion ihres Körpers aus früheren Zusammenhängen, etwa aus Situationen, in denen etwas für sie kaum oder gar nicht auszuhalten war?

···} Könnte es sich bei dem Körpersymptom um eine Stressfolge im Sinne einer Überlastungsreaktion handeln?

···} Ist eine reale Erkrankung entstanden, die behandelt werden muss?

···} Erlebt die Patientin dieses Körpersymptom nur in Zeiten, in denen sie viel an „früher" denkt? Hat sie das Symptom vor allem im Zusammenhang mit Flashbacks?

···} Ist das Körpersymptom eventuell eine Folge von Risikoverhalten, das die Patientin deshalb aufrechterhält, weil sie sich damit Schlimmeres „vom Leib hält", indem sie etwa auftauchende schlimme Erinnerungen abwehrt?

Erst wenn alle diese Fragen glaubwürdig verneint werden können, sollte man die kompliziertere Annahme testen, ob es sich vielleicht bei dem Körpersymptom um eine „Verdrehung" (Konversion) eines inneren Konflikts in ein Körpersymptom handelt. Und dann sollte man zu ergründen versuchen, ob es sich nicht um eine Abwehr von zu starken aufgetauchten Assoziationen (Aufhebung von Dissoziationen) durch die Psychotherapie handelt.

Auch Täterintrojekte (siehe Kapitel 2) können Schmerzen „in den Körper schicken", um ihn für einen Fortschritt oder das Besprechen von „Geheimnissen" zu bestrafen.

Beispiel:

Eine Klientin klagt während der Psychotherapie darüber, dass sie „zu Hause dann immer wieder Schmerzen hat". Bei näherer Befragung ergibt sich: Nach der Psychotherapie ging es ihr zunächst ein paar Stunden besser, aber in der Nacht hatte sie starke Unterbauchschmerzen bekommen. Ich pflege meine KlientInnen dann immer erst zu fragen: „Haben Sie eine Ahnung – Ihr Unbewusstes (oder: die anderen Anteile, je nach Grad der Dissoziation) kann uns vielleicht bei der Suche behilflich sein –, weshalb nach einigen Stunden, in denen es besser war, plötzlich in der Nacht diese Schmerzen im Unterbauch kamen?" Und dann sammle ich die Antworten ein, wobei ich stets davon ausgehe, dass es nicht nur eine Antwort gibt, sondern mehrere.

Wenn zunächst die Antwort „Keine Ahnung" kommt, frage ich freundlich weiter: „Und wenn wir ein wenig Zeit lassen: Vielleicht kann aus dem Hinterkopf die eine oder andere Idee nach vorne gereicht werden, sodass Sie sie wahrnehmen können und mir dann so viel davon sagen, wie es in Ordnung ist?" Wenn ich das sage, dringt der Schall meiner Stimme durch ihr Ohr in die Bereiche ihres Gehirns, in denen eventuell Wissens-Partikel existieren. Dort wird der Schall in Bedeutung verwandelt und es kann reagiert werden. Die Klientin kann sonst selbst mit ihrem derzeitigen (als ANP ja eingeschränkten) Alltags-Bewusstsein ihr inneres intuitives Wissen aus anderen Regionen ihres Gehirns, in denen (möglicherweise brisante) Gefühle gespeichert sind, nicht hinreichend nutzen. Ich kann ihr aber helfen, indem ich sie bitte, sich zu äußern und ihr in meiner sicheren Gegenwart ermögliche, auch aus den „brisanteren Regionen" Informationen zuzulassen.

Meine Stimme kann in ihrem Gehirn Prozesse anregen, die eine Antwort auf die Frage ermöglichen. Die Klientin wird dies häufig so erleben, dass sie plötzlich „eingegebene" Gedanken oder Gefühle oder Impulse bekommt. Damit diese nicht (nur) aus ihrem aktualisierten Körpersymptom bestehen und sie dann vor meinen Augen Schmerzen bekommt, füge ich stets hinzu: „Bitte nur so viel, wie jetzt in Ordnung ist, nach vorne reichen, und vor allem: Nur so viel aussprechen, wie es sich o.k. anfühlt." Ich rege somit an, dass sie „die Türen nach innen öffnet" und einiges an Gedanken zulassen kann, was sie sich sonst – ohne sichere Begleitung – nicht zutrauen würde. Außerdem bin ich für sie eine Autoritätsperson, und es ist etwas anderes, ob sie selbst die Frage nach innen richtet oder ob ich es tue. Offenbar ist das Unbewusste eher bereit, sich einer sicheren, freundlichen Autorität wie einer Psychotherapeutin gegenüber zu offenbaren, als einem „ahnungslosen" Alltags-Ich.

Wäre ich aber keine sichere Bindungsperson, könnte sehr schnell ein „Block" einsetzen. Das passiert auch häufig dann, wenn KlientInnen der TherapeutIn gegenüber noch sehr misstrauisch sind: Dann heißt es nur: „Keine Ahnung" oder die Schultern werden gezuckt. Manchmal kommt auch ein schnodderiger Spruch wie: „Gute Frage. Nächste Frage."

Ist das therapeutische Arbeitsbündnis aber tragfähig, dann können wir die verschiedenen Möglichkeiten anhören und diese durch weitere vorsichtige Fragen überprüfen. Hier einige mögliche Antworten, von denen auch mehrere gleichzeitig zutreffen können:

a) *Der Unterbauchschmerz ist ein Wiedererleben.* Dann sagt die Klientin vielleicht: „Das sind die Schmerzen, die ich damals hatte." Meine weitere Frage würde dann vielleicht ergeben, dass es „dran" ist, diese Schmerzen in der nächsten Stunde zu prozessieren. Falls es nicht „dran" ist, könnten wir sehen, ob ein Persönlichkeitsanteil, z.B. ein inneres Kind, in Not geraten ist und ob wir es trösten und/oder die schlimme Erinnerung erst einmal etwas weiter nach „hinten" schieben können. Wenn ein dissoziierter Part (hier: eine Erinnerung oder der Anteil, der ihn mit sich bringt) nicht „im Körper" ist, also nicht „vorne" ins Alltagsbewusstsein eindringen kann, hat die Klientin – zumindest vorübergehend – keine Schmerzen (mehr).

b) *Der Unterbauchschmerz ist eine Stressfolge, eine Überlastungsreaktion.* Dann würde sich herausstellen, dass sie „immer Bauchschmerzen" bekommt, wie andere Menschen eine Erkältung oder Kopfweh. Bauchschmerzen sind für manche KlientInnen dann ein Zeichen, dass etwas „zu viel" war, entweder in ihrem derzeitigen Leben oder dass wir in der Therapiestunde etwas zu forsch vorangegangen sind. Manchmal ist der Schmerz auch ein Zeichen, dass die gesamte Psychophysiologie chronisch überlastet ist. Dann taucht der Überlastungsschmerz immer häufiger auch schon nach leichten Stress-Reizen auf.

c) Es stellt sich heraus, dass die Klientin möglicherweise eine *reale Erkrankung* hat, die sich immer dann zeigt, wenn sie zur Ruhe kommt oder etwas verdauen muss. Es kämen hier Darmerkrankungen, Blasen-Nieren- oder gynäkologische Erkrankungen in Frage. Diese müssten abgeklärt werden.

d) Es könnte sich auch herausstellen, dass die Klientin, seitdem sie in der Psychotherapie an die unangenehmen Erinnerungen herangegangen ist, jeden Abend noch einmal innerlich rekapituliert, wie schlimm es damals war, *dass sie sich selbst „triggert"*, indem sie sich so hinlegt, wie sie damals lag – etwa um „noch mehr herauszufinden" – und dadurch ihr Schmerzsyndrom als Erinnerung auslöst. Wenn sie andere Dinge tut – sich ablenkt, ihr Bett anders hinstellt, ihre an damals erinnernden Kuscheltiere aus dem Bett entfernt etc. – hört unter Umständen dieser „Flashback-Schmerz" auf.

e) Der Unterbauchschmerz könnte auch deshalb auftauchen, weil die Klientin vor dem Schlafengehen Fettes, Süßes oder *Nahrungsmittel im Übermaß* gegessen, viel Alkohol getrunken, Abführmittel genommen, sich *genital oder im Unterbauch verletzt* hat oder Sex hatte, der den Schmerz ausgelöst hat.

f) Abgesehen davon kann es eine ganz einfache Erklärung geben: Die Klientin bekommt demnächst ihre *Menstruation* oder menstruiert gerade.

g) Möglicherweise ist der Unterbauchschmerz auch eine Hilfe, um sich einen (Sexual-)Partner oder ein Kind *„vom Leib zu halten"*, weil „es dann nicht geht", den Wünschen des Partners/Kindes nachzukommen. Das wäre dann eine *Konversion*.

h) Es könnte aber auch ein *Protest gegen die Arbeit in der Psychotherapie* sein: zu viel zu schnell – Wollte sie das alles wirklich wissen? Auch das ist eine mögliche *Konversion*.

i) Und schließlich könnte auch ein *Täterintrojekt* am Werk sein: Es wurde ein Geheimnis verraten, oder ein solcher Geheimnisverrat droht. Oder es geht der Klientin im Alltag sehr viel besser und das Täterintrojekt sorgt dafür, dass der Wille des Täters eingehalten wird: Sie soll klein, hilflos und ohnmächtig leiden, es darf ihr nicht besser gehen. Und wenn sie Geheimnisse verrät, muss sie bestraft werden. Diese Dynamik würde ich keineswegs als Konversion bezeichnen, ebenso wenig wie die unter a bis f genannten Möglichkeiten.

Therapeutische Empfehlungen

Es folgen nun einige Hinweise auf psychotherapeutische Möglichkeiten, mit Körpersymptomen zu arbeiten.

Die erste wichtige Lektion für alle Traumatherapeuten, die sich ernsthaft daran machen wollen, die abgespaltenen, sich in teils bizarren Symptomen, teils heftigen körperlichen Schmerzzuständen zeigenden Körperdissoziationen zu behandeln, lautet:

Strukturiert arbeiten

Eine *sichere therapeutische Bindung* im Sinne eines verlässlichen tragfähigen Arbeitsbündnisses ist der Beginn der ernsthaften „Innenarbeit". Komplex traumatisierte KlientInnen haben das Ur-Vertrauen durch Ur-Misstrauen ersetzt. Sie unterwerfen sich vielleicht, aber innerlich bleibt lange eine große Distanz. Manche brauchen Jahre, um sich auf ernsthafte Innenarbeit einzulassen. *Testmöglichkeit:* Solange die KlientIn die TherapeutIn noch „anstarrt", sie immer wieder fragt: „Ja was soll ich denn tun?!" und unzufrieden ist mit der Vorstellung, sich mithilfe der TherapeutIn an das eigene Unbewusste, das Innenleben, die anderen Anteile, Zustände etc. zu wenden, ist an eine prozessierende Arbeit mit dem Körpersymptom noch nicht zu denken. (Weitere Testmöglichkeiten siehe weiter unten.) KlientInnen mit einer Persönlichkeitsstörung tun sich oft besonders schwer, von der aggressiv-bedürftigen Haltung wegzukommen, hin zu einer Vorstellung, die TherapeutIn sei nicht mehr oder nicht weniger als ein hilfreicher „Coach".

Für die TherapeutIn gilt: Wenn Sie acht bis zehn Therapiestunden täglich absolvieren, können Sie vermutlich nicht jeder KlientIn wirklich gerecht werden. Sollten Sie traumatherapeutisch arbeiten (wollen), stellen Sie sich bitte darauf ein, dass Sie an einem Arbeitstag höchstens sechs bis sieben Stunden mit KlientInnen arbeiten, dann aber in strukturierter Form. Sie werden Ihrer KlientIn Sicherheit vermitteln, werden sie als Ihren „Chef" akzeptieren, und gleichzeitig werden Sie zum Teil ihr Gedächtnis sein. Denn Sie werden sich erinnern (anhand Ihrer Aufzeichnungen), wie der Verlauf der gesamten Therapie ist, werden die gemeinsam festgelegten Ziele im Auge behalten, werden wissen, was in der letzten Stunde geschah, was die KlientIn sich für die Zeit bis zu dieser Stunde vorgenommen hat, und welche Themen ihr oder Ihnen noch wichtig erschienen. Sie werden sie sicher durch die Stunde geleiten, rechtzeitig auf das Ende der Stunde hinarbeiten und darauf, dass sie nach der Stunde am Straßenverkehr teilnehmen und sicher nach Hause finden kann. Sie werden die Zeitstruktur einhalten (also kaum je überziehen) und inhaltliche Klarheit, Transparenz und Sorgfalt in der Arbeit verkörpern (Näheres zu den Grundhaltungen in der Traumatherapie, s. Kapitel 3). Am Ende jeder Therapiesitzung sollte klar und nachvollziehbar sein, welche **konkreten Verhaltensschritte** die KlientIn bis zum nächsten Termin unternehmen wird. Eine Frage hierzu lautet beispielsweise: „Was werden Sie konkret bis zum nächsten Mal anders machen, als Sie es sonst tun würden?" Und beim nächsten Mal wird die TherapeutIn danach fragen und an weiteren konkret umsetzbaren Verhaltensschritten mit der KlientIn arbeiten. Ausnahmen gibt es, aber das sind die Regeln.

Empathische Abstinenz ist ebenfalls ein Stichwort, dem ich später noch nachgehen werde. Hier einige kurze Hinweise: Die TherapeutIn wird freundlich sein, sich aber aus dem inneren Grabenkrieg heraushalten, der in der KlientIn herrscht zwischen Alltags-Ich und den Teilen des Innenlebens, die Trauma-nah denken, fühlen, sich verhalten, also den EPs. Sie wird sich manchmal fühlen wie der Schlichter zwischen Arbeitgeber und Gewerkschaft, aber sie wird – bis auf sehr seltene Gelegenheiten, etwa wenn es um die lebenswichtige Sicherheit der KlientIn geht – keine klaren Meinungsäußerungen von sich geben.

Kriterien für Stabilität werden in der Traumatherapie immer wieder erarbeitet. Allgemein gilt: Eine KlientIn ist umso stabiler, je weniger unberechenbarer Stress von ihr zu bewältigen ist. Das bedeutet:

a) Vorrangig wird sein, dass *keine erneute Traumatisierung* stattfindet, die sie an Leib und Leben gefährdet. An der inneren Bindung zu den Tätern (siehe Kapitel 2) muss oft und lange gearbeitet werden.

b) Dann wird wichtig sein, dass sie oder er *kein Hochrisiko-Verhalten* mehr zeigt, also lernt, zur Balance andere Dinge einzusetzen als Drogen oder Alkohol, Schneiden oder Brennen, Unfälle oder Schlägereien (zu provozieren) etc.

c) Ein weiterer wichtiger Punkt wird sein, dass die KlientIn sich selbst aus dissoziativen Trancezuständen *reorientieren* kann, auch auf Aufforderung der TherapeutIn (oder der PartnerIn) hin.

d) *Ressourcen,* über die eine KlientIn verfügt, müssen *verankert* werden. Meist müssen sie erst mühsam erarbeitet werden, weil die KlientIn sich gar nicht vorstellen kann, dass z.B. ihre Liebe zu Tieren oder zur Natur ihr dabei helfen könnte, eine schwierige Lebenssituation zu überstehen. Die TherapeutIn wird ihr helfen, all ihre Vorlieben, guten Fähigkeiten, hilfreichen Innengestalten etc. herbeizuholen, wenn es in Krisen schwierig wird, und sie wird sich allmählich wieder „reicher, fähiger, wohler mit sich" fühlen. (Ich habe ein Kartenspiel entwickelt, das „Ressourcium" – erhältlich bei www.kikt-thema.de –, um das Auffinden von Ressourcen zu erleichtern.)

e) *Distanzierungsmöglichkeiten erarbeiten.* Fast immer gelingt es Menschen mit einer Traumatisierungsstörung nicht von allein, sich ohne erheblichen Kraftaufwand oder Suchtmittel, Selbstverletzungen etc. die Schrecken „vom Hals zu halten". Die meisten brauchen es, dass die PsychotherapeutIn ihnen ein Handwerkszeug anbietet, mit dessen Hilfe sie das Traumamaterial zumindest vorübergehend oder „zwischendurch" gezielt distanzieren können. Zu diesen Hilfsmitteln gehört zunächst die „Unterschiedsbildung": Wann sich mit dem schwierigen Erinnerungsmaterial beschäftigen, wann nicht? Wie sich aus der Distanz etwas kurz als „Film aus meinem Leben" anschauen (Screen- oder Bildschirmmethode), es dann imaginativ auf ein Speichermedium wie Filmspule, Videokassette oder DVD speichern und dieses dann in einen imaginären „Safe" oder Tresor verstauen (Containment-Technik)? Diese sehr gut anwendbaren Therapiemethoden ermöglichen anschließend ein gezieltes Bearbeiten des belastenden „Film"-Inhaltes, entweder mit der Bildschirmtechnik (Huber, 2003b) oder z.B. mit EMDR (Hofmann, 2006; Shapiro, 1999).

f) Etwas *Bedrohtes innerlich in Sicherheit* bringen können: Manchmal sind es nur vage Vorstellungen von einem „verletzten Anteil da innen", manchmal – bei schwereren dissoziativen Störungen – ist es geradezu „jemand da innen, der das immer wieder erlebt": EP-Zustände oder -Anteile müssen nicht unkontrollierbar bleiben. Es gibt „die innere Rettungsaktion" (Huber 2003b) und andere Möglichkeiten, um innere Anteile zu trösten, ihnen einen inneren „sicheren Ort" anzubieten, sie aus Trauma-Situationen imaginativ hinauszugeleiten etc. Auch während der traumatherapeutischen Arbeit wird die TherapeutIn immer wieder darauf achten, dass nur die Bereiche der Persönlichkeit die Trauma-Bestandteile prozessieren und integrieren, die stark genug dafür sind, und dass andere Anteile der Persönlichkeit, die entweder zu klein oder zu schwach bzw. zu gefährdet sind (das kann übrigens auch ein Teil der den Alltag regulierenden Bereiche der Persönlichkeit sein), vorher in Sicherheit gebracht werden. Zur Sicherung und zum Trösten bzw. Versorgen werden andere Bereiche der Persönlichkeit eingeladen. Gelegentlich müssen auch gute imaginative Schutzfiguren ge- und erfunden werden, die dabei behilflich sind, Trost, Abschirmen und In-Sicherheit-Bringen gefährdeter Bereiche der Persönlichkeit zu übernehmen.

Dann kann Schritt für Schritt das Traumatische verarbeitet werden.

Da auch Körpersymptome als EPs (emotionale Persönlichkeitsanteile) gelten, ist es sicher von Vorteil, wenn TraumatherapeutInnen auch über eine körpertherapeutische Ausbildung verfügen bzw. den Mut haben, auch die Körpersymptome direkt anzugehen. Eine entsprechende Technik hierfür möchte ich Ihnen vorstellen. Es ist eine modifizierte Form der Traumasynthese nach van der Hart et al. (1995).

Ich nenne diese Möglichkeit:

1.10 Die Affektkette

Diese Prozesstechnik lässt sich sehr gut mit dem gegenwärtigen körperlichen Hauptsymptom der KlientIn durchführen, eignet sich aber auch für jedes andere Symptom, das mit Emotionen und Körpergefühlen, also mit Affekten, einhergeht. Ich verbinde die Darstellung dieser Technik damit, die „frequently asked questions", also die häufig gestellten Fragen, zum Prozessieren von affektgeladenem Traumamaterial zu beantworten.

Warum müssen wir „ran an den Affekt"?

⋯⊱ Psychophysiologische Bestandteile des Traumaerlebens neigen dazu, am Bewusstsein vorbei getriggert (ausgelöst) zu werden.
⋯⊱ Die ANP (nach struktureller Dissoziationstheorie, siehe van der Hart et al., 2008) kommt nicht „heran". Sie denkt: „Ich stelle mich an", „Da ist nichts" oder: „Ich bin krank". Sie entwickelt Erlernte Hilflosigkeit und eine Phobie vor dem Trauma und den Anteilen in sich, die damit verbunden sind; außerdem eine Phobie vor Beziehungen (bei Beziehungs-Traumata).
⋯⊱ Der EP, der mit dem Affekt verbunden ist, bleibt immer traumanah, beruhigt sich also nicht von selbst.

Was kann im besten Fall dabei herauskommen?

···⊱ Achtsamkeit im besten Sinne. Achtsamkeit ist das Gegenteil von Dissoziation (Siegel, 2006).

···⊱ Achtsamkeit bedeutet: Neugier, Offenheit, liebevolles Akzeptieren, inneres und äußeres Gewahrsein; Schaffen von neuen Kategorien des Gewahrseins im Hier und Jetzt. Wer das kann, hat ein gutes inneres Gleichgewicht.

···⊱ Achtsamkeit bedeutet: Emotionen positiv regulieren, durch Annäherung statt Vermeidung. Wer das kann, kann sich alles anschauen, was „damals war", ohne Flashback, ohne in eine Abreaktion und damit außer Kontrolle zu geraten.

···⊱ Affektive Erinnerungsqualitäten, die Symptome ausbilden, hindern einen Menschen mit PTBS daran, genügend achtsam mit sich zu sein.

···⊱ Diese Affekt-geladenen Erinnerungen zu prozessieren hilft, von der Dissoziation zur Achtsamkeit zu kommen.

Welche Voraussetzungen braucht es, um die Affektkette anwenden zu können?

···⊱ Keine aktuellen Traumatisierungen und existenziellen Krisen.

···⊱ Eine tragfähige therapeutische Beziehung.

···⊱ Stabilisierung funktioniert. Vor allem ist die KlientIn strukturiert genug, um
a) etwas Verletztes innerlich in Sicherheit zu bringen,
b) von selbst und auf Aufforderung sich in Raum und Zeit zu reorientieren.

Aus welchem Anlass wendet man die Affektkette an?

···⊱ Das *Hauptsymptom*, das die KlientIn nennt („Was sich wirklich meiner Meinung nach so schnell wie möglich ändern muss"), verursacht bei ihr Erlernte Hilflosigkeit: Sie glaubt nicht (mehr), selbst etwas zur Veränderung beitragen zu können. Das Hauptsymptom ist nicht das, was die TherapeutIn als Hauptsymptom versteht, sondern das, was die KlientIn als ihre drängendste Not beschreibt!

···⊱ „Im Prinzip" liegt es aber zum größten Teil an der KlientIn, ob es zu einer Veränderung kommt. Auch wenn eine innere Patt-Situation oder Verzweiflung zur Erlernten Hilflosigkeit geführt haben, kann dennoch die KlientIn Entscheidendes zur Veränderung beitragen. (Etwas, das nicht in der Hand unserer Klienten liegt, können wir nicht verändern.)
Beispiele hierzu: Die KlientIn leidet unter Redeangst; Hexenschuss; Schlaflosigkeit; genitalem Herpes; ihrem Schneiden; Ess-Brechen etc.

a) Sie ist willens, sich damit auseinanderzusetzen, wie ihr Symptom oder ihre Erlernte Hilflosigkeit entstanden sind.
b) Sie kann sich auf Innenarbeit einlassen.

Mit welchen Leitfragen kann man sich der Arbeit nähern?

⋯⟩ „Wie viel Prozent Ihres Symptoms sind ‚heute' verursacht (z.B. durch eine aktuelle Erkrankung bzw. Krisensituation), und wie viel Prozent stammen ‚von früher'?" Die meisten Menschen geben an, dass zwischen 30 und 99 % „von früher" stammen.

⋯⟩ „Sollen wir zuerst die Anteile von heute bearbeiten oder die von früher?" Häufig muss man zunächst an der aktuellen Situation arbeiten. Also braucht man unter Umständen einen Arztbefund, eine entsprechende körperliche Behandlung, und eine sanfte psychotherapeutische Begleitung dieser Arbeit. Falls die KlientIn sich die Probleme selbst bereitet, indem sie Körpermanipulation einsetzt, um sich aus anderen schrecklichen Zuständen herauszuholen, muss zunächst eine Veränderung dieses Musters angestrebt werden (Huber, 2003b). Dazu wird es oft sinnvoll sein, Schritt für Schritt eine Verhaltensänderung zu erreichen, indem man eine „Notfall-Liste" etabliert („Was tue ich, wenn ich unter Druck gerate?"), eine Ressourcen-Installation durchführt und Distanzierungstechniken anwendet – wenn dies ausreichend möglich ist.

⋯⟩ „Wie sehr würde es Sie entlasten, wenn Sie einen Teil ‚von früher' verstoffwechseln könnten, sodass Sie dieser heute nicht mehr belastet?" Diese Frage zielt darauf, sich klarzumachen, was es für eine Verbesserung der Lebensqualität bedeutet, nur noch mit den Anteilen eines Symptoms umgehen zu müssen, die jeweils „von heute", also aktuell verursacht sind. Die meisten KlientInnen strahlen geradezu, wenn sie sich das vorstellen. Es kommen Stoßseufzer und Ausrufe wie: „Das wäre so gut!!" Diese Frage und die Antwort darauf schaffen *Motivation*, die wichtig ist, um diese Arbeit weiter durchzuführen. Für die KlientIn bedeutet das: sie auch durchstehen zu können.

⋯⟩ „Sind Sie bereit, dafür in kontrollierter Form die Situationen noch einmal kurz im Standbild anzuschauen, die ‚früher' waren? Sie können das zunächst aus der Distanz tun und die Ergebnisse abspeichern, um sie dann gegebenenfalls weiter zu bearbeiten." Jetzt wird es konkreter: Es geht darum, den ersten Teil des Vorgehens zu erklären und dazu einen

⋯⟩ *Informed consent*, ein informiertes Einverständnis also, herzustellen. Hier kommt oft die Frage: „Wie soll das gehen?" Die TherapeutIn wird nun ihr weiteres Vorgehen erläutern, wird die Bildschirm-Technik erklären – die am besten schon vorher in der Therapie zur Anwendung kam (siehe die Anleitung: „Die Screen-Technik auf der Website www.michaela-huber.com) –, und alle damit zusammenhängenden Fragen werden besprochen.

Wie lassen sich die nötigen Ressourcen installieren, um die Arbeit durchführen zu können?

Für mich hat sich das *Ressourcenteam* am meisten bewährt (siehe Huber, 2005).

Hier noch einmal kurz die Anleitung dazu:

··⟩ „Welche Fähigkeit oder Eigenschaft bräuchten Sie, um Ihr Symptom doch noch zu verändern?" Meistens kommen Antworten in Richtung mehr Schwung – Kraft, Mut, Entschlossenheit etc. Oder in Richtung mehr Ruhe – Gelassenheit, Geduld, Durchhaltevermögen, Freundlichkeit mit mir etc.

··⟩ „Wo konnten Sie das schon einmal ansatzweise? Können Sie sich die Person, die Sie da waren, vorstellen, wie Sie aussahen? Wenn Sie diese Person irgendwo um sich herum hinstellen könnten: Wohin würden Sie sie bitten, sich zu stellen oder zu setzen?" Diese eigene innere Ressource (es kann bei Hochdissoziativen gern auch „jemand Hilfreiches aus dem Innenleben" sein!) wird das erste Mitglied des „inneren hilfreichen Teams", von dem wir jetzt noch mehr um die KlientIn herum sammeln.

··⟩ „Kannten Sie einmal eine reale Person (kein Mitglied Ihrer unmittelbaren Familie), die das konnte? Können Sie diese Person vor Ihrem geistigen Auge wahrnehmen? Wo um Sie herum möchten Sie diese Person hinstellen oder -setzen?" Sie wird das zweite Mitglied des hilfreichen Teams.

··⟩ „Können Sie sich eine Gestalt aus Film, Funk, Fernsehen, Cartoon, Roman etc. vorstellen und herbeiholen, von der Sie glauben, dass sie das gut kann, was Sie da gerade brauchen?" Sie wird das dritte Mitglied des hilfreichen Teams.

··⟩ „Welches Tier verkörpert für Sie am ehesten diese Fähigkeit oder Eigenschaft, nach der Sie gerade suchen? Wohin möchten Sie es stellen oder legen?"

··⟩ „Können Sie sich selbst vorstellen, wie Sie einmal eine weise alte Dame/ein weiser alter Herr geworden sind? Wenn Sie das alles längst gut gelöst haben? Oder kennen Sie einen weisen älteren Menschen (außerhalb der Familie), der so souverän ist und das gut kann, was Sie noch weiterentwickeln möchten? Können Sie sich diese weise Gestalt herbeiholen?" (Bei Kindern fragt man nur, ob sie sich vorstellen können, mal ein „cooler" Erwachsener zu sein, der das längst kann.) Diese/r Weise wird das fünfte Mitglied des hilfreichen Teams.

··⟩ *Zusatzfrage (fakultativ):* „Gibt es noch eine Gestalt, die Sie vielleicht schon in Ihrer Vorstellung lange begleitet und die das, was Sie da lernen möchten, auch schon gut kann?" Manchmal haben sich die Klienten imaginäre Spielgefährten innerlich erhalten, oder sie können sich einen Schutzengel vorstellen oder haben noch einen guten Freund oder Lehrer, der sie imaginativ bei dieser Arbeit begleiten soll. Ein solches „Wesen" kann auch „irgendwo um die KlientIn herum" gestellt, gesetzt oder gelegt werden – als mögliches sechstes Mitglied des hilfreichen Teams.

···> „Bevor wir mit der Arbeit fortfahren, kann erst einmal jede dieser Figuren, die Sie jetzt „um sich herum" wahrnehmen können, Ihnen einen unterstützenden Satz sagen." Dieser Satz soll ausschließlich positiv sein, also: „Das schaffst du." Oder: „Du weißt schon, dass es gut werden wird." Oder eine andere für die gesuchte Eigenschaft passende Formulierung.

Das Ressourcen-Team kann die KlientIn durch die gesamte Arbeit begleiten, es kann nach getaner Arbeit sich um die KlientIn noch einmal „versammeln" zu einem schönen „Schnappschuss", ein Foto an einem schönen Ort, das sich die KlientIn in ihrer Vorstellung irgendwo hinstellen, -hängen oder -legen kann, als Erinnerung daran, dass sie dies gut gemeistert hat.

Das hilfreiche bzw. Ressourcen-Team bedeutet: Die Ressourcen, von denen die KlientIn nicht glaubt, dass sie sie (ausreichend) zur Verfügung hat, werden externalisiert wahrgenommen – in den anderen Mitgliedern des „hilfreichen inneren Teams". Diese Visualisierung führt dazu, dass die KlientIn sich nicht mehr so allein fühlt und mehr Mut gewinnt, die Arbeit durchzuführen.

Wie fokussiert man den Affekt des Hauptsymptoms genauer und wie etabliert man die Bildschirmtechnik dazu?

Die Leitfrage lautet:

···> „Wie genau zeigt sich Ihr Symptom körperlich, im Gefühl und gegebenenfalls in Ihren Gedanken oder Bewertungen?"

···> „Während Sie das überlegen, eine Bitte: Sie wissen ja genau, wie es sich anfühlt. Nehmen Sie das Gefühl sozusagen nur ‚in die Hand', gehen Sie nicht hinein, sondern bleiben Sie außerhalb."

Anleitung für die Therapeutin: Mit Lederschnüren und groben Holzperlen oder einem Haufen Kieselsteinen und einem Seil lässt sich das Gesagte unterstützten. Dann könnten Sie folgenden Hinweis geben: „Sie können hier einen Lederfaden bekommen und hier sind grobe Holzperlen in einer Kiste. Sie könnten jeweils einen Moment, in dem Sie sich ‚so' gefühlt haben, auffädeln – buchstäblich wie Perlen auf eine Schnur." Oder „Wir legen hier ein Seil hin, das Ihren Lebensverlauf andeutet. Und für jeden Moment, in dem Sie sich ‚so' gefühlt haben, können Sie einen Stein ungefähr an die Stelle Ihres jeweiligen Alters neben das Seil legen."

Die Perlen und/oder die Steine dienen dazu, das Gesagte kinästhetisch zu unterstützen, aber auch, um das Loslösen von der jeweiligen Szene zu erleichtern (siehe unten).

···> „Demnächst werde ich Sie bitten, die letzte Szene, in der Sie sich ‚so' gefühlt haben, also vermutlich heute irgendwann oder auch gestern oder … auf einen imaginären Bildschirm zu projizieren. Den wollen wir jetzt erst einmal etablieren: Können Sie sich irgendwo an der gegenüberliegenden Wand einen Flachbildschirm vorstellen? Können Sie genau dessen ‚Rand' wahrnehmen? Welche Farbe hat er?"

···} „Können Sie sich auch ein Gerät zum Abspeichern vorstellen, also einen Video- oder DVD-Rekorder? Und gegebenenfalls eine Fernbedienung? Es geht hier um einen Episoden-Film aus Ihrem Leben, um all die Situationen, in denen Sie sich ‚so' gefühlt haben. Wir zeichnen diesen ‚Film' auf, werden ihn abspeichern und den gespeicherten ‚Film' dann erst einmal irgendwo deponieren."

Der erste Durchgang: nur die Bilder[*]

···} Auf den Bildschirm schauen: „Wann tauchte der Affekt das letzte Mal auf? Es reicht ein Standbild. Können Sie sich von außen sehen?"
(„zweite Kamera-Position")

···} „Wann war diese Szene vorbei?"
„Vorbei" bedeutet eine veränderte, meist beruhigte, Physiologie.

···} „Wann tauchte der Affekt davor schon einmal auf, und davor, und davor, und davor ..."
Es reichen Stichworte, also „Standbilder". Für jedes Standbild oder jede Kurzszene eine Perle bzw. einen Stein entsprechend deponieren lassen.

···} „Und vor dem ‚ersten Mal'? Wann war das? Und was war dann?"
Hier ist es wichtig, ein gutes Bild zu finden. Falls kein gutes Bild „vorher" zu finden ist, weil die KlientIn beim Rückwärtsschauen sogar im Mutterleib, selbst wenn sie sich als „kleines Zellklümpchen" sieht, immer noch das Gefühl hat: „Da war ‚es' auch schon – weiter zurückgehen: „Eizelle und Samenzelle: Wer von beiden hatte ‚es'?" Dann fragen: „Wie viel von dem Prozentsatz, den Sie als ‚von früher' beschrieben haben, ist gar nicht von Ihnen, sondern wurde Ihnen von Vater oder Mutter übertragen?" Dies wird in einer späteren Sitzung eine wichtige Rolle spielen. Falls es überhaupt kein „gutes Bild davor" gibt, versuchen Sie ein gutes anderes, möglichst frühes Bild zu finden, wo die KlientIn sich wohlgefühlt hat.

···} Lassen Sie die KlientIn den „Film" beim Bild „davor" bzw. bei dem guten Bild ausblenden, ihn aus dem Rekorder nehmen und in ein imaginäres Containment deponieren – bis zum nächsten Mal. Falls Perlen verwendet wurden, wird die Perlenschnur sorgfältig bis zum nächsten Mal deponiert. Falls Steine verwendet wurden, machen Sie ein Foto von der Schnur mit den Steinen und legen dann die Steine und die Schnur wieder separat beiseite.

---

[*] Gegebenenfalls dabei die Perlen auf die Schnur ziehen bzw. die Steine auf die Lebenslinie legen.

Zwischengang (fakultativ): innere Rettungsaktion*

···⊱ In der nächsten Sitzung: „Haben Sie gut geschlafen? Haben Sie etwas geträumt?"
Falls es zu einer Symptomverbesserung gekommen ist: „Sollen wir es zunächst dabei belassen oder sollen wir weitermachen?"

···⊱ Falls es starke Affekte bzw. Erkenntnisse beim ersten Anschauen gegeben hat:
„Sollten Sie einen Teil oder mehrere von Ihnen, die sozusagen noch ‚in der Situation von damals' stecken, vielleicht erst einmal dort herausholen?"

···⊱ Einen „rettenden Anteil" benennen: Das kann ein Mitglied des inneren hilfreichen Teams sein oder ein anderer eigener, möglichst affekt-ferner Anteil, es kann auch die erwachsene Persönlichkeit sein. Dieser „fährt" von heute aus dorthin, wo der zu rettende Anteil noch „feststeckt" und holt ihn – nach Vorbereitung – aus der Situation von damals in die Gegenwart.

···⊱ Vorher klären: „Wohin soll dieser Anteil gebracht werden, um sich zu erholen?"
In einen inneren Ausruh-Raum? In das Zimmer der KlientIn? In den Therapieraum? In das Innere der KlientIn – z.B. in ihr Herz, in den Solarplexus oder Bauch?

···⊱ Empathie mit der eigenen Person sichern! Das bedeutet: Während die KlientIn imaginär aus einer der Szenen des eingelegten „Films" den Teil von sich herausholt, der dort noch „feststeckte", vor allem danach, wird sie Mitgefühl mit diesem Teil von sich entwickeln, der dort so gelitten hat. Dies wird von der TherapeutIn positiv unterstützt.

Zweiter Durchgang: Schritt für Schritt im Lebensfilm, von vorn nach hinten schauend, anerkennen: *Damals* habe ich mich wirklich so gefühlt

···⊱ Fragen Sie, was in der Zwischenzeit war. Gab es eine Symptomerleichterung? Gibt es einen liebevolleren Umgang mit sich und den (früheren) eigenen Anteilen bzw. Situationen? Nur dann wie folgt weitermachen:

···⊱ Soll das Ressourcen-Team wieder herbeigeholt werden? Sollen innere Anteile, die damit nichts zu tun haben, erst einmal in Sicherheit gebracht werden?

···⊱ Falls alles gut eingerichtet ist, lassen Sie die KlientIn den „Film" aus dem „Behältnis" holen, ihn „einlegen" und das positive Bild (z.B. die Szene „vor dem ersten Mal") einstellen.

···⊱ Jetzt kommt es darauf an, für jeweils wenige Sekunden Situation für Situation kurz einzustellen, um anzuerkennen: „*Damals* habe ich mich wirklich so gefühlt."
Dann die Situation wieder loslassen.
Es geht nicht um die gesamten Situationen in allen Details, sondern immer nur um den Aspekt, der als Standbild oder Szene kurz markiert bzw. als Perle oder

---

* Siehe Huber, 2003a und 2005.

Stein deponiert wurde. Wurde die Perlenschnur verwendet, kann jetzt eine Perle nach der anderen von der Schnur genommen und in ein separates Kästchen gelegt werden. Bei Steinen kann ein Stein nach dem anderen von der Lebensschnur weggenommen und separat hingelegt werden.

···⟩ Lassen Sie eine Szene nach der anderen kurz einstellen, von der ersten bis zu dem Moment nach der letzten Situation. Die KlientIn nimmt die Szene (bzw. die Perle, den Stein) wieder „in die Hand", erkennt an, dass sie sich „damals wirklich so gefühlt hat", atmet einmal tief durch und lässt die Szene los (bzw. legt eine Perle oder einen Stein beiseite).

···⟩ Lassen Sie die KlientIn dann den Film ausblenden und den Affekt auch körperlich ausleiten (ausstreichen, in den Boden stampfen, ausschütteln etc.).

···⟩ Fragen Sie dann: „Wie viel Prozent des Affekts ‚von früher' waren das? Falls nicht der gesamte Prozentsatz „von früher" bearbeitbar war: „Woran hat es gelegen?" Nehmen wir an, eine KlientIn, die ursprünglich davon ausging, dass 70 % ihres aktuellen Körpersymptoms „von früher" waren, hat die Affektkette durchgeführt und sagt hinterher: „50 % dessen, was mir von früher nachhing, habe ich damit bearbeitet." Dann fragen Sie nach: „Woran lag es, dass es nicht die ganzen 70 % von früher waren?" Meist wird die KlientIn nach kurzem Zögern sagen: „Weil noch einige andere Situationen (oder Gefühle, andere Themen etc.) damit verbunden sind." Nicht selten kann sie diese sogar schon benennen.

···⟩ Bedanken und Erfolge feiern: Lassen Sie das Ressourcen-Team noch einmal herbeiholen, um sich bei ihm zu bedanken. Es könnte z.B. ein Abschluss-„Foto" gemacht werden. Wichtig ist, sich bei allen Anteilen im Innenleben zu bedanken, die mitgeholfen haben. Wenn sie es sich leisten kann, könnte sich die KlientIn mit etwas Schönem für diese Arbeit belohnen.

Was bringt der Einsatz einer solchen therapeutischen Prozesstechnik?

Die bedeutendste Veränderung besteht darin, dass das Hauptsymptom sich merklich verändern wird: Entweder löst es sich ganz auf oder es wird zumindest deutlich abgemildert. Allein dadurch kann sich die chronische Erlernte Hilflosigkeit der KlientIn verändern.

Ein solcher Erfolg motiviert für neues Lernen. Auch die therapeutische Beziehung verbessert sich, da an dem Hauptsymptom gearbeitet wurde, das der KlientIn wirklich am Herzen liegt.

In der KlientIn wächst Empathie für die eigene Person und für das frühere Leid. Sie realisiert im Wortsinn, dass und wo dieser Affekt früher in ihrem Leben „gebahnt" worden ist. Das ermöglicht dem Körper, die Erfahrung loszulassen, sich immer wieder als dissoziiertes psycho-somatisches Symptom reaktivieren zu müssen. Die innere Kooperation in der KlientIn verbessert sich.

Auch die Affekte, die noch am Gegenwärtigen „mit dran hingen", können losgelassen werden. Energie wird freigesetzt für Veränderungen der aktuellen Lebenssituation und die Resilienz, also die Möglichkeit des Umgangs mit Stress, verbessert sich.

Alle Schritte können mit EMDR und anderen Prozesstechniken begleitet und ergänzt werden. Im Übrigen lässt sich diese Affektketten-Technik in jede (Trauma-)Psychotherapie gut einbetten.

Fazit

Der Körper eines traumatisierten Menschen leidet in überwältigenden Situationen genauso wie die Gefühlswelt und die inneren Überzeugungen. Als TraumatherapeutInnen müssen wir die körperlichen Prozesse und Wiedererlebens-Qualitäten genauso in die Therapie einbeziehen wie die seelischen. Geschieht dies nicht, kommt es zu Krankheiten, die schließlich chronisch werden und nicht nur die Lebensqualität der traumatisierten Menschen erheblich einschränken, sondern letztlich auch einen vorzeitigen Tod bedeuten können. Gelingt es uns jedoch, die Körpersymptome in eine traumazentrierte Psychotherapie einzubeziehen, können Chronifizierungen verhindert bzw. aufgelöst werden. Ein PTBS-Screening ist deshalb in alle Gesundheitsprogramme mit einzubeziehen. Wird die PTBS behandelt, können auch die körperlichen Süchte, Störungen und Erkrankungen besser heilen.

Hätte Pauline Frei, meine Co-Autorin dieses Buches, sehr früh und konsequent an ihrer schweren dissoziativen Traumafolge-Störung arbeiten können und wären auch die körperlichen Symptome früh in eine solche Arbeit einbezogen worden, wäre es nicht zu der Chronifizierung gekommen, die sie in Teil II dieses Buches beschreibt. Davon bin ich überzeugt! Ihre Texte zeugen aber auch davon, dass – trotz langfristiger Chronifizierung von Erkrankungen – durch seelische Entwicklung noch eine erstaunliche Reifung und Lebensqualität möglich ist. An manchen Stellen gewinnt man gar den Eindruck, dass ohne diese schwere Erkrankung eine solch konsequente Beobachter-Position der Welt und den Menschen gegenüber überhaupt nicht möglich wäre. Vielleicht hätte sie auch nie eine derart eigene poetische Sprache gefunden. Niemand wünscht sich eine schwere Erkrankung, doch was möglich ist, auch und mit und vielleicht sogar durch diese Erkrankung, davon legt Pauline Frei Zeugnis ab.

2. Vom Umgang mit dem Bösen in der Psychotherapie – eine Herausforderung für PsychotherapeutInnen

In diesem Kapitel möchte ich einige der Themen berühren, die zu den heikelsten in der Psychotherapie überhaupt gehören. Wenn wir mit Gewaltüberlebenden arbeiten, kommt uns die Gewalt ins Haus. Wir erwarten: das Opfer. Es kommen jedoch weitaus mehr: das/die Opfer, der/die ohnmächtige/n Zeuge/n, der/die verinnerlichte/n Täter. Das Opfer möchten wir gern – ich übertreibe nur leicht – so sehen: großäugig, zart, rein, ohne Schuld. Ein gequältes Wesen, dem wir die Hand reichen, unsere liebevolle Achtsamkeit schenken, dem wir helfen, aufzustehen und sein Leben wieder in die Hand nehmen zu können. Das tun wir auch, und es ist richtig so. Und doch bringt ein Opfer zwischenmenschlicher Gewalt auch die andere Seite mit, und es gibt eine Option, dass es eines Tages denken, fühlen und sich verhalten kann wie der/die TäterInnen – oder bereits in manchen Situationen so gehandelt hat. Diese Option haben alle Menschen, besonders aber diejenigen, die Gewalt am eigenen Leib erlebt haben. Immer.

Spiegelneurone und täterloyale Anteile

Spiegelneurone in unserem Gehirn sind vermutlich die Ursache für diese Verinnerlichung dessen, was uns angetan wurde, als Empfindens- und Verhaltensmöglichkeit. Über diese besonderen Nervenzellen gibt es viele neue Untersuchungen. Besonders zahlreich treten sie im prämotorischen Cortex auf, wo Verhaltensintentionen (Absichten, sich zu verhalten) „gebahnt" werden, sowie im Broca-Zentrum, das für die Sprachverarbeitung bedeutsam ist. Nachdem Giacomo Rizzolatti (s. Rizzolatti et al., 2006) im Tierversuch bei Affen diese Nervenzellart entdeckt hat, sind sie ein heißer Anwärter darauf, uns zu erklären, wie wir empathisch sein, also uns in andere einfühlen können, und warum. Der Neurowissenschaftler Joachim Bauer hat in seinem schönen kleinen Buch „Warum ich fühle, was du fühlst" (2005) gut beschrieben, wozu Menschen – und Tiere – Spiegelneurone brauchen: Um zu lernen, wie man etwas macht, um sich mit anderen Vertretern der gleichen Spezies verständigen zu können und um zu wissen, wie und warum diese tun, was sie tun. Letztlich dienen Spiegelneurone, die nicht nur im prämotorischen Cortex und im Broca-Zentrum, sondern über weite Teile des Gehirns verstreut ihre Arbeit tun, vor allem einem Zweck: dem sozialen Lernen. Und hier ist es vor allem die Fähigkeit zur Empathie, also sich in andere einfühlen zu können, die auf diese Weise erlernt wird.

Werden außer Verhaltensweisen auch Einstellungen und Wesensmerkmale wichtiger Menschen übernommen, nennt man das eine Introjektion (= Nach-innen-Werfen). Folglich ist ein Introjekt ein Teil der Persönlichkeit, der diese von anderen Menschen übernommenen Werte und Überzeugungen, Sichtweisen und Denkstrukturen spiegelt. Dies geschieht nicht als bewusster Akt, indem jemand sich mit diesen Strukturen auseinandersetzt; es passiert automatisch und zwingend.

Die wichtigsten Introjekte sind die zentralen Wesensaspekte der primären Bezugspersonen. Man kann gute Introjekte haben – von liebevollen Momenten mit den Bindungspersonen. Doch auch ein Kind, das misshandelnden oder vernachlässigenden oder gleichgültigen oder impulsiven Eltern ausgesetzt ist, wird entsprechende Introjekte ausbilden – ob es das will oder nicht.

Und was ist, wenn diese anderen Menschen, von denen man lernt, Macht über einen haben und einen vielleicht sogar quälen, hasserfüllt anschreien, verhöhnen, schlagen, vergewaltigen – was geschieht dann? Auch ihre „Qualität" wird „nach innen" genommen. Das Perfide daran: Man schaut sich nicht nur das ab, was im Moment der Schrecken geschah, sondern prinzipiell auch die ganze Art, wie der Täter „war", wie er dachte, fühlte, sich verhielt. Und noch einmal sei gesagt: Das ist zunächst kein bewusster Akt, nach der Art: „Ich übernehme hier mal etwas, das sich als erfolgreich herausgestellt hat", sondern es ist ein unbewusster automatisierter Vorgang.

Auch wer als Erwachsener einem Gewalttäter ausgeliefert ist, erlebt diese Introjektion (Verinnerlichung) von Denk-, Gefühls- und Verhaltensstrukturen des Täters. Jan Philipp Reemtsma hat in seinem Buch „Im Keller" (1998) davon intellektuelles Zeugnis abgelegt. Wenn das schon einem beobachtungsfähigen kritischen Geist wie ihm passiert, dass er sich danach sehnt, die Hand seines Peinigers auf der Schulter zu spüren und von ihm „entlastet" zu werden oder später mit dem Impuls ringen muss, seine liebsten nächsten Menschen schlecht zu behandeln – um wie viel schwerer muss es einem Kind fallen, das bei misshandelnden Elternteilen aufwächst, sich später von diesen Impulsen, diesen Introjekten in sich zu distanzieren?

Die täterloyalen Bereiche der Persönlichkeit („Er soll mich erlösen." „Er hat recht." „Gegen den kann man ohnehin nichts machen."), ebenso wie die täteridentifizierten („Man muss auch hart durchgreifen." „Hauptsache, man nimmt sich, was man will." „Für Schwächlinge habe ich nur Verachtung übrig."): Beide Bereiche der „Täterintrojektion" werden bei Kindern, die in Gewaltverhältnissen groß werden, dissoziiert. Statt sich also mit ihnen bewusst auseinandersetzen zu können, werden diese täterbezogenen verinnerlichten Denk-, Fühl- und Verhaltensweisen abgespalten. Der Vorteil: Sie ermöglichen das Sich-Einschwingen auf den Täter. Der Nachteil: So innerlich getrennt gehalten, werden sie entweder immer dann gezeigt, wenn nichts anderes mehr geht (siehe unten) oder wenn dieses Verhalten gerade – etwa im Zusammensein mit täteridentifizierten Menschen – opportun ist.

Viele Menschen entwickeln schließlich ein Doppelleben: Sie sind freundlich, liebenswürdig, bemüht um gutes soziales Verhalten – und haben eine dunkle Seite, die sie nur heimlich leben. Die meisten wohl glücklicherweise nur in der Fantasie (solche Gedanken können auch sehr quälend sein), manche aber auch in Wirklichkeit. Auf andere Menschen mögen sie entweder „masochistisch" wirken, weil sie ihr eigenes Sicherheitsbedürfnis vernachlässigen und sich an den Täter anpassen wie ein Handschuh an eine Hand. Und/oder sie wirken als unberechenbar oder gar gewalttätig (bzw. sind es auch), weil sie dasselbe Verhalten, das sie an sich als schreckliche Waffe erlebt haben, plötzlich anderen gegenüber zeigen.

Bei dissoziativen Kindern und Jugendlichen kann man das sehr gut beobachten. Einerseits leiden sie sehr unter dem Täter/der Täterin, sie weichen ihm oder ihr aus, wo es geht, sind ängstlich, liebevoll, freundlich und versuchen, sich zu schützen. Doch wenn sie in Not oder unter Druck geraten oder mit dem/der Täter/in zusammen sind, kommen sie äußeren Helfern manchmal wie „eine völlig andere Person" vor: Sie sprechen dann nicht selten im selben Tonfall wie die Täter, benutzen dieselbe Sprache, dieselben Entwertungen und Machtstrategien – etwa im Umgang mit anderen Kindern – und können sogar ihre eigenen Misshandlungserfahrungen mit anderen reinszenieren. Dabei nehmen sie manchmal die Opfer-, manchmal die Täterposition ein. Nicht alle Kinder zeigen dieses Verhalten nach außen. Viele entwerten sich „nur" innerlich, gehen schlimm, weil vernachlässigend und sich ausliefernd, mit sich und ihrem Körper um, quälen sich selbst und traktieren sich mit Gegenständen oder Suchtmitteln, bekommen eine Essstörung oder neigen zu Zwangshandlungen etc.

2.1 Gewalt ist viel zu normal

In unserer Welt, die voll ist von traumatisierten Menschen – zwischen 50 und 90 % aller Menschen befinden sich mindestens einmal im Leben in einer todesnahen verzweifelten Situation, in der das Gehirn dissoziieren muss (Reddemann, 2006) –, gibt es eine allgemeine Verdrängung des Themas Gewalt. In Abwandlung des Reisenden-Spruchs: „Der Tourist ist immer der andere" könnte man sagen, dass jeder glaubt, gewalttätig seien immer nur die anderen. Doch was ist mit struktureller Gewalt? Menschen in ihrer Not allein zu lassen, sie verarmen zu lassen, wegzuschauen, sich unsolidarisch zu verhalten etc.? Und was mit seelischer Gewalt? Andere Menschen zu verachten, sie zu beschimpfen, über sie herzuziehen, sie wütend anzuschreien, zu hänseln, zu mobben? Von Vernachlässigung ganz zu schweigen.

Auch Wohlstandsverwahrlosung ist Verwahrlosung. Deshalb nun einige Fragen an Sie, wenn Sie Eltern sind – wobei mir klar ist, dass die meisten von Ihnen sich enorm bemühen, Ihren Kindern gerecht zu werden: Wie lange darf Ihr Kind allein vor dem Fernseher oder mit anderen Bildmedien verbringen, damit Sie Ihre Ruhe haben? Wann haben Sie das letzte Mal gemeinsam mit Ihren Kindern gute Mahlzeiten selbst zubereitet? Wie oft sind Ihre Kinder auf sich allein gestellt oder müssen (ab welchem Alter?) schon allein in der Wohnung bleiben – nicht weil sie das wollen, sondern weil sie es müssen, da Sie keine Zeit oder andere Dinge vorhaben? Wie oft haben Sie sich in Gegenwart Ihres Kindes Außenstehenden gegenüber freundlich und sozial verhalten – aber sobald die Wohnungstür geschlossen war, Ihr Kind angeschrien oder ihm Vorwürfe gemacht? Wie viel Spiel-Raum geben wir den Kindern in den Städten? Wie viele liebevolle verlässliche Bezugspersonen? Man braucht ein Kind nicht verhungern zu lassen, um es zu vernachlässigen.

Auch wenn hier meist von körperlicher Gewalt die Rede sein wird, sind auch die anderen Formen schrecklich und zerstörerisch. Gewalt, Vernachlässigung und Misshandlung werden beim Kind nicht nur seelische Spuren hinterlassen, sondern unter Umständen auch körperliche: Verletzungen und andere Traumatisierungen können das Gehirn in seinem Wachstum schädigen; Fehlernährung kann chronische Mangelerscheinungen hervorrufen, die sich körperlich und auch in der Fähigkeit auswirken, wie das Kind sich konzentrieren, lernen, sich bewegen und ausdrücken kann – um nur einige Schadensbereiche zu nennen. Manche Gewalttäter haben auch charakteristische Hirnschäden, etwa im Hypothalamus, im Temporallappen oder im limbischen System des Gehirns (Lynn Scott, 2008).

Serientäter ...

Gleichzeitig wissen wir z.B. von Serientätern, Amokläufern und anderen gut untersuchten Gewalttätern – sozusagen die Spitze des „Täter-Eisbergs" –, dass sie überdurchschnittlich oft körperliche und/oder sexuelle Gewalt erlebt haben, wie etwa das FBI in einer Studie aus dem Jahr 1985 berichtet. Bei Amokläufern ist gut untersucht, dass sie unter „stark negativ besetzten Gefühlen nach einer (öffentlichen) Demütigung" leiden, dass sie „narzisstische Kränkungen" kompensieren müssen. Auffällig ist ihr hoher Konsum von gewalthaltigen Medien sowie die Tatsache, dass sie auf ihre Weise deutlich machen, wie gefährdet sie sind, die Gewalt in die Tat umzusetzen. Durch „Leaking", wie das im Fachjargon genannt wird, „verraten" sie schriftlich oder verbal, was sie vorhaben. In die Tat setzen sie es aber erst dann um, wenn ihnen – wieder einmal – nicht zugehört und nicht geglaubt wird (Scheithauer et al., 2008).

Joel Norris (1988) beschreibt in seinem Buch „Serial Killers", wie die Gewalttätigkeit bei vielen Serientätern über mehrere Generationen weitergegeben wurde, und schließt daraus: „Eltern, die ihre Kinder körperlich und seelisch misshandeln, installieren etwas in ihnen, nämlich dass sie fast instinktiv zuerst auf Gewalt zurückgreifen, wenn sie unter Druck geraten."

Vielleicht gibt es auch so etwas wie angeborene Bösartigkeit, die aus einer Kombination von Intelligenz und dem chronischen Gefühl von Leere und Langeweile erwächst. Die Journalistin Lionel Shriver (2007) hat in ihrem Buch „Wir müssen über Kevin reden" ihre Recherchen zum Thema jugendliche Amokläufer in einem Roman verarbeitet. Die Titelfigur ist ein solch „zutiefst böser" Junge, dessen fassungslose Mutter durchaus mit Empathie von ihrem von Anfang an „besonderen" Sohn erzählt. Ein hervorragend geschriebener, durchaus beunruhigender Bericht. Auf diese im Amerikanischen „psychopathy" genannte Möglichkeit werde ich noch zurückkommen (s. S. 85ff.). Es gibt übrigens deutliche Hinweise, dass Amokläufer dieses Muster in sich haben, erscheinen sie doch in der Regel während der Tat nicht aufgeregt, sondern ausgesprochen ruhig (Scheithauer et al., 2008).

Von den wenigen sehr rätselhaften Fällen mal abgesehen, in denen keinerlei Kränkung oder Quälerei als Vorgeschichte eines später gewalttätig gewordenen Menschen auszumachen ist, gibt es meist sehr konkrete, häufig sogar sehr massive, Erfahrungen von Gewalt. In Gefängnissen und forensischen Kliniken dürfte man kaum KollegInnen finden, die nicht berichten können, wie extrem „die Jungs da drin" Grausamkeiten und Rohheiten seit Anbeginn ihres Lebens erfahren haben.

Viele Eltern machen sich lustig über das Gewaltverbot gegen Kinder: „Eine Tracht Prügel hat noch niemandem geschadet." Oder: „Ich will mein Kind nicht verzärteln, es muss hart werden, um in der harten Welt da draußen zu bestehen." Doch wenn ein Kind vor den Menschen Angst hat, an die es sich binden muss, wird seine Bindungsfähigkeit zutiefst ge- und manchmal auch gänzlich zerstört (s. S. 21ff. in Kapitel 1, zum Thema Bindung). Ist es dann noch viel allein, ein Außenseiter in der Schule, ein Fan von Videospielen, gar Ego-Shootern (die belohnen, wer sich gewaltvoll, meist tötend, durchsetzt – kaum ein Junge wird sie nicht kennen und lieben, und immer mehr Mädchen finden sie „cool"), wird es sich vielleicht an Allmacht-, Rache- und Gewaltfantasien berauschen. Deshalb haben hunderte von Wissenschaftlern und Sozialexperten Ende 2008 den „Kölner Aufruf" verfasst: ein Plädoyer für das Verbot von Gewalt- und Killerspielen.

Wie kommt der Krieg in die Köpfe – und in die Herzen?
Kölner Aufruf gegen Computergewalt

1. Killerspiele sind Landminen für die Seele

5-, 15- und 25-Jährige sitzen heute Stunden, Tage und Nächte vor Computern und Spielekonsolen. In „Spielen" wie „Counter-Strike", „Doom 3", „Call of Duty", „Halo 3", „Crysis", „Grand Theft Auto IV" u.a. üben sie systematisches und exzessives Töten mit Waffen vom Maschinengewehr bis zur Kettensäge. Sie demütigen, foltern, verstümmeln, zerstückeln, erschießen und zersägen Menschen an ihren Bildschirmen.

Längst ist wissenschaftlich nachgewiesen, dass Mediengewalt und vor allem Killerspiele verheerende Wirkungen insbesondere auf Kinder und Jugendliche haben. Ebenso ist im Alltag von Eltern, Lehrerinnen und Lehrern, Erzieherinnen und Erziehern längst unübersehbar, dass Kinder und Jugendliche durch Computerspiele aggressiver, gewalttätiger und abgestumpfter werden. Belegt ist: Je brutaler die Spiele sind und je mehr Zeit die Kinder damit vergeuden, desto schlechter sind die Schulleistungen.

Viele Eltern sind verzweifelt, Lehrerinnen und Lehrer haben mit steigender Brutalität und Schulversagen zu kämpfen.

2. Killerspiele sind aktives Kriegstraining

Killerspiele entstammen den professionellen Trainingsprogrammen der US-Armee, mit denen Schusstechnik, Zielgenauigkeit und direktes Reagieren auf auftauchende Gegner trainiert werden: Die Soldaten werden desensibilisiert und fürs Töten konditioniert, die Tötungshemmung wird abgebaut.

Genauso werden durch Killerspiele Kindern und Jugendlichen Spezialkenntnisse über Waffen und militärische Taktik vermittelt, denn diese sogenannten „Spiele" sind in Wirklichkeit Simulationen der Kriegsrealität: Sie erzeugen Angst, Stress und andauernde Adrenalinschübe. Sie erzwingen unmittelbare Handlungen in einem Reiz-Reaktions-Schema und verhindern so gezielt kritische Distanz und Mitgefühl.

Die virtuellen Räume und die reale Welt durchdringen sich, werden ununterscheidbar. Der „Spielraum" unserer Kinder und Jugendlichen entspricht der Wirklichkeit des Kampfes von Soldaten in den völkerrechtswidrigen Kriegen z.B. im Irak und in Afghanistan. Vor genau solchen Zielmonitoren sitzen Panzer-, Flugzeug- und Hubschrauberbesatzungen und schießen wirkliche Menschen einzeln ab – gelernt ist gelernt.

3. Wer profitiert vom Krieg in den Köpfen?

Die „Global Player" der Spieleindustrie profitieren in einer stagnierenden globalen Wirtschaft vom größten Wachstumsmarkt. Die Computerspielbranche hat einen weltweiten Jahresumsatz von über 30 Milliarden Euro. Computerspiele sind gigantische Geldmaschinen: Die Branche wächst zweistellig, die Rendite ist riesig, denn Computerspiele sind teuer bei geringen Investitionen.

Dieser boomende Markt wird in Deutschland sogar staatlich gefördert. Zudem arbeiten Computerspielindustrie und Militär in Forschung, Entwicklung und Anwendung eng zusammen: Spielentwicklung und Forschungen über militärische Simulationen ergänzen einander. Die US-Armee setzt Computerspiele zur Anwerbung von Soldaten ein (z.B. www.americasarmy.com). Games-Konzerne dienen somit als Teil des militärisch-industriell-medialen Komplexes dazu, mit „Spielen" die künftigen Soldaten heranzuziehen.

Das Alltagsleben wird vom Krieg durchdrungen, um Akzeptanz für die derzeitigen und künftigen Kriege zu schaffen. Diese Spiele sind somit massive Angriffe auf Menschenrechte, Völkerrecht und Grundgesetz. Warum also wird hiergegen nichts unternommen?

4. Komplizen, Kollaborateure und Profiteure der Killer-Industrie

Die Entwicklung von Computerspielen wie die Verharmlosung ihrer Wirkungen funktionieren nur, weil Wissenschaftler und Hochschulen seit langem mitspielen. Hochschulen richten Studiengänge für die Games-Industrie ein und Wissenschaftler kreieren eine neue Sprache, die die Wirklichkeit verschleiert statt aufzuklären: Mit Nebelbegriffen wie „Medienkompetenz" und „Rahmungskompetenz" wird pseudo-wissenschaftlich suggeriert, dass Kinder und Jugendliche mit Killerspielen sinnvoll „umgehen" könnten, ohne seelischen und körperlichen Schaden zu nehmen. Die Spiele sind aber gerade so angelegt, dass dies nicht möglich ist.

Kritik an Computerspielen wird als „unwissenschaftlich" diffamiert. Tatsächlich gibt es aber keinen sogenannten „Wissenschaftsstreit": Über 3500 empirische Untersuchungen belegen den Zusammenhang zwischen dem Konsum von Mediengewalt und gesteigerter Aggressivität. Wissenschaftler, die dies leugnen, machen sich zu Komplizen und sind Profiteure des militärisch-industriellmedialen Komplexes, denn deren Institute erhalten umfangreiche finanzielle Unterstützung der Games-Industrie. Die Hochschulen bekommen kaum mehr staatliche Gelder und werden so immer mehr zum Dienstleister der Industrie. So wird wissenschaftliche Korruption und Abhängigkeit von Wirtschaft und Militär geradezu provoziert.

Auch die Politik macht sich zum Handlanger dieser Interessen: Derzeit laufen Beschlussanträge im Bundestag, die Computerspiele zum „Kulturgut" erklären wollen. Gelten Gewaltspiele als „Kunst", kann damit aber der Jugendschutz ausgehebelt werden. Die staatliche „Bundeszentrale für politische Bildung" beteiligt sich zudem seit Jahren an der Verharmlosung von Gewaltspielen. Hier veröffentlichen nahezu ausschließlich solche „Medienpädagogen", die der Games-Industrie nahe stehen und deren Schriften offen für Gewaltspiele werben. So finanzieren die Bürger mit ihren Steuergeldern ihre eigene Desinformation. Die Bundeszentrale verstößt damit gegen den grundgesetzlichen Auftrag zur Friedenserziehung.

5. Wer verantwortlich ist

Verantwortlich sind also nicht Eltern, Lehrerinnen und Lehrer, denen die Bewältigung der Folgen immer zugeschoben wird. Verantwortlich sind Hersteller und Kriegsindustrie; die inflationäre Verbreitung der Spiele ist politisch gewollt und wird von „Wissenschaft" und Medien bereitwillig vorangetrieben.

Tatsächlich brauchen Kinder und Jugendliche nicht „Medienkompetenz", sondern eine Medienbildung, die Herzensbildung mit einschließt. Kinder und Jugendliche müssen an die sinnvolle und mitmenschliche Bewältigung der realen Aufgaben unserer Zeit herangeführt werden. Daher müssen Eltern, Lehrer und alle Bürger die Verantwortlichen benennen und zur Rechenschaft ziehen.

Wir lassen nicht zu,
→ dass die Köpfe und Herzen unserer Kinder weiterhin durch Killerspiele mit Krieg und Gewalt vergiftet werden;
→ dass Kinder und Jugendliche zu Tötungsmaschinen auf den virtuellen und realen Schlachtfeldern dieser Welt abgerichtet werden;
→ dass neue Feindbilder geschaffen und Fremdenfeindlichkeit verbreitet wird;

→ dass die humanen und zum Frieden verpflichtenden Grundlagen unserer Gesellschaft zugrunde gerichtet werden und Krieg zur Normalität wird;
→ dass Menschenrechte, Grundgesetz und Völkerrecht durch Gewaltspiele unterminiert werden.

Wir fordern,
→ dass die Herstellung und Verbreitung von kriegsverherrlichenden und gewaltfördernden Computerspielen für Kinder und Erwachsene verboten werden – denn Krieg ist nicht nur schlecht für Kinder, sondern auch für Erwachsene;
→ dass die „Bundeszentrale für politische Bildung" verharmlosende Schriften zurückzieht und gemäß ihrem Auftrag über den tatsächlichen Stand der Forschung informiert;
→ dass Wissenschaftler ihre Finanzierung durch die Games-Industrie offenlegen;
→ dass alle Parteien ihre Beschlussanträge, die Computerspiele zum „Kulturgut" erklären wollen, zurückziehen;
→ dass die Games-Industrie keine staatliche Förderung und politische Unterstützung erhält;
→ dass Medienbildung über die tatsächliche Wirkung von Gewaltdarstellungen aufklärt und zum Frieden erzieht;
→ dass Politiker, Wissenschaftler und Medienvertreter ihrem Auftrag gerecht werden, dem Frieden zu dienen, wie es Grundgesetz, Menschenrechte und Völkerrecht verlangen – sonst müssen sie abtreten.

Unterstützer wenden sich an:

Prof. Dr. Maria Mies, Blumenstr. 9, 50670 Köln (V.i.S.d.P.), koelner.aufruf@gmx.de. Hier können auch der Aufruf und Unterschriftenlisten angefordert werden.

Vielleicht finden sich, so erleben es viele Jungen, noch in einer eigenen Internet-Gemeinde Gleichgesinnte, die sich – wie im richtigen Leben – den „Coolsten" als den Besten denken: Wer möglichst emotionslos und gleichzeitig knallhart ist, gilt unter jungen Männern als Held. Nach Schätzungen haben etwa 5 % aller Jugendlichen eine massivere Störung des Sozialverhaltens, die mit neuronalen Veränderungen einhergehen könnte, berichtet der „Spiegel" (Nr. 48/2008, S. 87), indem er eine Studie von Benjamin Lahey und Kollegen von der Universität Chicago zitiert: „Die Forscher hatten Jungen im Alter zwischen 16 und 18 Jahren Fotos von Menschen gezeigt, die Schmerzen empfinden und dabei ihre Hirnaktivität im Kernspintomografen gemessen. Während gewöhnliche Teenager darauf mit Abneigung reagierten, fehlten den aggressiven Jungen diese Gefühle." Die Forscher kommen zu folgendem Schluss: Die Jungen „waren nicht nur gleichgültig gegenüber den Schmerzen anderer, möglicherweise hat ihnen die Darstellung sogar gefallen". Die Bilder hätten ihr Belohnungszentrum im Gehirn stimuliert ...

Wird die Schwelle zur wirklichen bösen Tat überschritten, verstärkt sich interessanterweise die Belohnungseffekt noch: „Aggressives Verhalten löst im Hirn dieselben dopamingesteuerten Belohnungskaskaden aus wie Sex, Essen oder Drogen – und kann deshalb, genauso wie diese, in manchen Fällen zur regelrechten Sucht werden ...

Einzelne (suchen) gezielt Gewalt und Konfrontation, weil sie dadurch ihr Beloh-
nungssystem im Kopf stimulieren" (Spiegel, Nr. 5/2008, S. 121).

Die „Einzelnen", die ihre Gewaltfantasien dann wirklich umsetzen, sind nicht selten
zuvor selbst körperlich oder sexuell misshandelt worden. Von den schwersten Gewalttätern „bekennt" insgesamt jedoch nur ein gutes Drittel, diese beiden Formen von Gewalt erlitten zu haben. Was viele benennen, sind intensive Hass- und Rachegefühle,
die sie entwickelt haben, weil ihnen das Gefühl vermittelt worden sei, „Loser", also
Verlierer zu sein. Sie beschreiben ein Ungewollt-Sein, ein Herumgeflogen-Sein sowie
Demütigungen und seelische Quälereien, die ihnen oft früh ein intensives Hassgefühl
auf andere Menschen „eingeimpft" hätten. Fehlt ihnen – was bei Serientätern häufig
der Fall ist – seit der verrohten Kindheit auch die Empathie-Fähigkeit, kommen ihnen
Menschen oft wie zweidimensionale Figuren vor. Ihre väterlichen Vorbilder, die ih-
nen diese Fähigkeit zur Empathie beibringen müssten, fehlen auffällig oft oder werden
als nur als strafende, impulsiv gewaltvolle oder gar sadistische Hassobjekte geschildert.
Solche Jungen oder Männer teilen Menschen in die Kategorien „Langweiler" und
„Opfer" ein, wobei Opfer nichts weiter sind als fantasierte Objekte, die der Täter de-
mütigen, quälen und zerstören will. Als „Helden" gelten auf der anderen Seite z.B.
Amokläufer, Selbstmord-Attentäter oder Gewalttäter aller Art.

Kommt noch ein Defizit an „präfrontaler Kontrolle" hinzu, kann die Gewalt von der
Fantasie rasch in die Tat umgesetzt werden. Es nutzt dann auch nichts, an ihr Mitgefühl zu appellieren, denn sie wissen schon lange nicht mehr, was das ist bzw. haben es
noch nie so recht gewusst. Sie tun sich im Zweifelsfall eher selbst leid, können aber keine Übertragung vornehmen, in der Art: „Was du nicht willst, das man dir tu – das füg
auch keinem anderen zu." Sie würden vielmehr sagen: „Das hat doch gar nichts miteinander zu tun."

… werden nicht als solche geboren

In der Biografie vieler Serienmörder findet sich die berühmte „Trias" an Symptomen:
Sie waren schon früh grausam zu Tieren, liebten es, Dinge oder auch Menschen „ab-
zufackeln", und – was auf ihre tiefe Verstörung hinweist – waren zu einem großen Teil
lange Bettnässer. Später waren sie regelmäßige Porno-Konsumenten. Auch wenn
Menschen, die sich zutiefst bösartig benehmen, gern andere Menschen beschuldigen,
für ihr Verhalten verantwortlich zu sein, sollten wir nicht übersehen, dass wir eine gesellschaftliche Verantwortung für alle Kinder, Jugendlichen und Erwachsenen haben.
Dämonisieren hilft nicht. Ich werde noch auf die aktuelle Diskussion eingehen, ge-
walttätige Jungen möglichst wieder in geschlossenen Heimen „wegzusperren", sie in
„Box-Camps" unterzubringen und so weiter. Wenn wir uns gesellschaftlich des Pro-
blems auf diese Weise entledigen wollen, übersehen wir etwas, wie ich finde:

Wenn wir Kinder nicht mitnehmen, und zwar alle Kinder, wenn wir sie im Stich lassen und demütigen, ernten wir Gewalt. Nicht alle Kinder könnten wir davor bewahren, gewalttätig zu werden, aber viele. Und besonders Jungen werden in unserer Gesellschaft schrecklich im Stich gelassen, sowohl was liebevolle Zuwendung als auch was die Erfahrung konsequenter, gerechter Autorität angeht. Hier sind Männer in der Pflicht: als Väter, Freunde, Trainer, Therapeuten, Seelsorger etc. Und auch Mütter, in liebevoller, aber nicht emotional, geschweige denn sexuell, missbräuchlicher Art. Zu Gewalttätigkeit neigende Jungen hören bereits früh nicht auf Mädchen und Frauen. Sie brauchen Männer als Ratgeber, aber auch als präsente, glaubwürdige Autoritäten.

2.2 Sonderfall „Psychopathy"

Nur eine kleine Gruppe von Tätern sind allen bisherigen Erkenntnissen nach völlig unbeeinflussbar: echte Sadisten unter den Sexualtätern zum Beispiel. Laut Anna Salter, die über dieses Thema geforscht hat, macht diese Gruppe lediglich etwa 6 % der Sexualtäter insgesamt aus (Salter, 2006). Zusätzlich trifft der Mangel an Beeinflussbarkeit auf die – meist männlichen – Täter zu, die mit der amerikanischen Bezeichnung „psychopathy" umschrieben werden. Das deutsche Wort „Psychopath" ist nicht dasselbe, ist viel zu ungenau. Psychopathy-Täter haben in der Regel eine schwere antisoziale (DSM-IV) bzw. dissoziale (ICD-10) Persönlichkeitsstörung mit narzisstischen, histrionischen und Borderline-Persönlichkeitszügen, viele von ihnen einen eklatanten Mangel an Impulskontrolle und Empathie-Fähigkeit. Unter den Serien-Gewalttätern gibt es einen nicht unerheblichen Prozentsatz solcher Psychopathy-Täter, die sich durch drei Merkmale erfassen lassen:

···⟩ einen „betrügerisch-manipulativen interpersonellen Stil",
···⟩ ein „defizitär affektives Erleben",
···⟩ einen „impulsiven und unverantwortlichen Lebensstil".

Eine deutsche Untersuchung (Ullrich. et al, 2003)[*] weist zum einen darauf hin, dass im westeuropäischen Kontext weniger Straftäter mit sehr hohen Psychopathy-Werten gefunden werden, zum anderen, dass der impulsive und unverantwortliche Lebensstil mit zunehmendem Alter geringer ausgeprägt war.

Andere Studien (Herpertz & Habermeyer, 2006) lassen den Schluss zu, dass bei zumindest einem Teil der Psychopathy-Täter möglicherweise eine Anomalie im Zwischenhirn besteht, und zwar im limbischen System: Wenn sie in existenziell bedrohliche Situationen kommen, wird nicht die übliche Kaskade von Stresshormonen ausge-

---

[*] „Kategoriale und dimensionale Erfassung von ‚psychopathy' bei deutschen Straftätern", in „Der Nervenarzt", Bd. 74, Nr. 11, S. 1002-1008.

schüttet, die Angst und den Überlebenskampf auslösen (s. S. 30f.). Wenn es richtig „hart auf hart" geht, wenn gar ihr Leben in Gefahr ist, werden diese Menschen ruhig, schalten alle Emotionen ab und reagieren überwiegend kognitiv. Das ist ein so gutes Empfinden, dass sie es immer wieder haben wollen, weil es ihnen einen „Kick" gibt, sich mächtig, ja „genial" zu fühlen. Ihr pathologischer Narzissmus, gepaart mit ihrer Impulsivität, führt dazu, dass sie immer wieder mit dem Gesetz, das sie nicht anerkennen, und mit anderen Menschen, deren Grenzen sie nicht achten, aneinandergeraten. Und da sie fast komplett unfähig sind, sich in andere Menschen einzufühlen, gehen sie über alle Grenzen und „verleiben sich ein", was sie wollen. Wenn es dann in Gewaltsituationen (Raub, Geiselnahme etc.) gefährlich wird, laufen sie zu Hochform auf: Manche strahlen dann geradezu, fühlen sich großartig, fast übermenschlich gut, reagieren rein über den Kopf: „Wenn ich den da jetzt von der Tür wegschieße, komm ich wahrscheinlich raus." „Wenn ich den da so schlage, dass er schreit, wird er seine Frau anrufen, die dann Druck machen wird, dass ich das Fluchtauto bekomme" etc.

Allein aufgrund der Aktenlage, ohne sich mit notorischen Lügen und Rechtfertigungsversuchen herumschlagen zu müssen, gibt es glücklicherweise gute Möglichkeiten, zu überprüfen, ob ein Täter das Psychopathy-Muster erfüllt oder nicht: die sogenannte PCL-Checkliste. Bereits bei jugendlichen Straftätern kann man das Muster mithilfe folgender Merkmale erkennen:
1. Promiskuität (häufige intime Beziehungen zu wechselnden PartnerInnen)
2. frühe Verhaltensauffälligkeiten
3. Fehlen von realistischen langfristigen Zielen
4. Impulsivität
5. Verantwortungslosigkeit
6. mangelnde Bereitschaft und Fähigkeit, Verantwortung für das eigene Verhalten zu übernehmen
7. viele kurzzeitige eheliche oder eheähnliche Beziehungen
8. Jugendkriminalität
9. Missachtung von Weisungen und Auflagen
10. polytrope (vielgestaltige) Kriminalität

Falls sich dieses Muster bereits in jungen Jahren verfestigt, hat eine spätere Täter-Therapie häufig wenig Sinn: Die Männer (und wenigen Frauen) sind so von ihrer über dem Gesetz stehenden „Coolness" überzeugt, dass sie andere skrupellos für ihre Zwecke benutzen. Allenfalls bei Jugendlichen gibt es noch Möglichkeiten, steuernd einzugreifen. Herpertz und Habermeyer machen darauf aufmerksam, dass eine Kombination von Furchtlosigkeit und Reizsuche bereits bei Kindern und Jugendlichen gut erkennbar ist und schlagen vor, diesen gefährdeten Kids die Möglichkeit zu geben, sich in Erlebnissportarten und risikobetonten Berufen soziale Anerkennung zu verschaffen, um sie so vor einer Entwicklung zu hemmungslosem Grenzüberschreiten zu bewahren.

Psychotherapie mit Psychopathy-Tätern

Wenn das Muster jedoch einmal eingegraben ist, scheint kein Kraut dagegen gewachsen zu sein – psychotherapeutische Strategien erscheinen vergeblich. In Supervisionen mit KollegInnen aus der Forensik ist mir schon gelegentlich ein Psychopathy-Fall vorgestellt worden. Meist handelt es sich um Täter, denen es im Handumdrehen gelingt, andere einzuschüchtern, sadistische Spielchen mit den Therapeuten zu spielen, Therapiegruppen aufzumischen, Macht auszuüben, das Maximale für sich herauszuholen, ohne sich auch nur ein Quäntchen zu verändern. Anna Salter hat in ihrem Buch „Predators" (übersetzt: „Verfolger/Täter"; deutsch unter dem merkwürdigen Titel „Dunkle Triebe" 2006 erschienen) beschrieben, wie sich verschiedene Gruppen von Sexualtätern verhalten, darunter auch diejenigen mit einem Psychopathy-Muster.

Psychopathy-Persönlichkeiten, die zudem Sadisten sind, also auch explizit Freude am Bösen haben, nehmen wir in der Öffentlichkeit oft nur „am Rande" wahr, auch wenn manche durchaus zu faszinieren wissen: Das sind z.B. Leitfiguren politisch radikaler Gruppierungen (denken Sie an Führungsfiguren der Nationalsozialisten oder etwa an das Duo Mladic/Karadzic oder auch an Milosevic, die Angst, Tod und Entsetzen auf dem Balkan verbreitet haben), Gurus in dubiosen Sekten, „Großmeister" in destruktiven Kulten, Anführer von skrupellosen Banden. Ein Menschenleben ist ihnen vollkommen gleichgültig – oder nur von Interesse, wenn es um die Frage geht: Was kann ich mit dem/der alles anstellen? – Mitmenschen als Spielsteine auf ihrem Weg. Auch Therapien bieten ihnen lediglich ein weiteres Forum, ihre Machtszenarien aufzubauen. Deshalb ist es so wichtig, dass KollegInnen lernen, solche Persönlichkeiten zu erkennen. Chamäleonartig können sie sich vorübergehend anpassen – wenn sie einen Vorteil wittern. Dennoch sind und bleiben sie gefährlich.

Doch auch mit diesen Menschen müssen wir sorgfältig umgehen; wir müssen sie ernst nehmen: Sie fühlen sich mächtig, und sie sind es auch. Daher müssen wir sie konsequent daran hindern, weitere Menschen zu quälen oder zu schädigen. Sie gehören hinter Schloss und Riegel, nicht in menschenverachtender Weise – die Zelle kann durchaus freundlich eingerichtet sein, die Mitmenschen sollten auch dieser Person mit Achtung und Respekt begegnen. Doch meist muss man sie wirklich physisch isolieren, da sie sonst sofort wieder Schaden anrichten (siehe das Gespräch zwischen dem amerikanischen Kinderanwalt Andrew Vachss und dem Politikwissenschaftler Claus Leggewie: Über das Böse, 1994).

Sie, die Sie dieses Buch lesen, gehören wahrscheinlich zu denen, die all dies furchtbar finden und mit ihren Mitmenschen achtsam und sorgfältig umgehen. Dennoch glaube ich, dass Ihnen manche der in diesem Kapitel dargebotenen Tatsachen bislang so noch nicht bewusst waren. Wir alle sollten misstrauisch sein, denn die Allgegenwart vieler Arten von Gewalt verleitet uns zu Bagatellisierungen und Doppelmoral.

Folgenden Satz sollte man für selbstverständlich halten: *Niemals dürfen wir es uns erlauben wegzuschauen, wenn Unrecht und Gewalt geschehen.*

2.3 Krieg und andere Gräueltaten

Leider erlauben wir es uns doch, sonst sähe unsere Welt anders aus. Politiker verfolgen zumeist Machtstrategien, wenn sie das eine Unrecht geißeln, das andere aber tolerieren oder gutheißen. Mutige gibt es nur wenige, die Leib und Leben riskieren, um sich auch die andere Seite anzuschauen und darüber zu berichten. Die persönlich viel aufs Spiel setzen, um aufzuklären, aufzurütteln. Wie es – um ein ungewöhnliches Beispiel zu zitieren – etwa der ehemalige CDU-Minister Jürgen Todenhöfer getan hat, als er – als Arzt verkleidet – in den Irak reiste, um von dort zu berichten, dass die US-Armee und ihre Verbündeten mehr als 100 000 Zivilisten dort getötet haben und dass das keine Rechtfertigung für den „Anti-Terrorkampf" sei (s. STERN, Nr. 31/2008 sowie sein Buch: „Warum tötest du, Zaid?", 2008). Solche Nachrichten überraschen uns, denn wir sind es gewohnt, Fernsehbildern zu glauben. Bilder, die kaum noch objektiv sind, in Zeiten bedrohlicher Medienkonzentration und der Kontrolle der Medien im Kriegsfall durch jeweils die mächtige der Krieg führenden Parteien: „Embedded journalism" nennt man das. Unabhängigen Medien wird die Berichterstattung so erschwert, dass es häufig nur noch einzelne Menschen sind, Internet-Foren oder sogenannte NGOs – Nichtregierungsorganisationen, die Helfer in die jeweiligen Länder schicken –, von denen jeweils auch über die andere Seite des Krieges berichtet wird. Doch wer liest schon diese Berichte?

Das Böse in uns

Krieg zerstört Menschenleben. Viele Unschuldige, häufig Kinder, Frauen und alte Menschen, müssen sterben, wenn sich ein Staat entschließt, militärisch in einem anderen zu intervenieren. Wenn wir schon dieser Gewalt nicht nachdrücklich die Stirn bieten, wenn viele von uns immer noch denken, es gäbe „gerechte Kriege", haben wir dann nicht das Böse bereits verinnerlicht?

Jemandem anderen etwas Gewaltvolles antun – also „böse" zu ihm oder ihr sein – bedeutet: Man nimmt sich das Recht heraus, den anderen Menschen zu verletzen, vielleicht sogar ihn lebenslang zu schädigen oder gar zu töten. Dieser Grundhaltung entsprechen dann die Taten im Einzelnen. Krieg, hat einmal Paul Watzlawick sinngemäß gesagt, Krieg ist eine Frage der Interpunktion: An welchem Punkt in der Geschichte glaubt man das Recht zu haben, dem anderen den Schädel einzuschlagen?

Als ich auf dem Balkan für eine NGO arbeitete, habe ich dort studieren können, was Krieg anrichtet. Als Traumatherapeutin hat sich mir bestätigt, was ich aus meiner Berufserfahrung in Deutschland bereits kannte: Gewalt gebiert immer mehr Gewalt. Die Opfer werden mit bedrückender Regelmäßigkeit entweder wieder Opfer, ohnmächtige Zeugen wieder zu ohnmächtigen Zeugen und/oder sie werden zu Tätern, die andere viktimisieren (zu Opfern bzw. zu ohnmächtigen Zeugen machen). Wenn wir die Gewaltspirale durchbrechen wollen, müssen wir, so meine ich, uns mit dem Bösen in uns selbst auseinandersetzen, unser Grundverständnis, was wir in unseren mitmenschlichen Auseinandersetzungen für gerechtfertigt halten, überprüfen.

(Definitions-)Macht und Gewalt

Frauen und Männer, die Ärzte und Psychotherapeuten werden, Sozialarbeiter und Berater, Notfall-Psychologen oder -seelsorger und/oder Einsatzhelfer bei Unfällen und Katastrophen oder in Kriegs- und Krisengebieten, ergreifen einen Beruf, der häufig damit zu tun haben wird, die Folgen böser Taten zu bearbeiten. Manche dieser Taten sind hausgemacht – familiäre Gewalt, Gewalt zwischen sozialen Gruppen etwa. Andere sind das Ergebnis von Konflikten zwischen ethnischen, religiösen oder nationalen Gruppen. Das Grundmuster ist jeweils dasselbe:

- Mächtige Gewalt anwendende Menschen rechtfertigen ihre Taten, eignen sich die „Definitionsmacht" an („Ich musste es tun, weil ...") und versuchen, die öffentliche Meinung zu dominieren.
- Sich ohnmächtig fühlende Gewalt anwendende Menschen rechtfertigen ihre Taten, als würden sie ein Unrecht wieder ausgleichen, das ihnen angetan wurde. Wenn sie daraufhin nicht in eine Machtposition kommen (das ehemals geknechtete Kind wird selbst Elternteil; die sozialen Umstürzler kommen an die Regierung etc.), werden sie vermutlich wieder unterdrückt, eingesperrt etc.

Das zweite Grundmuster kommt uns sehr bekannt vor. Dass Gewalt jedoch auch von Mächtigen ausgeübt wird, wird immer wieder übersehen. Ob es sich um internationale Konflikte (Anti-Terrorkampf; „gegen die Achse des Bösen", „gerechte Kriege" etc.) handelt oder um sexuelle Gewalt, wie sie z.B. in Gewalt-Pornos zu sehen ist: Stets werden – solange die Gewaltausübenden über die Definitionsmacht verfügen – Rechtfertigungen gefunden, die verhindern, dass es zu Gegenwehr in der allgemeinen Bevölkerung kommt. Friedensaktivisten werden als „Gutmenschen", „Naivlinge" oder „Weicheier" verspottet. Wer sich gegen Pornos oder die hemmungslose Verbreitung gewalttätiger Propaganda in Medien bzw. im Internet wendet, sieht sich flugs mit dem Vorwurf konfrontiert, Pressezensur betreiben zu wollen. Zum letzteren Beispiel: Erst ganz allmählich wächst auch in der Bevölkerung die Erkenntnis, dass eine Generation von jungen Männern heranwächst, die kaum noch weiß, dass Sexualität etwas mit Liebe und Zärtlichkeit zu tun haben könnte. Hierzu nur einige:

···⟩ Von insgesamt 60 Millionen Internetnutzern sind zwischen 5 und 9 %, also etwa zwei Millionen, onlinesüchtig.

···⟩ Von diesen ca. zwei Millionen Menschen wiederum sind 60 % online-sexsüchtig.

···⟩ 95 % aller Online-Sexsüchtigen sind männlich.

···⟩ Hier wiederum stellt die Gruppe der 24- bis 29-Jährigen mit 80 % die überwältigende Mehrheit dar.

Einige dieser jungen Männer hatten noch nie Sex mit einer PartnerIn.

Aus einer Befragung geht die Tendenz hervor, sich „immer härtere", also auch Gewalt-Pornos, anzuschauen (T. Postel: „Ist doch nur Sex", in: *Frankfurter Rundschau* vom 9. Januar 2009, S. 14). Dass hier Mädchen und Frauen auf brutale Weise ausgebeutet dargestellt werden, fällt den jungen Männern kaum oder gar nicht unangenehm auf. Wahrscheinlich meinen sie sogar, auch ihre realen Beziehungen (wenn sie denn welche haben) müssten so aussehen. Ihre Empathiefähigkeit mit Mädchen und Frauen ist dann natürlich gering.

Wer also nicht eindeutig für ein Verbot von Pornografie im Internet eintritt, muss sich den Vorwurf gefallen lassen, dass er oder sie ein Prinzip aushebelt, das in unserer Sozialgesetzgebung ein Meilenstein war:

Opferschutz geht vor Täterschutz. Das ist ein schöner Satz. Ob er auch beherzigt wird? Überprüfen Sie das doch vielleicht nicht nur in Bezug auf das Thema Pornografie, sondern insgesamt in Ihrer persönlichen, politischen und beruflichen Umwelt.

2.4 Was macht uns bei Gewalt so hilflos?

Dass selbst in Fällen von Gewalt in den Familien (was jeder Politiker und überhaupt jeder Bürger schrecklich findet – auch wenn er es vielleicht privat selbst tut ...) gesellschaftlich weggeschaut oder bagatellisiert wird, ist schon erstaunlich. So werden Projekte, die sich mit der Prävention solcher Gewalt beschäftigen, eher nicht oder bald nicht mehr finanziert. Erst wenn die Taten geschehen sind, wird von staatlichen Institutionen aus gehandelt. Und dann sind dafür Berufsgruppen zuständig, die so angesehen werden, als seien sie gemeinsam mit ihrer Klientel, den Gewaltüberlebenden, ein wenig anrüchig (s. Herman, 2003).

Angehörige jener Berufsgruppen, die mit Gewaltüberlebenden arbeiten und die bereits länger im Job sind, denken zumindest gelegentlich, dass sie oft nur „mit der Verwaltung des Elends" beschäftigt sind. Viele verbittern darüber oder sind immer wieder von Burn-out bedroht (siehe Kapitel 3, über die Grundhaltungen in unserer Arbeit) – nicht zuletzt aus folgenden Gründen: Jeden Tag kommen unzählige neue Gewaltopfer hinzu und nur wenigen können wir adäquate Unterstützung anbieten. Viele können wir nicht retten, und so werden wir häufig zu ohnmächtigen Zeugen der Gewalt. Das bleiben wir oft auch dann, wenn wir tatsächlich zum „Einsatz" kommen. Wir müssen uneigennützig Unterstützung anbieten und dürfen keine Dankbarkeit erwarten.

Keineswegs alle Opfer und Überlebenden sind uns dankbar, geschweige denn, dass sie hart an ihrer Genesung arbeiten. Nicht alle bleiben auf dem Weg vom Opfer zur Überlebenden, zur starken Person. Manche werden auch zu Tätern oder unterwerfen sich (weiterhin) Tätern. Mit großem Erstaunen erzählte mir ein Mann aus Ostdeutschland, dass eine seiner Großmütter von den Russen ermordet wurde, als sie versuchte, sie am Eindringen in das Bauernhaus ihrer Familie zu hindern – und dass die andere Großmutter stets ein Bild von Stalin in der Küche hängen hatte. Beide Frauen hatten sich gemocht. „Wie das sein konnte, darüber denke ich heute noch nach", sagte der Enkel.

Mind Control

Eine Frau schreibt mir über meine Website, eine von hunderten im Laufe von Jahren, mit jeweils ganz ähnlichen Geschichten: „Mein Freund (es kann aber auch heißen: mein Mann, Vater, Onkel, oder einfach nur ER) hält mich gefangen. Ich komme nicht weg von ihm. Eher würde ich sterben. Mir geht es immer schlechter. Helfen Sie mir."

Ich frage nach: „Sie kommen nicht weg? Was meinen Sie damit? Wir leben nicht in einer Sklavenhaltergesellschaft. Wenn Sie zur Tür hinausgehen können, sind Sie draußen." Antwort: „Ich kann nicht. Er hat Macht über mich. Er hat mir sogar gesagt: ‚Ich muss dich nicht töten. Du wirst dich selbst töten. Du bist nichts ohne mich.'" Und ich frage zurück: „Sie haben schon einmal versucht, wegzugehen? Und was ist dann passiert?" Die Antwort lautet dann entweder „Er hat mich gefunden (bzw.: Sie haben mich gefunden), und dann war es entsetzlich." Oder: „Er hatte recht. Ich war nicht lebensfähig. Ich habe versucht, mich umzubringen."

Selbsthypnose ist eine mächtige Form der Hypnose. Sie folgt oft der Hypnose durch jemand anderen. In sehr vielen Begegnungen mit teilweise hochintelligenten und sehr kompetenten Menschen war ich immer wieder erstaunt zu hören, wie sehr sie nicht nur als Kinder, sondern auch als Jugendliche und später Erwachsene davon überzeugt waren: „Ich gehöre IHM. Er macht mich zu dem, was ich bin. Ohne ihn bin ich nichts." Das sind Sätze, wie sie in Familien fallen, in Partnerschaften, in Sekten, in destruktiven Kulten oder im organisierten Verbrechen.

Selbst in christlichen Kirchen heißt es: „Ich habe dich bei deinem Namen gerufen. Du bist mein" (Jesaja 43,1). Interessant ist der Satz davor: „Fürchte dich nicht, denn ich habe dich erlöst." Es ist die Suche nach dem Aufheben der Furcht, nach der Erlösung aus der existenziellen Angst, die hier eine Rolle spielt.

Was der christliche Glaube als spirituelle Suche beschreibt, versuchen viele Gewaltopfer ausgerechnet durch absoluten Gehorsam und Anpassung an ihren Täter zu erreichen. Ausgerechnet an den Täter, die Quelle ihrer Angst, schmiegen sie sich an, sehen zu ihm auf – er ist „Gott" für sie, der Patriarch, der Erlöser. Er ist derjenige, der den Daumen nach oben oder unten recken kann, der über sie bestimmt. Ihm passen sie sich an, ihm glauben sie. Und mit der Zeit geht es ihnen schlechter und schlechter, sie werden immer schwächer und zerstören sich selbst durch Süchte und Zwänge. Sie können nicht mehr essen, nicht mehr schlafen – und sie gehen immer wieder zum Täter zurück, selbst wenn die Tür ihres Verlieses offensteht.

Nicht alle tun das, natürlich nicht. Und doch tun es sehr viele, die meisten zumindest in ihrer Kindheit, Jugend und im jungen Erwachsenenalter. Regula Schwager, Psychotherapeutin bei „Castagna", einer stark frequentierten Beratungsstelle in Zürich für weibliche Opfer von Sexualverbrechen im Kindesalter, sagte mir: „Wir brauchen eine deutliche Verlängerung der Verjährungsfrist für sexuelle Misshandlungen in der Kindheit, denn die meisten Betroffenen müssen erst eine erhebliche äußere Distanz zum familiären Täter haben, bevor sie bereit sind, auch vor sich selbst das Verbrechen als solches anzuerkennen und eventuell anzuzeigen. Die meisten, die das tun oder tun wollen, sind zwischen Mitte 20 und Mitte 40. Erst dann haben viele Frauen so viel äußere Distanz zu dieser primären Bindungsperson – meist ist der Täter eine solche wesentliche Bindungsperson –, dass sie bereit sind, den Schmerz dieser Erfahrung anzuschauen und daraus Konsequenzen zu ziehen."

Frauenhaus-Mitarbeiterinnen und HelferInnen im Gesundheitswesen registrieren oft fassungslos, wie schwer es ist, Gewaltopfer aus häuslicher bzw. familiärer Gewalt zu einem entscheidenden Schritt aus ihrer Misere zu bewegen und haben dann das Gefühl, als habe das Böse des Täters das Opfer mit seinem Gift durchdrungen, habe sein Hirn vernebelt, seinen Willen gebrochen, ja, es vielleicht zu einem „masochistischen" Wesen gemacht.

Den Frauen wird also Masochismus, die Lust am Leiden, unterstellt. Daran glaube ich nicht, halte ihn mit den Kolleginnen Burgard und Rommelspacher (1989) für einen „Mythos". Was als Lust am Leid erscheint, ist tatsächlich wohl eher eine Folge von „Gehirnwäsche" oder „Mind Control".

Beispiel:

Ein Täter, nehmen wir einen Vater, der ein Kind vom Beginn seines Lebens in der Hand hat und allmählich für seine Zwecke „formt", zwingt seinem Opfer, zu dem er Tag und Nacht Zugang hat, seinen Willen auf. Die Mutter schweigt, die Geschwister sehen nichts oder wollen nichts sehen oder sind selbst ab und zu „dran".

Das Kind erfährt eine Besonderheit, indem der Täter – der bei weitem Mächtigste in seinem Umfeld – ihm Aufmerksamkeit schenkt. Seinem Opfer gibt er zu verstehen: „Ich forme dich nach meiner Vorstellungskraft. Du bist meine Prinzessin, das schönste meiner Kinder. Von Anfang an habe ich dich ausgewählt. Du gehörst mir." Oder: „Du bist das widerlichste meiner Kinder – ich muss dich hart rannehmen, sonst schaffst du das Leben nie."

Er ist roh und aufgeregt, aber immer wieder kommt er und das Kind bekommt seine besondere Form von „Aufmerksamkeit" – zusammen mit Botschaften wie „Das ist unser süßes Geheimnis" – „Mutti würde krank werden und sterben, wenn sie das wüsste." Oder: „Mutti ist dumm. Du bist die einzige, die mir ähnlich ist. Du verstehst mich." Der Täter quält ein Tier, tötet es vielleicht, und zeigt dem Kind damit: „Wenn du redest, passiert das Gleiche mit dir."

Das Kind passt sich an – was soll es sonst tun? Es will lieb sein, will alles tun, alles, damit es nur „richtig" ist. Und gleichzeitig fühlt es sich heiß beschämt, in tiefer Schuld, allen Familienmitgliedern gegenüber, fühlt sich als Außenseiter, als eigentlicher Täter.

Und genau das will der Täter erreichen: Das Opfer soll sich schuldig fühlen. Es soll sich schlecht, schmutzig, unwürdig fühlen. Es soll „angekrochen kommen", damit er, der narzisstisch gestörte Täter, sich stark und gut fühlen kann. Tatsächlich ist er ein zutiefst emotional gestörter Mensch, einer, der keine verantwortlichen erwachsenen Beziehungen führen kann, bei denen Respekt, Achtung und Würde, ein Geben und Nehmen in Freiheit eine Rolle spielen würden. Nur durch offene und subtile Machtausübung hält er sein Opfer gefügig.

Das Opfer „erbarmt sich" des Täters

Die narzisstische Belohnung für gequälte Opfer besteht darin, dass sie dem verstörten Täter Ruhe verschaffen: Sie können ihn trösten, befriedigen, ihm durch sein „Liebsein" ein wenig Entspannung verschaffen. Das ist zwar nur ein sehr, sehr kleiner Gegenwert für ein Leben voller Qualen, doch für viele Opfer ist es das, woran sie sich klammern: „Er kann doch auch so lieb sein." – „Er braucht mich einfach." – „Er hat einfach so viel zu tun, er ist so im Stress, da kann ich ihn trösten und ablenken." Manche glauben auch – und manchmal stimmt es sogar: „Ohne mich könnte er gar nicht leben."

Wer schon einmal direkt oder indirekt mitbekommen hat, wie eine misshandelte Frau, der das Blut die Wange herunterläuft, ihrem Misshandler, der weinend vor ihr zusammengebrochen ist oder während einer Vergewaltigung gerade seinen Samenerguss hatte, zart über die Wange streicht, ahnt, was die Bindung zwischen Täter und Opfer sein kann: stark, über jeden Schmerz „erhaben", etwas „ganz Besonderes". Hier werden extremste Gefühle miteinander ausgetauscht; es ist „heiß" zwischen den beiden. Und nicht wenige Opfer halten das für „wahre Liebe", hoffen, über die eigenen Schmerzen hinauszugehen und den anderen mit ihrer „Liebe" zu erreichen. Sie erbarmen sich des Täters und fühlen sich dabei manchmal erhaben, erlöst, in ihrem eigenen Leid aufgehoben. Zu erkennen, dass sie tatsächlich nur ihnen aufgenötigte Fantasien des Täters erfüllen, kann Jahre dauern und sehr schmerzhaft sein.

Solche Gefühle in den Überlebenden müssen wir kennen lernen. Wir müssen ihnen zuhören, wenn sie – manchmal stolz, manchmal beschämt, manchmal kopfschüttelnd – davon erzählen. Wenn wir diese Dimension in vielen langfristigen Misshandlungs-beziehungen nicht verstehen lernen, wenn wir nicht mit Achtsamkeit und Respekt Zeuge dieser Verstörung werden, kann diese – dissoziierte – Dimension in der Persön-lichkeit des Opfers sich nicht auflösen. Dann kann es zu immer neuen Misshand-lungsbeziehungen kommen.

Zerstörerische Bindungen und die Ohnmacht der HelferInnen

Wie häufig erleben wir es, dass nicht nur Kinder und Jugendliche, sondern auch ei-gentlich „freie Menschen", also Erwachsene in unserer westlichen Industriegesell-schaft, „freiwillig" gebunden bleiben an ihre/n Misshandler – und gleichzeitig den HelferInnen signalisieren, dass für sie die Latte sehr hoch liegt: Wehe, die HelferIn lacht an einer falschen Stelle oder kommt einmal zu spät oder hat nicht das Richtige im richtigen Moment im Angebot. Dann wird sie sofort beschuldigt, vernachlässigend zu sein, keine Ahnung zu haben, ja geradezu „böse" zu sein.

Diese Verschiebung und Projektion ermöglicht es den Betroffenen, sich von ihren Gefühlen des Grolls, des Zu-kurz-gekommen-Seins und des Misshandelt-Werdens zu entlasten, ohne die für sie so existenzielle Bindung an die wichtige Bindungsperson aufgeben zu müssen, die eigentlich Adressat all dieser Gefühle sein müsste. Nicht der Vater ist dann das „Schwein", sondern der Therapeut, der es wagt, eine unangenehme Wahrheit auszusprechen. Nicht die Mutter ist dann die Verräterin, die im Stich lässt, sondern die Therapeutin, wenn die einen Termin verschusselt hat oder in Urlaub fährt. Für viele früh Traumatisierte sind deshalb zahlreiche Therapieabbrüche eine Konsequenz und das Gefühl: „Keiner hilft mir. Die haben doch echt keine Ahnung, die machen sowieso mit mir, was sie wollen. Da halte ich mich am besten an die Leute zu Hause." Bis die Betroffenen den Ausweg aus diesem Teufelskreis finden, können oft viele Jahre vergehen.

In der Traumatherapie werden wir häufig überrascht – obwohl die wenigsten von uns das zugeben mögen – von den diversen unzusammenhängenden Partikeln der Persön-lichkeit, den dissoziativen „Parts", wie die strukturelle Dissoziationstheorie (van der Hart et al., 2008) sie nennt: Arbeiten wir länger mit Gewaltüberlebenden, dann sehen wir sie auch weiterhin als Opfer, denen Gewalt angetan wurde, an deren Seite wir uns stellen müssen. Doch wir sehen auch ihre anderen Seiten – wenn sie uns denn einen Einblick gewähren:

Die anderen Seiten der Opfer

Manche, die selbst als Kind gequält wurden, schauen tatenlos zu, während ihre eigenen Kinder gequält werden, obwohl sie durchaus auch versuchen, sie fürsorglich zu behandeln. Zwischen einem Viertel und der Hälfte der Frauen zum Beispiel, die als Kind in der Familie sexuelle Gewalt erlitten haben, liefern später ihre eigenen Kinder männlichen Partnern zur sexuellen Gewaltausübung aus (Green, 1998)

Oliver (1993) hat in seiner Meta-Analyse 60 Studien ausgewertet und kommt zu einer Drittel-Einteilung: Etwa ein Drittel aller als Kind Misshandelten wird das Muster durchgängig weiterleben, ein weiteres Drittel nicht, und beim dritten Drittel kommt es auf das Ausmaß an weiterer Stresserfahrung im Leben an, ob sie zu vernachlässigenden bzw. Kinder und/oder PartnerIn misshandelnden Erwachsenen werden oder nicht. Wer als Kind aus der Familie genommen und zur Adoption freigegeben bzw. in einer Pflegefamilie oder Heim untergebracht werden muss, ist so gut wie immer vernachlässigt und sehr häufig auch misshandelt worden, wird zu einem hohen Prozentsatz gefährdet sein und benötigt dringend kontinuierliche positive Lernerfahrung, um das Muster nicht zu wiederholen (Buchanan, 1996; siehe auch die Bücher von Karl-Heinz Brisch).

Doch nicht nur der Umgang mit anderen – mit den leiblichen Kindern oder der PartnerIn – kann uns an unseren KlientInnen erschrecken. So interessieren sich manche unserer KlientInnen überraschenderweise gar nicht für den Inhalt oder Hintergrund ihres Leides. Sie wollen nur weg davon und denken gar nicht daran, sich selbst bzw. Anteile ihrer selbst, die gelitten haben, fürsorglich zu behandeln. Manche richten ihren Körper fürchterlich zu, mit einem Furor, der uns Angst macht.

Manchmal entdecken wir Seiten an unseren KlientInnen, die wir nur sehr schwer ertragen: Das aggressive Opfer, das sich darin eingerichtet hat, Opfer zu sein und uns und andere attackiert, es „bekäme nicht genug". Der gleichgültige Blick, mit dem er oder sie anderen begegnet, lässt ihn/sie uns egozentrisch erscheinen. Das Gejammer geht uns auf die Nerven. Die emotionalen Attacken – dauernd fühlt er/sie sich missverstanden, schlecht behandelt und alles, was wir ihm/ihr anbieten, ist zu wenig und hilft nicht – setzen uns zu. Vielleicht vernachlässigt, quält oder misshandelt er oder sie sogar Schwächere: Neben den eigenen Kindern oder der PartnerIn auch vielleicht die eigenen Tiere oder Schutzbefohlene im Beruf ...

Viele unserer komplex traumatisierten KlientInnen bleiben umgekehrt auch mit den Menschen verwickelt, die sie uns gegenüber als Täter bezeichnet haben – Menschen, von denen sie uns erzählt haben, sie hätten sie gequält, gedemütigt, misshandelt, vergewaltigt oder täten es noch immer: ihre Eltern und andere Familienangehörige, ihre LebensgefährtIn, Freunde ... Und dann tun sich manche – anscheinend völlig unempathisch für die Qual, die sie durchlitten haben und die wir als ihre professionellen HelferInnen nur allzu gut spüren – mit dem nächsten Misshandler zusammen.

Als wäre dies nicht genug, sind oder werden manche ehemaligen Opfer selbst böse. Sie quälen sich, sie quälen andere, sie quälen uns. Sie spielen mit uns Katz und Maus, benutzen unsere Freundlichkeit und verändern einfach nicht ihr Muster, das sie gelernt, übernommen oder – seltener – offenbar schon in dieses Leben mitgebracht haben.

Um der verbreiteten „Berufskrankheit" zu entgehen, entweder uns überzuengagieren und ein Helfersyndrom zu bekommen oder aber zynisch zu werden und unsere Klientel für eine andere Sorte Mensch zu halten („hoffnungslose Masochisten", zum Beispiel), müssen wir uns schon sehr anstrengen (siehe auch Kapitel 3). Dennoch werden wir hoffentlich nicht aufgeben, werden aber aus unseren Berufserfahrungen Lehren ziehen, etwa diese: *Wir arbeiten hart, aber unsere Klientel muss auch hart arbeiten, und zwar an der eigenen konkreten Verhaltensveränderung.*

Aus diesem weiten Feld der harten Arbeit habe ich für dieses Buch einige Themen ausgewählt, von denen auch Pauline Frei einige Punkte aus ihrer Sicht beleuchtet. Dazu gehören:

⇢ Die Notwendigkeit, das Ausmaß von Gewalt zu (er-)kennen.
⇢ Ein Verständnis dafür, dass das Böse eine Form von Energie ist, die nur verwandelt, aber nicht vernichtet werden kann.
⇢ Der Frage nachgehen, wie man zerstörerische Impulse verändern kann, statt ihnen nachzugeben.
⇢ Die Erkenntnis: Bei Bindungs-Traumata hilft nur (mehr) Abstinenz!
⇢ (Selbst-)Zerstörung als gelerntes und gebahntes Verhalten verstehen: Es kann auch ver-lernt werden.
⇢ Gut vorbereitete Begegnungen mit dem „Geist der stets verneint" herbeiführen.
⇢ Ego-State-Arbeit auf der inneren Bühne hilft, Selbstkontrolle zu entwickeln.
⇢ Und: Das Grundprinzip des Neulernens lautet: Erkennen – Anerkennen – Verändern.

2.5 Das Ausmaß von Gewalt erkennen

> „Das Böse triumphiert allein dadurch,
> dass gute Menschen nichts unternehmen." – *Edmund Burke*

Gewalt verführt dazu, wegzuschauen, einfachen Erklärungen zu glauben und die Opfer im Stich zu lassen. Manchmal sind diese Erklärungen bitter: „Homo homini lupus" – der Mensch ist dem Menschen ein Wolf, wusste schon der römische Dichter Plautus. Doch wer sich mit Wölfen auskennt, wird sagen: „So einfach ist es nicht.

Wölfe sind zivilisierter als viele Familienväter, die sich Nacht für Nacht an ihrem eigenen Kind vergehen, es brutal nehmen und ihm Gewalt antun."

Aber warum sie es tun? Weil sie es können. Weil alle wegsehen und niemand hilft. Auch wenn man es nie wirklich verstehen wird, ist es dennoch wichtig, die Muster zu erkennen – um sie verändern zu können.

Ein misshandeltes Kind wird etlichen Menschen was ihm geschieht signalisieren, bevor es – wenn überhaupt – gehört und in seinem Leid angenommen wird. Das ist eine banale Erkenntnis vieler Forscher, und bedeutet: Die beste Gewaltprävention wäre genaues Hinsehen und Gewalt nicht mehr zu rechtfertigen, sondern zu intervenieren.

„Wenn Sie ein Verbrechen suchen, bei dem Sie fast garantiert straffrei bleiben, können Sie kleine Kinder vergewaltigen" *

Anna Salter ist Gerichtsgutachterin. Als Psychotherapeutin und Forscherin über Täterpersönlichkeiten und komplementäre Opferpersönlichkeiten hat sie einen guten Überblick. Ihr gerade genanntes Fazit ist natürlich furchtbar, aber dennoch ist es wahr. Von den Verbrechen gegen kleine Kinder – auch Vernachlässigung und Verwahrlosen-Lassen gehören dazu – wird nur ein sehr kleiner Bruchteil geahndet, der dann in den Medien zu entsprechend entsetzter Berichterstattung führt. Bei Vernachlässigung ist so immerhin einiges in Bewegung gekommen: Die Zahl der in Obhut genommenen Kinder und Jugendlichen ist in Deutschland im Zeitraum von 2006/2007 auf 2007/2008 beispielsweise um mehr als 12 % auf bundesweit ca. 10800 in einem Jahr gestiegen. Doch die „heimlichen" Verbrechen, Quälereien, die auch in „besseren Familien" geschehen oder die sexuelle Gewalt gegen Kinder, werden noch nicht in adäquater Weise gesehen, geschweige denn, dass auf sie systematisch reagiert würde. Im Frühjahr 2008 sagte mit ein Oberarzt eines Kinderkrankenhauses: „Jeden Tag bekommen wir Kinder hier ins Hospital, mit eindeutigen Misshandlungs-Anzeichen, viele auch mit den Anzeichen sexueller Gewalt. Jeden Tag. Es wird immer schlimmer."

Allein beim Thema sexuelle Gewalt sind die Zahlen erschreckend: Jedes dritte bis vierte Mädchen, jeder sechste bis achte Junge wird im Laufe seines Lebens mindestens einmal sexualisierte Gewalt erleben. Und bei Jugendlichen und Erwachsenen ist sexuelle Gewalt das Ereignis schlechthin, das als Einzelvorkommnis bereits das Vollbild einer Posttraumatischen Belastungsstörung (PTBS) auslösen kann. Zwei Drittel aller vergewaltigten Jungen und mehr als die Hälfte aller vergewaltigten Mädchen und Frauen entwickeln allein aufgrund einer Vergewaltigung eine PTBS (siehe Farber, 2002).

---

* Salter, 2006

Immer mehr KollegInnen erkennen Misshandlungs-Anzeichen und können diese Kompetenz auch an andere weitergeben. Bei meinen Vorträgen vor Medizinstudenten und Ärzten erlebe ich jedoch oft, dass diese das „battered child syndrome" nicht mehr kennen. Sie wissen nicht, wie man feststellt, ob ein „verunfalltes" Kind vielleicht ein misshandeltes Kind ist. Sie schauen nicht gründlich genug nach erkennbaren Fingerabdrücken auf Brust, Rücken und Armen, auf Biss- oder Brandwunden, auf genitale Verletzungen und Rippenbrüche (besonders Serienbrüche oder Brüche verschiedenen Alters), auf größere Verletzungen am Kopf, eventuell mit Verletzungen am Gehirn, auf Netzhautblutungen und Krampfanfälle durch Schütteln, um nur einige Symptome zu nennen. Von indirekten Anzeichen wie Distanzlosigkeit des Kindes, tiefernstes, scheues Verhalten oder Aggressivität ganz zu schweigen (siehe Maaß, 2005). Wenn schon Ärzte nicht genau hinschauen – wer dann? Immerhin gibt es mehr Schulungen für die jetzt obligatorischen Frühuntersuchungen, die aufgrund der Häufung tödlicher Fälle von Misshandlung in Deutschland gesetzlich beschlossen wurden. Das lässt hoffen.

Und dennoch: Die meisten bereits als Kinder gequälten Menschen finden erst als Jugendliche oder – noch viel häufiger – als Erwachsene jemanden, der wirklich zuhört und versteht. Und – hoffentlich – eine gute Unterstützung bzw. gute professionelle Psychotherapie anbietet.

Das Ausmaß der Gewalt zu kennen, sich darauf einzustellen, damit umgehen zu können – das ist einfach notwendig. Erst wenn wir nicht mehr wegsehen, nicht mehr gleichgültig sind, keinem großen Krieg und keinem kleinen offen oder heimlich beipflichten, werden wir gesellschaftlich in der Lage sein, ausreichend früh und sorgfältig präventiv handelnd so viel Gewaltanwendungen wie möglich zu verhindern. Und wo sie geschehen sind, die Opfer und Überlebenden früh und adäquat zu unterstützen.

Gewalt gegen Frauen: Ergebnisse einer Studie

Wenn wir alltägliche Gewalt weiter ignorieren, müssen wir auch weiterhin mit Ergebnissen leben, die aus der ersten repräsentativen Studie zu Gewalt gegen Frauen in Deutschland hervorgehen. Ich möchte die Ergebnisse dieser Untersuchung, die das Bundesministerium für Familie, Senioren, Frauen und Jugend (BMFSFJ) 2004 veröffentlicht hat, im Folgenden kurz zusammenfassen. Es handelt sich um die erste repräsentative Studie zur Betroffenheit von Frauen durch geschlechtsbezogene Gewalt. Auftraggeber war die Bundesregierung und es wurden mehr als 10000 Frauen in 60-90-minütigen Interviews und Fragebogen befragt.

Für die Interviews bestand die einzige Bedingung der Diskretion darin, dass sich andere Familienmitglieder nicht mit der befragten Frau in einem Raum befinden sollten. Man kann sich deshalb vorstellen, dass in den Interviews teilweise nicht so freimütig geantwortet wurde wie in den zusätzlichen Fragebogen – aus Angst vor den Angehörigen bzw. dem Partner „nebenan". Die für die weibliche Bevölkerung der Bundesrepublik repräsentativen Zahlen, die sich aus Interviews und Fragebögen zusammengenommen ergeben, sind dennoch beeindruckend. Für Frauen in der Bundesrepublik zwischen 16 und 80 Jahren gilt demnach:

···⟩ 37 % der Frauen haben körperliche Gewalt erlebt.
···⟩ 13 % haben strafrechtlich relevante sexualisierte Gewalt erlebt.
···⟩ 40 % haben körperliche oder sexualisierte Gewalt erlebt oder beides.
···⟩ Etwas mehr als 10 % haben in der Kindheit sexuelle Gewalt erlebt.

Hält man sich dieses Ausmaß an Gewalterfahrung vor Augen, ist vielleicht verständlich, warum vielen Menschen Gewalt als etwas ganz Selbstverständliches erscheint. Viele der befragten Frauen leben mit heranwachsenden Kindern. Diese bekommen mit, wie ihre Mutter herumgestoßen, geschlagen, getreten und vergewaltigt wird. Können Sie sich vorstellen, was im Kopf der Kinder und der Mütter vor sich gehen mag? Keinen Tag könnten sie das aushalten, wenn sie nicht anfangen würden zu dissoziieren – oder eine bereits begonnene Dissoziation einfach fortsetzen würden. Hätten Sie gedacht, dass die ermittelten Werte so hoch sind? Noch einmal: Das sind repräsentative Zahlen für die gesamte Bundesrepublik Deutschland!

Doch es gibt noch weitere schockierende Zahlen aus dieser Studie:

···⟩ 58 % aller befragten Frauen haben unterschiedliche Formen von sexueller Belästigung erlebt.
···⟩ 42 % berichten von psychischer Gewalt (das Spektrum reicht von Einschüchterung bis hin zu Psychoterror bzw. Stalking).
···⟩ 25 % erlebten oder erleben derzeit körperliche und/oder sexuelle Gewalt in der Partnerschaft.

Das Böse: Hier ist es, mitten unter uns, in zahllosen Familien. Und draußen in der Welt sieht es auch nicht anders aus. Solche Wahrheiten muss man sich immer wieder vor Augen halten, um zu verstehen, wieso so viele Menschen wegsehen, warum Gewalt so alltäglich und so häufig als gerechtfertigt angesehen wird. Wissen Sie, was die meisten Frauen tun, wenn sich ihnen ein Mann in sexueller Absicht mit erigiertem Penis in der Bahn oder im Bus nähert? Sie gehen auf Abstand, schauen weg und schweigen. Fast alle. Glauben Sie, ein Mann, dem etwas Ähnliches geschähe, würde auch so reagieren?

Offenbar lernen Mädchen und Frauen nach wie vor ihre Gewaltmuster, und sie leben auch weiterhin danach:

···⟩ Frauen, die in Kindheit und Jugend bereits körperliche oder sexuelle Gewalt erlebt haben, sind *dreimal* so häufig von Gewalt in Paarbeziehungen betroffen wie Frauen ohne diesen Hintergrund.

···⟩ Frauen, die sexuelle Gewalt in der Familie erlebt haben, werden nach ihrem 16. Lebensjahr *viermal* so häufig Opfer sexueller Gewalt, wie Frauen, die diese Erfahrung nicht machen mussten.

Was bedeutet das? Es kann nur eines heißen: Wer einmal Opfer war, wird – wenn man sich nicht gegen dieses „Schicksal" stemmt – immer wieder zum Opfer. Offensichtlich deshalb, weil die Mädchen – auch später als Frauen – nicht genügend aus den schlechten Erfahrungen gelernt haben. Dabei heißt es doch: Aus Erfahrung wird man klug. Warum also nicht in diesem Zusammenhang? Weil diejenigen, die unter einer Traumafolgestörung leiden (siehe Kapitel 1), Bestandteile des Traumas dissoziiert halten.

Dissoziation verhindert Erkenntnis

Erkenntnis zu verhindern ist die vorrangige Aufgabe der Dissoziation. Weil etwas unerträglich war, wurde die Persönlichkeit aufgeteilt in einen funktionstüchtigen Teil (ANP: anscheinend normale Persönlichkeit) und in Bereiche, in denen man Trauma-nahe Zustände wiedererlebt (EPs: emotionale Persönlichkeitsanteile – siehe van der Hart et al., 2008). Das Alltags-Ich erinnert sich dann nicht. Und wenn doch, dann nur in Form von Angstzuständen, Entsetzen, Schmerzen etc., die das Alltags-Ich nicht angemessen der Traumaerfahrung zuordnen kann, sondern weiterhin getrennt hält, so lange, bis die Ungeheuerlichkeit der Traumatisierung ausreichend verarbeitet ist. Oder eben nicht.

Wer übt „das Böse" den Mädchen und Frauen gegenüber aus? Wer sind die Täter? Auch darauf gaben die Befragten Auskunft. Hier zunächst die Zahlen für die Täter im Bereich der *körperlichen Gewalt*:
···⟩ 50,2 % (Ex-)Partner
···⟩ 30,1 % Familienmitglieder
···⟩ 11,8 % Freunde, Bekannte, Nachbarn
···⟩ 15,8 % MitschülerInnen, KollegInnen
···⟩ 10,8 % flüchtige Bekannte

Das bedeutet: Körperliche Gewalt erleben die Frauen fast immer im Nahraum. Geschlagen, geschüttelt, geboxt, getreten, herumgeschleudert werden Mädchen und Frauen vor allem von den Menschen, die vorgeben, sie zu lieben: Ihre (Ex)-Lebenspartner zum Beispiel. Die Leiterinnen der Studie betonten, dass Frauen vor allem in der Trennungsphase und danach ein besonderes Risiko haben, von ihrem (meist männlichen) Partner misshandelt zu werden. Aber fast ein Drittel der Misshandelten war bereits von Familienmitgliedern geprügelt worden. Fremde oder flüchtige Bekannte als Täter sind eher selten.

Und wie sieht es im Bereich der *sexualisierten Gewalt* aus? Auch hier dominieren – entgegen dem Bild des fremden unheimlichen „Monsters", das wir immer wieder in den Medien antreffen – die „Monster" im Nahraum:

···⟩ 49,3 % (Ex-)Partner
···⟩ 22,3 % flüchtige Bekannte
···⟩ 19,8 % Freunde, Bekannte, Nachbarn
···⟩ 11,8 % Mitschüler, Kollegen
···⟩ 10,1 % Familienmitglieder
···⟩ 14,5 % jemand Unbekanntes

Mit anderen Worten: Fast 85 % der Täter, die gegenüber Mädchen (es geht, wohlgemerkt, um Mädchen ab dem 16. Lebensjahr) und Frauen sexuelle Gewalt anwenden, sind den Opfern sehr vertraut: Es sind ihre Freunde, Lebensgefährten, Flirtpartner, Freunde, gute Bekannte, Kollegen oder Familienmitglieder. Das Böse, es hat auch in diesem Bereich ein nur allzu bekanntes Gesicht.

Und nun zum *Geschlecht der Täter:*
···⟩ 99 % der sexuellen Gewalt wurde von Männern ausgeübt
···⟩ 97 % der sexuellen Belästigung
···⟩ 71 % der körperlichen Gewalt
···⟩ 47 % der psychischen Gewalt

Fazit der Autorinnen: „Gewalt gegen Frauen ist überwiegend häusliche Gewalt durch männliche Beziehungspartner." Nur im Bereich der seelischen Quälereien gab eine knappe Mehrheit der Frauen an, mehr unter anderen Mädchen oder Frauen als unter Männern gelitten zu haben.

Studien wie die hier zitierte zeigen: Zwischen den Geschlechtern herrscht offenbar eine Art Krieg. Körperliche und/oder sexuelle Gewalt gehört für viele Mädchen und Frauen zum Alltag, erleben sie doch täglich mit, wie ihre Mutter von ihrem Vater und anderen männlichen Angehörigen behandelt wird. Als Form der Verteidigung lernen sie nur – möglichst scharfe – Worte kennen, auf die ihre männlichen Widerparts nur mit noch mehr körperlicher oder sexueller Gewalt reagieren, immer wieder. Und das so häufig, dass es statistisch betrachtet völlig normal ist.

Gehen Sie bitte einmal einen Moment in sich: War Ihnen das tatsächliche Ausmaß bewusst? Warum nicht? Sie haben es doch schon so häufig irgendwo gelesen. Welcher Mechanismus mag bei Ihnen – wie bei uns allen anderen auch – aktiv sein, der uns daran hindert, so wichtige Fragen zu stellen wie: Wie kommt es dazu, dass Menschen sich von Beschützern, Freunden, liebevollen Kameraden in Schläger und Vergewaltiger verwandeln? Wie kommt es, dass Mädchen und Frauen so oft sexuell attackiert werden? Und dass sie trotzdem wieder Beziehungen mit Männern eingehen, die oft ihren Misshandlern ähnlich sind? *Wie kommt das Böse in die nahen Beziehungen?*

2.6 Auch böse Energie kann man nicht vernichten, nur verwandeln

> „Alles Böse ist nur das Phänomen der Hemmung des Triebs zum Guten,
> der Verzehrung des Guten." – *Johann Wilhelm Ritter* in seinem Buch
> „Fragmente aus dem Nachlass eines jungen Physikers" (1810/1984).

Das ist eine interessante These. Der junge Physiker glaubte also an einen natürlichen Trieb, gut zu sein und daran, dass dieser gute Wille oder Impuls „verzehrt" werden kann. Aufgezehrt wodurch? Durch Zermürbung? Wir würden es vielleicht Stress nennen. Und würden sagen: Jeder Mensch möchte sich gut zu anderen verhalten. Doch es kann sein, dass er mächtigere Impulse erhält, die vor allem unter Druck – ein anderes Wort für Stress – nicht aufzuhalten sind. Und wenn diese Impulse erst einmal gebahnt sind, wird der Wille, sich gut zu verhalten, rasch „aufgezehrt". An seine Stelle tritt eine Dynamik, in Stresssituationen (Krisen, Streit …) mit Gewalt zu reagieren.

Diese Regel, wenn sie denn stimmt, könnte durch ein anderes physikalisches Gesetz ergänzt werden: *Energie kann nicht vernichtet, sie kann nur verwandelt werden.*

Physikalische Gesetze sind dafür verantwortlich, …

Seit Anbeginn der Erde bestehen alle Lebewesen, auch wir Menschen, aus „Sternenstaub", aus der Materie, die sofort nach dem Urknall entstand (Klein, 2008). Und was für die Materie gilt – die ja auch nur eine Form von Energie ist –, das gilt auch für andere Energieformen: Wer glaubt, etwas vernichtet zu haben, hat es nur verwandelt, denn im großen „Recycling" der Natur wird jedes Quäntchen Energie wieder verwertet. Wir schaffen also nichts wirklich Neues, sondern verwenden für alles, auch für das, was es vorher noch nicht gab, Materialien und Energie, die schon vorher existierten. Darüber lässt sich schön philosophieren.

Auf das Thema Gewalt bezogen könnte es heißen: Der Druck, dem ein junger Mann zum Beispiel ausgesetzt ist, verwandelt sich in ihm in eine andere Form von Energie. Er kann sie im Sport verausgaben, in der Arbeit, in Taten voller Mitgefühl. Oder er kann sie in Gewalttätigkeit umsetzen. Und dann wird er – wie alle, die Gewalt ausüben – wahrscheinlich ein Ziel suchen, das bequem, weil körperlich schwächer ist.

Diese Bahnung der Energie zu verändern muss ein wichtiges gesellschaftliches Anliegen sein, weil sonst die Gefahr besteht, dass der Sohn vom Vater lernt; dass die Tochter sieht, wie die Mutter oder Schwester behandelt werden. Und dann steigt – wie beschrieben – die Wahrscheinlichkeit, dass die Gewaltmuster intergenerationell „vererbt" werden.

Da wir gerade bei physikalischen Gesetzen sind, können wir auch dieses heranziehen: *Nichts ist so aufwendig, wie dafür zu sorgen, dass sich nichts verändert.*

… dass nichts bleibt, wie es war

Wir Menschen existieren nicht außerhalb der Natur und können folglich immer wieder von Naturgesetzen lernen. Zum Beispiel, dass alles in der Natur permanent in Veränderung begriffen ist. Diesen Drang zur Veränderung können wir nutzen. Gerade sehr ängstliche Menschen versuchen stets, alles „immer gleich" zu halten. Nichts soll sich je ändern, alles immer so bleiben. Nicht nur Physiker, auch Buddhisten können darüber nur schmunzeln: Loslassen, immer wieder loslassen, mit dem Strom der Veränderung schwimmen, nichts festhalten, sich stets neu orientieren und „einfach sein" – was natürlich sehr viel einfacher klingt, als es ist. Doch hierin liegt Hoffnung für uns alle: Auch die Gewaltmuster sind einer Veränderung unterlegen, und trotz der Tendenz zum Gleich-Bleiben und zur intergenerationellen Weitergabe gibt es wie in der Natur auch eine natürliche Tendenz im Menschen, sich zu verändern.

Wer zum Psychotherapeuten geht, wird eine solche Veränderung wünschen, ohne sie aber selbst bewirken zu können. Einen „Seelenklempner" zu brauchen, ist den meisten Menschen ausgesprochen peinlich. Wenn sie nicht verzweifelt wären, hilflos, unfähig, sich selbst wie Münchhausen am eigenen Schopf aus dem Sumpf zu ziehen (und Münchhausen war bekanntlich ein hemmungsloser Lügner) – dann würde niemand Geld ausgeben und sich einem fremden Erwachsenen anvertrauen, in der Hoffnung, dort Hilfe und so viel Anregungen zu bekommen, dass ein Entkommen aus dem Sumpf möglich ist.

Es gibt nämlich ein seelisches Muster, das der Veränderung widerstrebt, und das heißt:

Erlernte Hilflosigkeit: die gelernte Unfähigkeit, das Endergebnis von Ereignissen selbst bestimmen zu können

Seit seiner Entdeckung durch Martin Seligman (1979) wurde dieses Prinzip häufig beschrieben. Erlernte Hilflosigkeit entsteht, wenn ein Lebewesen (Mensch oder Tier) unter extremen Stress gerät und gleichzeitig verwirrt ist, weil alle bislang bekannten Regeln nicht mehr anwendbar sind. Hat ein Lebewesen jedoch erst einmal Hilflosigkeit gelernt, ist es stark in seiner Lernfähigkeit behindert. Immer wieder wird es in die Hilflosigkeit zurückfallen; ja diese kann zu einer chronischen Einstellung werden. Erlernte Hilflosigkeit ist der Hintergrund der meisten Depressions- und Angststörungen – und natürlich bei der Posttraumatischen Belastungsstörung stets ein zentrales

Element, mit dessen blockierender Wirkung gerechnet werden muss. Die chronischen Opfer, die immer wieder gequält wurden, sind meist mit Erlernter Hilflosigkeit geschlagen. Aber ich behaupte: Auch die Täter haben häufig ein solches Muster. Viele entschuldigen sich immer wieder bei ihrem Opfer, nicht selten brechen sie auch in Tränen aus, äußern sich entsetzt über das, was sie angerichtet haben und schwören, es nie wieder zu tun. Und doch „passiert" es ihnen immer wieder. Jeder Mensch möchte sich gut verhalten, die meisten Täter wollen keine Täter sein. Warum also tun sie es wieder und wieder, wider besseres Wissen?

Erlernte Hilflosigkeit lässt im Opfer eine Täterloyalität und -identifikation entstehen

„Ich brauche einfach eine starke Hand", sagte einmal eine von einem Partner nach dem anderen misshandelte Frau zu mir. Sie hatte verlernt, vielleicht sogar niemals vorher gelernt, selbst stark zu sein. Stattdessen lernte sie, Gewalt in Kauf zu nehmen, um Stärke durch eine andere Person zu bekommen. So entsteht Loyalität zu den Tätern. So kommt es, dass Frauen die Taten ihrer jeweiligen Misshandler rechtfertigen („Eigentlich ist er ganz lieb." „Das macht er nur manchmal." „Wenn er nur nicht so viel getrunken hätte." Etc.) und viele schauen weg oder ringen nur hilflos die Hände, wenn der Täter eines ihrer Kinder misshandelt. Manchmal sagen sie sogar: „Wenn Vater heute Abend heimkommt, sag ich ihm, was du gemacht hast", um das Kleine ruhig zu halten. Und sie wissen genau, was das heißt: Abends wird der Mann das Kind windelweich prügeln. Wenn es ein Junge ist, wird dieser wiederum lernen: „Frauen verraten dich, sie sind selbst schwach." Da ist es schon am besten, selbst schnell groß und stark zu werden. So kann man entkommen und selbst Macht über die „Weiber" erlangen.

Es gibt nichts Kontraphobischeres, als in ein Täterintrojekt zu wechseln

Auch das ist ein wichtiges Grundmuster: Wenn jemand in die Ecke getrieben wird, immer mehr Angst bekommt, muss er oder sie etwas gegen die Angst tun, sich also kontraphobisch verhalten, bewusst oder unbewusst. Das „Kontraphobische" schlechthin ist das innerliche „Umschalten" (Dissoziationsforscher nennen das „Switchen") von der Angst und Verzweiflung in eine Kampfeshaltung. Dann geht es nicht selten ums Ganze, als drohe die Vernichtung. In der Traumaphysiologie (siehe Schaubild auf S. 33) sind sowohl Angst als auch Wut Muster der Übererregung, in die ein Organismus unter äußerstem Stress gerät. Und der Impuls kann von der äußersten Angst in die tödliche Wut springen. Ist dieses Muster erst einmal gebahnt, wird es unter hohem Druck immer bevorzugt gewählt. So erklärt es sich, dass ein Junge oder Mann (seltener auch ein Mädchen oder eine Frau) gar keine Angst mehr fühlen kann, sondern nur noch Wut, sobald der Stresspegel steigt.

2.7 Zerstörerischen Impulsen nicht nachgeben, sondern sie verändern

> „Das Gute – dieser Satz steht fest – ist stets das Böse, das man lässt",
> resümiert *Wilhelm Busch* im Schlusswort seiner Geschichte „Die fromme Helene".

Man kann sich sicher vorstellen, dass es noch weitaus mehr Möglichkeiten für das Gute gibt, als nur das „Böse, das man lässt" zu sein. Der Satiriker Busch meinte hier natürlich, dass auch bei Heuchlern viel Gutes dadurch entsteht, dass man sich Laster und Bösartigkeiten verkneift. Und er hat natürlich recht.

Auch für das Gewaltthema gilt: Man darf dem bösen Impuls nicht nachgeben. Psychotherapie mit Tätern muss immer im Visier haben: Wie bekommen wir Menschen, die zerstörerischen Impulsen bislang nachgegeben haben, dazu, ein anderes Verhalten zu wählen?

Sichtweisen von Tätern

In Sachen Tätertherapie haben immer wieder verschiedene Sichtweisen Konjunktur: Einmal werden alle Täter als Opfer betrachtet, die „ja nichts dafür können". Eine schlimme Kindheit wird auch heute noch vor Gericht als strafmildernd gewertet. Aber zunehmend kommt es mehr auf die Sichtweise des Richters an (... und der stützt sich oft auf Gutachten. Also kommt es auch auf die Sichtweise der Gutachter an.). Das Gleiche gilt für den Alkoholkonsum. Früher konnte ein Täter, um es drastisch zu sagen, „die Sau rauslassen", wenn er nur genug getrunken hatte. So gab es Wiederholungstäter, die gezielt vor dem Zuschlagen viel Alkohol getrunken haben, um dann vor dem Richter zu sagen: „Tut mir leid, ich hatte einen Filmriss." Und sie sind damit durchgekommen. Die Rechtsprechung hat sich jedoch geändert. Heute wird strenger geurteilt, und eine Herkunft voller Gewalt sowie ein Alkoholiker-Lebensweg werden nicht automatisch eine mildere Strafe zur Folge haben. Natürlich muss trotzdem sorgfältig geprüft werden, inwieweit die Schuld- und Einsichtsfähigkeit, etwa eines geistig behinderten oder psychosenahen Menschen, beeinträchtigt sind. Aber sich einen „Persilschein" vor Gericht zu holen, ist nicht mehr ganz so einfach.

Dann gibt es die Haltung, dass alle Täter Schurken sind und unverbesserlich, weshalb sie am besten „für immer weggesperrt" gehören. Auch diese unempathische Haltung, in der man den Menschen allein auf den Täter reduziert, hat in Täter-Therapien teilweise bunte Blüten getrieben: Um glaubwürdig um Entschuldigung zu bitten, müssen Täter z.B. vor dem Opfer auf die Knie gehen. Oder, um ein anderes Beispiel zu wählen, es wird in „Camps" für aggressive Jugendliche eine Demütigungs- und „Warte, dich krieg ich klein"-Strategie gefahren, die sich jedoch als wenig wirkungsvoll erweist, jedenfalls längerfristig. Warum? Da draußen in der Welt geht es in der Regel immer noch härter zu als in den Therapien. Im Gefängnisalltag werden junge Männer häufig vergewaltigt, es gibt Drogen, Erpressungen und gelegentlich werden die schwächeren Täter von den brutaleren regelrecht gefoltert. Und in ihrer heimischen Szene herrschen ähnlich „taffe" Bedingungen. Wer sich als Therapeut für besonders cool hält, wird von den Tätern dennoch als „Weichei" angesehen, weil er nicht wirklich die ganze Zeit so lebt. Für Täter, die so bald wie möglich Hafterleichterung wünschen, ist es oft ein Leichtes, sich in der Therapie vorübergehend anzupassen und die Tränchen herauszurücken, die gerade notwendig sind. Ob wirklich ein Lernschritt erfolgt ist, steht auf einem anderen Blatt.

In abgeschwächter Form gilt das Gesagte auch für Täterinnen. Nicht wenige von ihnen quälen oder misshandeln entweder andere Mädchen oder Frauen, oder – viel häufiger – sie tun Kindern etwas an, ihren eigenen oder Schutzbefohlenen. Wer sie ausschließlich als Opfer ansieht – das ist in vielen ambulanten und stationären Psychotherapien außerhalb der Forensik immer noch so –, schaut sich häufig die Täter(introjekt)seite in ihnen nicht an.

Täter oder Opfer?

In Supervisionen begegnet es mir sehr oft, dass Täter und Täterinnen als Klienten in einer Traumatherapie überhaupt nicht mit ihrer Täterseite konfrontiert, sondern ausschließlich als Opfer gesehen werden. Selbst wenn bekannt ist, dass sie anderen Menschen viel angetan haben, wird das von den KollegInnen häufig noch bagatellisiert. Oder es wird folgende Priorität gesetzt: „Erst einmal muss er/sie doch Vertrauen haben. Die eigene Opfererfahrung muss aufgearbeitet werden; dann wird es auch möglich sein, dass er/sie seine/ihre andere Seite sieht."

Am anderen Ende des Spektrums, aber oft gar nicht so weit entfernt, gibt es heute noch TherapeutInnen, die sich hinstellen und sagen: „Ich arbeite nicht mit Tätern." Je nach Stimmung ärgert oder amüsiert mich das. Ich vermute, dass sie bei ihren eigenen KlientInnen lieber nicht so genau hinschauen. Tatsache ist nämlich: *Täterschaft ist immer eine Option für jedes Opfer. Und auch für Menschen, die keine Opfer waren, ist Täterschaft immer eine Option.*

Zu überprüfen, ob eine KlientIn diese Option schon einmal gewählt hat, ist wichtiger Bestandteil einer jeden verantwortlichen Traumatherapie mit Gewaltopfern. Die Zahlen sind einfach zu deutlich. Weiter oben habe ich schon über die Wiederholungstendenz bei sexueller Gewalt geschrieben. Zum Thema körperliche Gewalt allgemein lässt sich feststellen: Rund 60 % der Frauen, die als Kind geschlagen wurden, schlagen ihre Kinder (für Männer ergibt sich, je nach Studie, ein Wert von 60 bis 80 %) (Green,

1998; siehe auch Moskowitz, 2004). Aber genauso gilt: *Wer wiederholt zerstörerischen Impulsen nachgibt, hat eine schlechte Prognose.*

Einen der Gründe für die obige Aussage hat Andrew Moskowitz (2004) in seinem Überblicksartikel „Dissociation and Violence" beschrieben: Wer die eigene Misshandlungserfahrung nicht verarbeitet, kann nicht daraus lernen. Dissoziation verhindert die Erkenntnis des Zusammenhangs zwischen der eigenen Misshandlungserfahrung als Kind und dem eigenen Verhalten als Erwachsener.

Wenn Gewalt erfolgreich macht

Ein weiterer Grund für eine schlechte Prognose ist das Vertiefen der Erfahrung durch die Wiederholung: Es ist sicher unmittelbar einsichtig, dass ein Mensch, dessen gewalttätiges Verhalten erst einmal durch zahlreiche Wiederholungen gebahnt ist, mehr Energie aufwenden muss, um sich zu verändern. Gewalt ist leider auf Anhieb – zunächst – sehr erfolgreich, ähnlich wie die „schwarze Pädagogik": Wer brutal durchgreift, hat erst einmal Ruhe, wird oft sogar bewundert, manchmal sogar verehrt. In Jugendgangs steht derjenige in der Hierarchie ganz oben, der die explosivste Form von Gewalttätigkeit zeigt, gepaart mit einiger Intelligenz oder zumindest sozialem Geschick. Wer sich gewalttätig durchsetzt, hat plötzlich viele „Freunde". Die Menschen unterwerfen sich. Wenn die Freundin „Widerworte" gibt und dafür von ihm „eins aufs Maul" bekommt, ist sie still. Und sie wird – das ist die beschriebene Komplementarität von Opfer und Täter – ihn vielleicht noch hingebungsvoller zu „lieben" meinen. Im heute noch gern gesungenen Jazz-Standard „My man" finden sich folgende Zeilen: „Oh my man, I love him so. He'll never know, ... He beats me, too." Wer so denkt, wird sich eher nicht trauen, ihm noch einmal zu widersprechen. Und umgekehrt: Seine Kumpels werden ihn bewundern dafür, dass er sich „durchsetzt", der „Tusse klar sagt, wo's langgeht".

Selbst wenn Männer einen solchen Mann nicht (heimlich) bewundern oder schweigen, um sich keinen Ärger einzuhandeln, gibt es offenbar kaum je eine Situation, in der ein Mann einen anderen in einem nicht-therapeutischen Kontext etwa wegen gewalttätiger Sprüche zur Rechenschaft zieht. Ich persönlich warte immer noch darauf, dass ich miterlebe, wie ein Mann in einer Männer-Runde offen und öffentlich einen anderen Mann dafür zurechtweist, dass er einen frauenfeindlichen Spruch oder Witz losgelassen hat. Ich warte darauf, dass ich einen Mann zu einem anderen sagen höre: „Das ist nicht witzig, das ist widerlich. Lass das." Oder etwas Entsprechendes. Diese Nach-Erziehung von Jungen und Männern durch – gerade ältere – Männer wäre sicher sehr erfolgreich. Eigentlich hätte ich viele Männer für mutiger gehalten, aber sie scheinen die Ächtung der anderen zu fürchten, selbst wenn sie anders denken. Und wenn sie nicht mitmachen wollen, schweigen sie lieber. Ich habe die Hoffnung jedoch noch nicht aufgegeben ...

Glücklicherweise gibt es gute männliche Erzieher und Psychotherapeuten. Diese Kollegen haben gelernt, dass man zu dissozialen Jungs ein gutes Verhältnis aufbauen muss – ohne sich anzubiedern oder dumme Sprüche hinzunehmen.

Was ist gute Tätertherapie?

Gute Tätertherapie-Programme für beide Geschlechter sind weder ausschließlich am Opfer noch ausschließlich an der Täterschaft des Menschen interessiert, sondern sehen die Täterpersönlichkeit als zusammengesetzt aus demütigenden, sehr häufig gewalttätigen Erfahrungen und aus der „Fixierung" auf ein bestimmtes gewalttätiges Lösungsverhalten. Das Herstellen einer vertrauensvollen therapeutischen Bindung wird sehr wichtig genommen. Dennoch wird stets Wert darauf gelegt, dass vor jeder nächsten Vergünstigung Verantwortung für die Tat übernommen werden muss. Diese Verantwortung zu übernehmen ist jedoch ein langer Prozess, bei dem das Lernen verantwortlichen Verhaltens und die Notwendigkeit der Impulskontrolle im Mittelpunkt stehen werden (siehe Deegener, 1999; Gruber, 1999).

Letztlich werden, wie in guten Traumatherapien allgemein, immer konkrete Verhaltensschritte entscheidend sein. Der Täter oder die Täterin muss, nachdem im ersten Schritt die Opfer erst einmal vor ihm/ihr geschützt werden müssen, konkrete Verhaltensschritte entwickeln, diese verlässlich und überprüfbar zeigen und so deutlich machen: „Ich kann mich anders verhalten." Dann werden diese Verhaltensschritte zunehmend auch in Krisen, die teilweise gezielt im therapeutischen Setting (etwa bei jugendlichen Straftätern im Gruppensetting) hergestellt werden, überprüft: Kann die Täterpersönlichkeit so viel von ihrer Fixierung verändern, dass eine Überprüfung „draußen" verantwortbar erscheint?

Am erfolgreichsten sind die Tätertherapien, die auf lebenslange Verhaltenskontrolle und engmaschige Überprüfungen dieses veränderten Verhaltens achten (Salter, 2006).

2.8 Bei Gewalt durch nahe Bindungspersonen: Abstinenz hilft

Viele Menschen, vor allem Mädchen und Frauen, richten ihre Täterintrojekte nicht oder nicht nur gegen andere, sondern vor allem gegen sich selbst und machen ihren eigenen Körper zum Schlachtfeld. Dies hat Sharon Farber in ihrem hervorragenden Buch „When the body is the target" (2002) beschrieben. Traumatisierte Mädchen und Frauen brennen und schneiden sich, hungern und erbrechen, und sie liefern ihren Körper immer wieder zur Misshandlung aus. Traumatisierte Jungen und Männer verletzen viel seltener ihren Körper gezielt – wenn man von Tattoos und Piercings einmal absieht. Sie verwickeln sich eher in „Kampf-Traumata" mit anderen Jungen bzw. Männern, bei denen sie verletzt werden können. Interessanterweise zeigen die Jungen und Männer dasselbe Muster wie die Mädchen und Frauen, die sexuelle Gewalt erlitten haben. Diese Gewaltart ist ja ansonsten weit überwiegend gegen das weibliche Geschlecht gerichtet: Gut 80 % der Opfer sind weiblich.

Wer von einem Bindungstrauma genesen will, muss zur Gewalt ausübenden Bindungsperson auf Distanz gehen

Mädchen und Frauen machen, wie oben beschrieben, ihre Gewalterfahrungen meist im Nahraum, sehr häufig mit Bindungspersonen. Deshalb besteht die beste Prävention, um nicht wieder Opfer zu werden, darin, eine klare Distanz zu diesen Menschen einzunehmen.

Interessanterweise scheint das auch für die TäterInnen zu gelten, die früher Opfer waren: Wenn sie zu zerstörerischen Menschen auf Distanz gehen – auch wenn diese „nur früher" Täter an ihnen geworden sind – können sie leichter andere Verhaltensmuster lernen und ihr Leben verändern. Das klingt einleuchtend, nicht wahr? Aber wie schwer ist es, das Jugendamts-Mitarbeitern, Jugendrichtern, Gefängnisdirektoren und anderen Berufsgruppen nahezubringen, die bis heute noch glauben, dass „Familie" das beste sei, was einem Menschen passieren könne. Dabei sind es häufig die Eltern, die zu Tätern an ihren Kindern geworden sind und werden.

Schaut man sich die Bindungsmuster in Misshandlungs-Familien an, dann zeigen sich – neben Zuwendung und tiefen positiven Gefühlen aller Art, die vielleicht, aber keineswegs in allen dieser Familien vorhanden sind – auch folgende Prinzipien[*]:

Despotismus und Laissez-faire → Chaos: Unberechenbare, auch gewaltvolle Verhaltensweisen der erwachsenen Bindungspersonen, im Wechsel mit „Egal, mach doch was du willst", geben dem Kind keine Struktur, anhand derer es seine Identität verlässlich aufbauen könnte. Das Kind muss dauernd die Erwachsenen im Blick behalten, bleibt auf deren Reaktion fixiert, statt sich um die eigene innere Entwicklung kümmern zu können. Folge: Das Kind wird zur Dissoziation gezwungen und bleibt gleichzeitig überaufmerksam (hypervigilant).

---

[*] Einen Teil dieser Grundmuster in Misshandlungsfamilien habe ich ausführlicher in einem anderen Buch dargestellt (siehe Huber, 2003b).

Bestechung, Erpressung und Ausbeutung; „Verführung“ und Nötigung: Diese Bindungsprinzipien ersetzen das gesunde Verhandeln um Grenzen. Das Kind wird sie erlernen und selbst später anwenden. Auch wenn Kinder in der Schule gegenteilige Bindungsprinzipien lernen sollten, wissen sie: Daheim gelten andere Regeln.

Geiselnahme und (erzwungene) Solidarisierung: Ein von den erwachsenen frühen Bindungspersonen misshandeltes Kind ist Geisel dieser Menschen und überlebensabhängig von ihnen. Es wird sich eng an seine Misshandler binden und versuchen, es ihnen recht zu machen. Wie es in ihm selbst aussieht, wird es versuchen zu verbergen. In der Folge wird sich auch das Innenleben vor dem Alltags-Ich des heranwachsenden Kindes verbergen. Das Kind hat ja auch Zustände von Wut, Angst, Verzweiflung, Ohnmacht, Entsetzen oder Trauer. Und weiß, dass es diese gut verbergen muss, sonst wird es unter Umständen noch schlimmer. Ergebnis: Teilweise signalisiert der heranwachsende Mensch Außenstehenden seine Not, bleibt aber gegenüber den Familienmitgliedern angepasst und versucht dort, die Rolle zu spielen, die ihm zugewiesen wird (ältere Schwester, jüngerer Bruder etc.). Häufig müssen Kinder die Erwachsenenrolle übernehmen, während die Erwachsenen sich äußerst unreif benehmen: sich betrinken, vor dem Fernseher versacken, sich nicht pflegen, sich selbst verletzen, sich gegenseitig anbrüllen, prügeln, vergewaltigen. *Dies geschieht – darauf sei nochmals hingewiesen – in allen Schichten, nicht nur in der sogenannten „Unterschicht“!*

Verrat und existenzielle Einsamkeit: Das misshandelte Kind kann noch so still und „lieb“ sein, es wird immer wieder erleben, dass sein Bedürfnis nach Schutz und Sicherheit, Versorgung und guter Anleitung von den vernachlässigenden und misshandelnden Bindungspersonen, häufig sehr abrupt, verraten wird: Es wird in seiner Not nicht gesehen und gehört. Seine Äußerungen, wie ins Bett machen, schreien, herumzappeln, vors Auto laufen oder andere plötzliche „Unfälle“ haben, Schulversagen, Gegenstände zerstören, sich prügeln, sich dick und rund essen, kleinere Geschwister quälen, sich selbst an den Genitalien stimulieren etc., werden als Faul- oder „Böse-Sein“ missverstanden, statt als Verzweiflungstaten eines kleinen Lebewesens, das nicht weiß, wie es sich selbst helfen und seine Energien kanalisieren soll.

Entwicklungsstörungen sind häufig die Folge: Das kleine Gehirn wächst nicht so, wie es soll (besonders, wenn die Eltern schon zum Zeitpunkt von Zeugung und Schwangerschaft alkohol- oder drogenabhängig waren), das Kind wird ein „Schrei-Kind“ oder ungewöhnlich still und überangepasst. Es wird „nervös“, spricht verzögert oder phasenweise gar nicht, macht immer wieder ins Bett, kann sich schlecht konzentrieren, sich selbst nicht beschreiben; wechselt unkontrollierbar in seinen Gefühlen, Verhaltensweisen und Reifestadien; entwickelt bizarre Angewohnheiten der Selbst-Manipulation und Bindungsstörungen: Entweder ist jede Bindungsperson „die Beste“ – das Kind klettert z.B. jedem auf den Schoß – und/oder es misstraut jedem Menschen und fühlt sich ständig als Außenseiter. Später wird es vielleicht zynisch, hinterhältig (der Ausdruck „verschlagen" hat schon seine doppelte Bedeutung), dissozial oder chronisch suizidal, angstvoll und/oder zwanghaft – oder auch einfach still verzweifelt und angepasst, aber ohne echte Lebensfreude.

Opferung: Die erwachsenen Bindungspersonen lassen das Kind „über die Klinge springen", und das Kind erlebt, dass es für die Eigeninteressen der Erwachsenen geopfert wird. Es opfert sich später manchmal selbst, um dafür belohnt zu werden, die Mutter oder ein – etwa jüngeres – Geschwister zu schützen. Viele Kinder lernen ein sehr primitives „Fressen oder Gefressenwerden" und können sich nicht mit ihren Geschwistern solidarisieren, zumal die Kinder häufig von den erwachsenen Bindungspersonen gegeneinander ausgespielt werden.

Intergenerationelle Weitergabe: Diese Bindungsmuster werden überwiegend sozial „vererbt". Es gibt aber auch Hinweise darauf, dass „ein (traumabedingter) Mangel an kortikaler und subkortikaler Hemmung", der in einer Generation erworben wurde, auf die nächste Generation tatsächlich genetisch vererbt werden kann, sodass die nächste Generation schon zarter, empfindlicher, weniger stressresistent und emotional instabiler auf die Welt kommen kann (Perry, 2002). Affektinstabilität, so wird gemutmaßt, kann in bis zu 10 % genetisch weitergegeben werden (z.B. bei der Borderline-Störung). Und noch etwas ist immer wieder wichtig:

Dissoziation verhindert beim Erwachsenen Erkenntnisse über den Zusammenhang von eigener Misshandlungserfahrung und eigenen Misshandlungs-Taten (Überblick: Moskowitz, 2004). Es gibt ja den Spruch: „Was du nicht willst, das man dir tu, das füg auch keinem andren zu." Dass man anderen antut, was man selbst unaushaltbar schrecklich fand, ist manchmal jedoch gar nicht bemerkbar. Dann nämlich, wenn die Verbindung zwischen den Hirnregionen, in denen biografische Daten gespeichert werden (u.a. der Hippocampus im limbischen System), dem Alltags-Ich (präfrontaler/orbitofrontaler Cortex) und den abgespeicherten traumatischen Erfahrungen (Amygdala-System im Mittelhirn plus primäre „Speicherplätze", etwa im Cortex) nicht existiert. Erst durch gute Lebens- und Bindungserfahrungen kann ein Mensch lernen, die Phobie, also die Angst vor diesen Schrecken, die „irgendwo da innen lauern", zu überwinden und sich damit so auseinanderzusetzen, dass aus der Erfahrung gelernt werden kann.

Opfer-Täter dissoziieren auch während der Tat (Moskowitz, 2004). Können sich Täter nicht mehr erinnern, unterstellt man ihnen, dass sie sich nur nicht erinnern wollen. Doch wer etwas der Tat sehr Ähnliches früher als Opfer oder ohnmächtiger Zeuge durchlitten hat (etwa Misshandlungs-Szenarien in der Familie) wird möglicherweise, während er selbst sein Täterintrojekt auslebt, so dissoziieren, dass der Alltagsverstand aussetzt. Ein Klient erzählte mir einmal, als Kind sei ihm und seinen Geschwistern völlig klar gewesen, dass der Vater, der selbst eine brutale Kindheit und auch noch die Schrecken des Zweiten Weltkrieges erlebt hatte, unterschiedliche Arten von Wut zeigen konnte. Sie nannten sie die rote Wut, die blaue Wut und die weiße Wut. Wenn der Vater die „rote Wut" hatte, war er noch beeinflussbar, man konnte ihn ablenken, beschwichtigen, beruhigen. Wenn er „die blaue Wut" hatte, brachte man sich am besten in Sicherheit, wurde unsichtbar, verhielt sich still, um ihn nur nicht weiter zu provozieren. Hatte er jedoch die „weiße Wut" und man war in sein eingeengtes (dissoziiertes) Blickfeld geraten, konnte er völlig ausrasten. „Ich habe gesehen, wie er in dem Zustand ein Pferd halb tot geschlagen hat", erinnerte sich der Sohn Jahrzehnte später noch mit Grauen, und ich konnte ahnen, was der Vater vielleicht auch mit seinen Kindern getan hatte.

Pädokriminelle Gewalt

Unter solche Bedingungen in einer Familie aufzuwachsen, ist natürlich bitter für die Kinder. Wobei die Bezeichnung „Familie" heute schon für diese Konstruktionen von Erwachsenen und heranwachsenden Kindern fast nicht mehr taugt: Häufig ist dort, wo Kinder misshandelt werden, kein, schon gar kein liebevoller, Vater-Mutter-Kind-Zusammenhang mehr zu finden. Stattdessen handelt es sich um Mütter mit ihren Kindern plus gelegentlich anwesenden Vätern oder Stiefvätern oder anderen im Haus aus- und eingehenden Erwachsenen. Immer mehr Kinder wachsen ohne verlässliche sichere Bindungspersonen auf. Sie brauchen den Schutz des Staates und verlässliche Erwachsene, die anstelle der häufig völlig überforderten Mütter und der bestenfalls Gelegenheits-Väter ihnen gute Möglichkeiten des Gedeihens bieten können. Wo Großfamilien nicht mehr funktionieren, werden vielleicht Wohngemeinschaften und Mehrgenerationenhäuser versuchen, Abhilfe zu schaffen – vorausgesetzt, die dort Lebenden verfügen über ausreichende Beziehungsfähigkeit.

Besonders schrecklich ist es, wenn Kinder in organisierter Form ausgebeutet werden, z.B. von ihren Eltern oder anderen Familienangehörigen anderen Tätern angeboten oder regelrecht verkauft werden. Was sich hinter den – völlig verfehlten (Gerstendörfer, 2007) – Begriffen „Kinderpornografie" bzw. „Kinderprostitution" verbirgt, ist ein solch unsägliches Leid, dass es einem das Herz zerreißen kann. Das Schrecklichste, was es in dieser Hinsicht gibt, nämlich organisierte sexualisierte Gewalt an Kindern, Jugendlichen und erwachsenen Frauen, gepaart mit äußerstem Sadismus, verbirgt sich hinter dem Begriff „rituelle Gewalt" (siehe Fröhling, 2008; Huber, 1995, 2003a und b; Noblitt & Perskin, 2008).

Zahlen zum Ausmaß der pädokriminellen Gewalt im Internet

Thomas Salzberger, Informatiker in Deutschlands bestausgestattetem Analysebüro für digitale Forensik (www.fast-detect.de), wertet seit vielen Jahren bei mutmaßlichen

Pädokriminellen sichergestellte Festplatten aus. Es folgen einige Daten, die ich mir bei seinem Vortrag am 30. November 2008 anlässlich einer Tagung an der Universität München notiert habe:

⋯⇒ 16 % aller Straftaten in der BRD handeln von „Besitz, Weitergabe und Verbreitung" kinderpornografischer Schriften bzw. entsprechenden Materials; alle im Alter zwischen Null und 14 Jahren werden hier als Kind verstanden.

⋯⇒ Nach soliden Schätzungen gibt es in Deutschland jeden Tag 30.000 bis 50.000 ständige Konsumenten solchen Materials. Viele davon – häufig zitierte Schätzung: 40 % – begehen selbst als Täter sexualisierte Gewalt an Kindern.

⋯⇒ Unter den verurteilten Pädokriminellen sind 97 % Männer. Die 3 % Frauen sind in der Regel die Partnerinnen dieser Männer.

⋯⇒ Die Konsumenten des Materials sind ausschließlich Männer.

⋯⇒ 86 % aller Kinder, die im Internet chatten, werden von Pädokriminellen um ein Treffen gebeten. Kindern muss deshalb unbedingt beigebracht werden, niemals ihren Namen und ihre Adresse im Netz zu nennen, da sie sonst gefährdet sind!

⋯⇒ Man geht gegenwärtig von ca. zwei Millionen sexualisiert gequälten und im Netz abgebildeten bzw. angebotenen Kindern aus.

⋯⇒ Einmal im Internet, immer im Internet: Das Material lässt sich nie vollständig löschen. Wessen Bilder also einmal im Netz waren, ist auch als Erwachsener niemals sicher, dass die Bilder der eigenen Qual nicht immer und immer wieder von Tätern gehandelt, getauscht und dazu benutzt werden, sie Kindern zu zeigen und ihnen damit zu vermitteln: „Guck mal, das ist ja ganz normal. Das machen andere Kinder doch auch."

⋯⇒ Filme mit sexualisierter Gewalt an Kindern im Netz dauern im Schnitt länger als 20 Minuten, viele ein bis zwei Stunden.

⋯⇒ Das Material ist Gold wert, ist eine „Währung" im Netz. Es gibt stark frequentierte Tauschbörsen. (Je gewaltvoller das Material, desto teurer ist es.)

⋯⇒ Einschließlich Newsgroups geht man auf den Servern weltweit von im Schnitt 40 Millionen Dateien aus, die sexualisierte Gewalt gegen Kinder zeigen, davon 94 % Bilder, 6 % Videos.

⋯⇒ Die Gequälten in den Dateien sind zu 70 % ausschließlich Mädchen; zu 17 % ausschließlich Jungen; 13 % zeigen beide Geschlechter. Die Tendenz geht zu immer jüngeren Opfern, einschließlich Babys.

⋯⇒ Jeder Pädokriminelle misshandelt im Schnitt zwischen 100 und 250 Kinder auf sexualisierte Weise.

Folgen und Ursachen pädokrimineller Gewalt

Jeder einzelne der oben aufgeführten Punkte enthält Informationen von Ungeheuerlichem – ein Kind sexualisiert zu quälen, ist für mich der Inbegriff des Bösen. Der

EDV-Experte Salzberger spricht von „getöteten Kinderseelen". Er, der so viel Grausames gesehen hat, weiß sicher, was er da sagt. Wir als TraumatherapeutInnen würden diese Seelen nicht für endgültig „tot" halten, müssen uns aber klar machen: Alle diese Kinder sind extrem gefährdet, sich nicht mehr auf gesunde Weise an andere Menschen binden zu können; nicht mehr zu wissen, was wirklich Liebe ist (die Pädokriminellen nennen sich ja „Pädophile", also Kinder Liebende, und nicht wenige sagen den Kindern auch, dass das „Liebe" sei, was sie tun). Wie viele der Opfer sind in Gefahr, sich in Verzweiflung in eine Suchtkarriere zu begeben? Wie viele von ihnen werden schwerste dissoziative Störungen, eventuell Persönlichkeitsstörungen, davontragen? Wie viele Jahre werden sie brauchen, falls sie überhaupt in Therapie gehen, um davon zu genesen? Wie viele von ihnen werden mit Jüngeren „nachspielen", was sie bei den Tätern erlebt haben? Wie viele werden ihre Kinder emotional, körperlich oder sogar sexuell missbrauchen?

Und die Konsumenten? Wie viele dieser verrohten Männer gibt es da draußen? Schätzungen sprechen davon, dass etwa ein Fünftel aller Männer „auf Kinderpornografie ansprechbar" sei. Wie kommt das? Eines ist klar: Man kommt nicht als „Pädophiler" auf die Welt, dafür gibt es keinerlei Hinweise. Offenbar entwickeln jedoch viele Jungen im Laufe ihrer Entwicklung eine Lust daran, ein jüngeres Kind sexualisiert zu quälen. Einen eindeutigen Zusammenhang sehen wir in familiären Settings: Wenn der ältere Bruder die jüngere Schwester oder den jüngeren Bruder vergewaltigt, dann hat er das irgendwo her. Er hat es fast immer selbst erlebt: durch den Vater, einen Onkel, Babysitter, Lehrer, Pfarrer, Jugendgruppenleiter ... Und/oder er hat zugeschaut, wie die Mutter oder die Schwester von anderen sexualisiert gequält wurden. Und/oder er hat schon als Kind jede Menge Pornos gesehen, weil seine Eltern, Onkel und Tanten und Kumpel etc. das auch taten. Und, wie bereits beschrieben: Ein Teil, zwischen 5 und 9 % etwa, empfindet explizit sadistische Lust dabei, wenn ein anderes Lebewesen leidet.

Aus meiner Berufserfahrung heraus würde ich Pädokriminalität theoretisch so beschreiben: Der Täter „verleibt sich das Kind ein", das verletzt wird, entweder, indem er zusieht, wie ein Kind verletzt wird und sich dabei selbst befriedigt oder indem er persönlich ein Kind verletzt. Auf diese Weise tötet er wieder und wieder etwas in sich ab, etwas, das einst zart, unschuldig, rein etc. war und verletzt bzw. gequält wurde. Egal, ob er dabei wirklich Freude empfindet oder ob es ihn quält: Er muss ein Kind verletzen und dessen „Seele töten", zwanghaft, immer wieder, mit vielen Kindern bzw. vielen Medien-Darstellungen von Kindern, um das in sich selbst abzutöten, das zart war und gelitten hat und das er selbst nicht annehmen kann.

In späteren Publikationen werde ich mich mit dieser Theorie weiter auseinandersetzen.

Wie befreit man sich aus destruktiven Strukturen?

Pauline Frei beschreibt in diesem Buch ihre äußere und innerliche Befreiung aus Strukturen eines destruktiven Kults. Heutzutage machen sich solche Kulte im Bereich des „Hardcore-Satanismus" oder „Sadomasochismus" die Strukturen des Internet zunutze und beschaffen sich Geld über die Verbreitung entsprechenden Materials. Mitglieder dieser Gruppen haben häufig Kinder über lange Zeit in ihrem „Besitz", teilweise ihre eigenen oder Kinder ihrer „Kunden". Einzeln oder in Gruppen quälen sie diese Kinder, in der Regel sogar in „Ritualen", spezifischen Inszenierungen, die auf Video dokumentiert später zum Verkauf angeboten werden. Auch als Jugendliche oder Erwachsene werden die Kinder weiter für die Zwecke des Kultes ausgebeutet. Von Mädchen wird verlangt, dass sie ihnen „ein Kind schenken", das sie weiter ausbeuten können etc.

Pauline Frei war als Kind einer solchen Gruppierung ausgeliefert und konnte sich erst als Erwachsene daraus befreien. In ihren Texten wird besonders deutlich, wie schwer es ist, wenn die Täter zahlreich sind, wenn sie das Kind häufig in Todesangst bringen, wenn sie ihm einreden, es sei an allem „selbst schuld". Wenn das Kind sich wehren oder etwas erzählen möchte, heißt es, niemand würde ihm glauben, es würde ja nur „lügen". Pauline Frei beschreibt also genau das, was viele Aussteiger aus zerstörerischen Bindungen durchmachen.

Aber, wie schon erwähnt: Viele Kinder aus solchen Zusammenhängen klammern sich an ihre zerstörerischen erwachsenen Bindungspersonen, auch lange noch, nachdem sie aus dem Haus sind oder sein sollten. Sie werden krank, verstört, gestört und teilweise immer schwächer – aber sie wollen nicht von diesen Menschen weg. Hier müssen externe HelferInnen regelrecht ihre ganze Autorität in die Waagschale werfen und den Kindern, Jugendlichen und Erwachsenen deutlich zeigen: Eine gewisse Abstinenz von den zerstörerischen Menschen, an die sie sich gebunden fühlen, ist entscheidend. Sonst wird es nicht besser. Es ist fast wie ein Suchtentzug.

Alternativ kann es dazu kommen, dass in den Beratungsstellen oder Psychotherapien Jugendliche oder Erwachsene sitzen, die noch sehr gebunden sind an ihre Misshandler, gleichzeitig aber Anzeige erstatten wollen, weil sie in einem Zustand von Zorn und Hass glauben, das sei jetzt der richtige Weg. Wir HelferInnen sind dann oft hin- und hergerissen: Einerseits könnte eine Anzeige richtig sein, um dem schlimmen Spuk ein Ende zu bereiten. Andererseits merken wir, dass die KlientIn innerlich, häufig auch noch äußerlich, sehr gebunden ist an die misshandelnde Person. Den äußeren und inneren Abstand zu den misshandelnden Personen zu vergrößern ist dann die beste Empfehlung, die wir machen können. Mädchen- und Frauenhäuser in Deutschland und viele Heime sowie Pflegestellen sind voll mit Kindern, Jugendlichen und Erwachsenen, die versuchen auszusteigen aus dem Kreislauf von Gewalt und Ohnmacht.

Für den Ausstieg aus destruktiven Bindungen – und zwar sowohl aus zerstörerischen privaten, etwa Partner- und Familien-Beziehungen, als auch aus organisierten kriminellen Täterkreisen – *hat sich folgende Reihenfolge als erfolgreich erwiesen:*

⋯⟩ Zunächst, wo immer möglich, *äußere Sicherheit* herstellen. Wenn es sich um ein Kind handelt, den Täter oder das Kind aus den Misshandlungsstrukturen herausnehmen. Wenn es eine Jugendliche oder Erwachsene ist: Das Thema immer wieder ansprechen. Aber (siehe unten): Bevor sich Jugendliche oder Erwachsene lösen können, sind erst gute Bindungserfahrungen nötig.

⋯⟩ Anregen, die gelernten dysfunktionalen *Bindungsmuster* zu *überprüfen:* Warum mache ich das bzw. machen wir das daheim so? Ist das normal? Ist das gut so?

⋯⟩ Erkennen – *Anerkennen* – Verändern (siehe dazu auch weiter unten): Wenn ich erkannt habe, dass etwas schlimm war, kann ich es erst verändern, wenn ich auch anerkannt habe, was es mit mir gemacht hat.

⋯⟩ Erfahrung durch *sichere Beziehung*, wenn möglich und bei ausreichender Motivation auch Psychotherapie. Gute Bindungspersonen zu verinnerlichen, ergibt gute Introjekte, die ein freundliches „Gegengift" gegen die Täterloyalität und die Täteridentifikation sind. Die meisten Menschen kommen von zerstörerischen Bindungen nicht los, wenn sie keine guten Bindungen und Beziehungen kennen gelernt haben; gut im Sinne von verlässlich, liebevoll und uneigennützig interessiert am Wachstum der Persönlichkeit des Kindes/Jugendlichen/erwachsenen Menschen. Auch die Erfahrung in einer Psychotherapie kann entweder ein Heranreifen der Persönlichkeit ermöglichen, wo kein/e gute/r Lehrer/in, kein/e gesunde/r Partner/in gefunden werden konnte, oder sie kann diese anderen Beziehungsmöglichkeiten ergänzen.

⋯⟩ *Metaebenen herstellen, kognitive Distanz* aufbauen. Übergeordnete Denkmöglichkeiten zu entwickeln setzt voraus, sich selbst beobachten zu können, wie und wann man etwas warum tut. Daniel Siegel hat in seinem Buch „Das achtsame Gehirn" (2007) beschrieben, dass Beobachtung etwas „Linkshemisphärisches" ist, nah an der Möglichkeit der Bewertung, die meist in der linken Hälfte unseres Großhirns als Denkmöglichkeit existiert. Traumaerfahrungen jedoch sind – jedenfalls, was die Gefühle angeht – meist rechtshemisphärisch gespeichert. Zur Beobachtungsfähigkeit kann man erst kommen, wenn das Lernfenster, neudeutsch „Window of Tolerance" – auch das ein Begriff von Daniel Siegel – offen genug dafür ist. Wer in Misshandlungsbeziehungen lebt/e, kann sich diese Innenschau oft nicht leisten, weil er/sie die Umgebung dauernd „scannen" muss: „Ist es ein wenig sicher? Oder gefährlich? Wie gefährlich?" Und wenn das Bewusstsein einmal nicht auf „gefährlich" geschaltet ist, dissoziiert man oder ist einfach erschöpft. Man bleibt weitgehend auf das Re-Agieren fixiert und übernimmt, ohne es zu wollen, die gelernten Bindungsmuster, wendet sie in neuen Beziehungen wieder an, auch wenn man sich vorgenommen hat, das auf keinen Fall zu tun. Häufig will man weg von diesen Menschen, die so ambivalente Gefühle auslösen wie Abhängigkeit,

Angst, Ohnmacht und Wut, Zuneigung und Schuldgefühle. Man will weg – hat aber große Angst vor dem Alleinsein, denn wer sich „selbst" nicht „hat", kann sich auch nicht ohne die anderen denken und fühlen. Auch Pauline Frei wird in diesem Buch noch darüber berichten, wie sie sich damals gefühlt hat, als es nur verschiedene chaotische, in alle Himmelsrichtungen strebenden Gefühlszustände gab, solange sie noch im Bann der Täter war. Selbst wenn also viele andere Dinge unter den schrecklichsten Lebensbedingungen gelernt werden können – die kritische Distanz zu Bindungspersonen kann erst in äußerer Distanz zu ihnen gelernt werden. Sonst bleibt man in verschiedenen Zuständen von Hass-Liebe („Nicht mit dir und nicht ohne dich") befangen. Wer aber lernen kann, sich selbst unabhängig vom anderen zu denken, kann eine eigene Identität entwickeln: „Wer bin ich ohne dich? Wer bin ich überhaupt, ohne die anderen? Gibt es mich, bleibe ich mir als ein fühlbares eigenes Ich erhalten?" Viele sind dann schon froh, wenn sie auf diese Fragen zunächst antworten können: „Ich bin kein Monster." Oder: „Ich bin nicht Nichts." Oder: „Ich? Innerer Kern? Ich habe nie gewusst, was das sein soll. Jetzt bekomme ich eine Ahnung davon."

···: Gesunde und *sichere Alltags-Bindungen* aufbauen. Es gibt ja den schlimmen Spruch „Pack schlägt sich – Pack verträgt sich." Wer im „Pack" groß geworden ist, wird leider nicht selten dazu neigen, sich wieder mit „Pack" zusammenzutun. Was ich damit meine, möchte ich erklären: Man kennt es, entwertet, gedemütigt, gehänselt, mit „Arschloch" angesprochen zu werden; man kennt es, Liebesbeteuerungen und Hasstiraden zu hören; man kennt es, gemein und hinterhältig über sich reden zu hören, ohne sich wehren zu können; man kennt es, herumgeschubst, geohrfeigt, in den Hintern getreten zu werden; man kennt es, dass jemand anderes den eigenen Körper anfasst, wie er oder sie das gerade will; man kennt es, an allem möglichen schuld zu sein, sich zu schämen, den anderen oder gleich alle Menschen zu hassen, sich rächen zu wollen, und sich doch genau so oder ähnlich zu verhalten, wenigstens in Manchem ... Und wenn man diesen bitteren Kelch schon früh und oft bis zur Neige trinken musste, kennt man es auch, dass ein anderer Mensch mit einem machen konnte, was er wollte, dass man Todesangst vor ihm hatte, gezittert hat, gelähmt war, um Gnade betteln musste, nicht weinen durfte, weil sonst alles schlimmer wurde ... und vielleicht zusehen musste, wie andere ebenso behandelt wurden. Und vielleicht selbst schon andere so behandelt hat. Also wird man sich ebenso fühlen wie der- bzw. diejenige, die einen so behandelt hat: Wie Müll. „Pack" eben. Aber wenn man Macht über andere hat, kann das auch berauschen. Und sich absolut zu unterwerfen, kann auch manchmal ein rauschhaftes Erlebnis sein. Viele verwechseln diese Erregung mit Verliebtheit, und „verlieben" sich dann in Menschen, bei denen dieses rauschhafte Erleben auf der einen Seite (Macht ausüben) und/oder auf der anderen Seite (totale Unterwerfung) wieder möglich ist. Auch bei weniger extremen Erfahrungen ist oft zu sehen: Je gesünder ein Mensch psychisch wird, desto gesünder sind seine Beziehungen. Man muss nämlich lernen, was Differenz ist.

···∤ *Differenz* aushalten: Wer sich selbst besser kennt und lernt, sich selbst zu akzeptieren, kann auch einen anderen Menschen anders sein lassen. Sonst bleibt es bei den kollusiven Verwicklungen, die in Misshandlungsbeziehungen häufig herrschen: Da weiß der eine Mensch nicht, wo er selbst anfängt oder wo die andere Person aufhört. Da greift eins ins andere, da greift einer ein in das Leben des/der anderen. Ich-Grenzen sind nicht fühlbar, scheinen wie aufgehoben zu sein. Das kann ein Machtgefühl auslösen: „Wir gegen den Rest der Welt." Bei Trennungswünschen und -drohungen löst es umgekehrt das „Nicht mit dir und nicht ohne dich" aus. Wer allmählich – und oft sehr schmerzhaft – versucht, sich von zerstörerischen Bindungspersonen zurückzuziehen und so lernen kann, wer sie oder er selber ist, kann sich nicht nur bessere Bindungspartner aussuchen (Bekannte, Freunde, Partner etc.), sondern kann auch erfahren, was es heißt, das Anderssein (Differenz) des anderen Menschen wertzuschätzen; kann Achtsamkeit entwickeln für sich und für andere Menschen.

Dieser Prozess ist, wie man sich unschwer vorstellen kann, von Vorwärts- und Rückwärtsbewegungen, von Aus- und Abbrüchen gekennzeichnet, und er fordert die Persönlichkeit, die diesen Prozess durchmacht, aufs Äußerste heraus. Pauline Frei beschreibt dies in ihren Texten sehr eindrucksvoll. Für Helfer wie PsychotherapeutInnen bedeutet dies: Wir müssen ...

Immer mit dem „Rückfall" arbeiten

Einerseits entwickeln viele unserer komplex traumatisierten KlientInnen tatsächlich auch noch Suchtstrukturen, nicht nur nach Alkohol etc., sondern auch nach ihren alten Bindungsmustern. Andererseits ist das Neue so schmerzhaft unbekannt, dass „Schmerz hilft und Hilfe schmerzt" (Schwartz, 2002). Wie vertrauen auf andere, wenn man erlebt hat, dass man immer wieder verraten wird? Und vertrauen muss man, immer wieder, denn allein kann man es nicht schaffen, die Dissoziationen und alten Bindungsmuster zu überwinden. Wie sich anvertrauen? Wie oft, wie lange, mit welchen Verwicklungen, Reinszenierungen, Rückschlägen? Immer wieder gibt es Verzweiflungssituationen, in denen man doch wieder bei den alten, „schrägen" Bindungspersonen anruft, sich mit ihnen trifft, das Vertraute wieder erlebt, so etwas wie Heimat fühlt und Zugehörigkeit – nur um wieder enttäuscht zu werden, wieder voller Schmerz zu spüren, wie die eigene Sehnsucht ausgebeutet wird.

Umgekehrt werden viele „Aussteiger" von ihren Misshandlern nicht in Ruhe gelassen, sondern verfolgt, wobei immer wieder Erpressung, Nötigung etc. eingesetzt werden: „Du erbst nichts, wenn du jetzt nicht kommst." „Mutter/Vater weint den ganzen

Tag/ist schon ganz krank, weil du nicht kommst." Etc. In nicht wenigen dieser Beziehungen wird auch massiv gedroht: „Ich schlag dich kaputt, wenn du nicht kommst." Oder gar: „Das überlebst du nicht." Und so müssen Jugendliche oder Erwachsene, die sich aus zerstörerischen Familien-Clans oder Täterringen lösen, ein regelrechtes Aussteiger-Programm absolvieren, das – nicht selten mit einigem Hin und Her verbunden – etwa so aussieht:

Schritte für den Ausstieg

⋯⟩ Äußere Distanz zu Tätern herstellen.
⋯⟩ Aktive Kontaktaufnahme vermeiden.
⋯⟩ Wohnung, Telefonnummer, E-Mail-Adresse, Post, Konto schützen/ändern.
⋯⟩ Kontakte zu Geschwistern, Bekannten, Freunden überprüfen.
⋯⟩ Auftauchende Täter und deren Kontaktpersonen abweisen.
⋯⟩ Anzeigen.

Die meisten Menschen versuchen, mit einem Ruck von den misshandelnden Bindungspersonen loszukommen. Das ist sozusagen „Plan A". In der Regel müssen sie aber doch nach „Plan B" aussteigen. Erst die schrittweise Prozedur wird helfen, anfänglich immer seltener anrufen und hingehen, dann von sich aus den Kontakt nicht mehr aufnehmen, dann die Zugangswege zu sich versperren. Dann – noch einmal sehr schmerzvoll – muss man sich häufig auch von Menschen trennen, die nicht direkte Misshandler waren, aber mit ihnen verbunden bzw. solidarisch und damit unsichere Personen für den Ausstieg sind. Wenn die eigene Schwester noch engen Kontakt zu den (ehemals) misshandelnden Eltern hat; wenn der geliebte, selbst betroffene Bruder plötzlich mit der „False memory"-These kommt; wenn man mitbekommt, wie die kleine Nichte immer wieder übers Wochenende zu den Menschen gegeben wird, die einen selbst misshandelt haben – dann funktioniert oft nur eines: Distanz. Wer versucht, sich wieder zu verwickeln, sich zu rechtfertigen, zu warnen, wird leider oft erleben, dass er oder sie schmerzhaft „eingesogen" und/oder schmerzhaft aus der Familie ausgegrenzt wird.

Bei hartnäckig verfolgenden Tätern bedeutet die nächste Stufe des Ausstiegs, den Mut aufzubringen, Tätern die Tür nicht aufzumachen bzw. sie auf der Straße abzuschütteln oder sogar (z.B. die Polizei) um Hilfe zu rufen, wenn sie sich gewaltvoll Zugang verschaffen wollen. Viele ehemalige Opfer zittern schon bei dem Gedanken, „sie" könnten kommen und „mich holen", denn sie haben schon einmal oder mehrmals versucht, ihren Peinigern zu entkommen, und wurden dann fürchterlich „bestraft". Was sie in ihrer Angst und bei dem Gedanken, „Ich werde doch wieder hingehen, sonst wird es schlimmer" oft nicht realisieren: Es ist jedes Mal schlimm, jedes einzelne Mal, wenn man misshandelt wird. Und jede „Misshandlungspause" kann man nutzen, um stärker zu werden. Genau das wollen verfolgende Täter oft verhindern. Sich ihnen konsequent zu entziehen und vielleicht sogar durch einen Rechtsanwaltsbrief, eine Anzeige nach dem Stalking-Gesetz etc. sich aktiv zu wehren, kann ein wichtiger Schritt zur eigenen Stärkung sein.

Wenn Opfer wieder zu den Tätern zurückgehen, dann nicht nur, weil sie innerlich an sie gebunden sind, sondern auch schlicht aus Todesangst, was passieren könnte, wenn sie nicht gehorchen. Dabei ist es aber wichtig zu wissen – und dieses Wissen müssen die HelferInnen wieder und wieder vermitteln: *Es ist besser, jede „Misshandlungspause" für eine Entwicklung zu nutzen, als wieder ganz zurückzugehen.*

Wer die eigenen Stimmungen, Zuständen etc. er-trägt, als seien sie ein Tablett voller gefüllter Wassergläser, die jederzeit umkippen können, wird sich oft gegen größere Veränderungen sperren. Das prekäre Gleichgewicht (immerhin ist sie/er ja bis hierhin gekommen) wird gegen Veränderung verteidigt, und so gibt es ein inneres und äußeres Gezerre um den richtigen Weg: „Doch wieder zurück? Ganz weg?" Das eine ist schrecklich vertraut. Das andere so schrecklich unbekannt. Ohne sichere, verlässliche Menschen schaffen es nur die wenigsten.

„Ich arbeite nicht mit Menschen, die noch traumatisiert werden oder auch nur Täterkontakt haben", sagen viele KollegInnen. Und ich kann das verstehen: Es ist grausam, schmerzhaft und raubt uns nicht selten den Schlaf, jemanden begleiten zu müssen, der oder die noch gequält wird. Aber wie soll sie oder er es jemals schaffen, aus den Misshandlungszusammenhängen auszusteigen, wenn er oder sie keine sichere, gute Bindungserfahrung machen kann? Wie sollen zum Beispiel dissoziative Menschen, die manchmal nicht wissen, was sie vorhin getan haben, geschweige denn, aus wie vielen für sie nicht steuerbaren Strebungen, Zuständen oder Handlungsimpulsen sie bestehen – wie sollen Persönlichkeiten, wie es Pauline Frei auch einmal gewesen ist, je lernen, wie kostbar und wertvoll sie sind, wenn ihnen niemand beisteht, den langen Weg zu gehen, „von der Dunkelheit ins Licht"?

2.9 Reinszenierungen von Täter-Opfer-Situationen

Für alle KollegInnen, die sich die nachfolgend beschriebenen Szenarien ersparen wollen, habe ich natürlich Verständnis. Dennoch glaube ich, dass diese typischen Täter-Opfer-Reinszenierungen in der Psychotherapie häufig vorkommen, manchmal auch gänzlich ohne Erkenntnis der TherapeutIn, um was es sich da handelt:
⤳ Täterintrojekte quälen die TherapeutIn; diese fühlt sich als Opfer.
⤳ Täterloyale Anteile boykottieren jeden Fortschritt, halten Kontakt zu bzw. sind verliebt in den Täter. Folge: Die TherapeutIn wird „lahmgelegt".

···❥ Depressive Anteile („Es ist eh alles zu spät.") weisen der TherapeutIn nach, dass „nichts etwas bringt".

···❥ Opferanteile überfluten die TherapeutIn mit schrecklichen Details und Flashbacks. Die TherapeutIn meint, sich mehr und mehr anhören zu müssen („Es muss doch alles raus!") und wahrt ihre eigenen Grenzen nicht.

···❥ Opferanteile reinszenieren Traumatisierungen: Sie lassen sich künstlich ernähren, katheterisieren, lassen Wunden vernähen oder verhalten sich „verführerisch". Die TherapeutIn wird so zur realen oder imaginierten „TäterIn".

···❥ Die TherapeutIn wird ihrerseits als TäterIn aktiv.

···❥ Die TherapeutIn bagatellisiert, schaut weg, verbündet sich mit den täterloyalen Anteilen in der KlientIn („So schlimm war es doch gar nicht". „Ist das nicht vielleicht doch alles nur eine Fantasie von Ihnen?").

···❥ Die TherapeutIn ist depressiv ausgebrannt und verbündet sich mit den depressiven Anteilen in der KlientIn („Die Welt ist schlecht." „So etwas kann Ihnen jederzeit wieder passieren!").

···❥ Die TherapeutIn verbündet sich ausschließlich mit der Opferseite der KlientIn („Wir zwei Opfer gegen den Rest der Welt!") und ignoriert oder leugnet die anderen, auch die täteridentifizierten Anteile der KlientIn.

···❥ Die TherapeutIn verbündet sich mit den Täterintrojekten. („Schwäche kann man sich nicht leisten." „Diese Juden/Asylanten/Sozialhilfeempfänger ... sind auch wirklich eine Landplage." „Die (Gewaltopfer) sind es selbst schuld.")

An dieser Aufzählung wird deutlich, dass die TherapeutInnen selbst intensiv an sich arbeiten müssen, um nicht ins Agieren oder Mitagieren zu gehen. Und dass sie ihren KlientInnen gegenüber häufig Grenzen setzen müssen: „Nein, ich glaube nicht, dass das eine so gute Idee ist, lassen Sie uns das noch einmal anschauen." Oder: „Doch, ich möchte Sie ermutigen, dies noch einmal zu überprüfen. Ich glaube, Sie können das besser" sind nur zwei von vielen Sätzen, die wir häufig sagen müssen. Und natürlich gilt es, in intensiver Intervision und Supervision, gegebenenfalls auch in eigener (erneuter) Psychotherapie, die eigenen bitteren Lebens- und Berufserfahrungen immer wieder anzuschauen und noch besser zu verarbeiten. Doch das sollten wir ohnehin immer tun, denn wir TherapeutInnen sind ja auch nicht die besseren, sondern nur andere Menschen (siehe dazu auch Kapitel 3).

Deshalb lautete mein Plädoyer: Bitte, liebe KollegInnen, nehmen Sie sich in Ihrer beruflichen Arbeit selbst ernst und verstehen Sie sich als dauerhaft Lernende. Und nehmen Sie sich immer mindestens einer oder zwei dieser „schwierigen Persönlichkeiten" an, begleiten Sie sie durch alle Höhen und Tiefen des Ausstiegs aus zerstörerischen Beziehungen. Machen Sie sich darauf gefasst, dass das Böse nicht nur außen, bei den (ehemaligen) Misshandlern ist, sondern auch noch innerlich gefunden, verstanden und überwunden werden muss. Und dass das Böse in Ihnen eine Resonanz hat, die Sie beachten müssen. Wenn Sie das tun, werden Sie enorm herausgefordert, aber

Sie tun damit auch etwas für ganze Generationen von Menschen. Denn Ihre KlientIn wird vielleicht nicht nur selbst genesen, sondern auch Kinder bekommen, die dann zu gesünderen Menschen heranwachsen werden und hoffentlich den intergenerationellen Zirkel der Gewalt durchbrechen.

2.10 (Selbst-)Zerstörung ist gelerntes und gebahntes Verhalten, das auch „verlernt" werden kann

> „Das Gute wissen, weit ist noch das Tun davon;
> das Böse kennen ist des Bösen Anfang schon." – *Friedrich Rückert*,
> „Die Weisheit des Brahmanen"

Es ist schwer, alte Muster zu verändern. Das gilt für das Muster, sich immer wieder als Opfer anzubieten, genauso wie für das, immer wieder Macht und Gewalt über andere auszuüben. *Die „Kanäle sind gegraben": Wer Schmerz mit Schmerzzufügung bekämpfen gelernt hat, wird dazu rasch wieder greifen, sobald er/sie unter Stress gerät.*

Jeder Neurowissenschaftler wird diese Wahrheit bestätigen können. Je früher diese Muster von Schmerz und Schmerzzufügung und die entsprechenden Bindungsmuster gelernt wurden, desto tiefer sind sie auch eingegraben. Bei selbstverletzendem Verhalten wie dem Selbstzufügen tiefer Schnitte bei Mädchen ist dieses Muster gut untersucht: Je früher die Mädchen mit Selbstverletzungen beginnen, desto fragiler ist ihre Persönlichkeit und desto tiefer werden die Selbstverletzungen zu deren Bestandteil (Levy-Warren, 1996).

Viele Mädchen experimentieren mit selbstschädigendem Verhalten (extreme Diäten, Appetitzügler, Entwässerungspillen, Abführmittel; Kotzen nach Fressattacken, bis hin zu Misshandlungs-Beziehungen). Aber das Mädchen/die Frau, die ein solches Verhalten beibehält, ist (vor-)traumatisiert (Farber 2002).

Sharon Farber hat auch die Muster für Jungen und Männer zusammengetragen: Wenn sie sich verletzen, dann eher schwerer (z.B. in Form von Selbstverstümmelungen). Und dann neigen auch die Jungen bzw. Männer, die sich selbst verletzen – wie die anderen traumatisierten Jungs – dazu, die Gewalt nach außen zu richten, gegen Schwächere, wozu auch Frauen und Kinder gehören. Wenn sie dieses wütende Ausagieren stoppen können, dann meist ohne weitere Persönlichkeitsentwicklung – wie sie etwa in einer Therapie möglich ist – oder um den Preis einer Depression. Dafür dissoziieren sie weitaus weniger als die Mädchen bzw. Frauen. Mit einer Ausnahme: Die sexuell traumatisierten Jungs verhalten sich ähnlich wie die *sexuell* traumatisierten

Mädchen, indem sie ihren Körper malträtieren, viele Entfremdungserlebnisse (Dissoziationen) haben und (neben ihren Wutdurchbrüchen, die sie auch häufiger haben als die Mädchen) viele Ängste.

„Gut, dass wir darüber geredet haben" hilft nicht ausreichend

Eine Veränderung der Muster schwerer Affektdurchbrüche – gegen sich, gegen andere – erfordert mehr als eine psychoanalytische „Rede-Kur", denn auch das Verhalten muss sich grundlegend ändern. Hierfür ist eine genaue Analyse des zu verändernden Verhaltens erforderlich (siehe Huber, 2003b sowie die Arbeiten von Marsha Linehan zum Skills-Training, Linehan, 2000 und Sendera, 2007), um sich genau anzusehen, wann und wie genau das Verhalten getriggert (ausgelöst) wird, um es dann zu verändern.

Viele Betroffene können im Nachhinein zunächst gar nicht angeben, was ihren Durchbruch (Suizidversuch, Selbstverletzung, Gewalttat) ausgelöst hat. Hier kann die Bildschirm-Technik (s. S. 71ff.) sehr hilfreich sein, die die Betroffenen in der Regel jedoch nicht allein anwenden können. In kompetenter therapeutischer Begleitung werden sie aber lernen, sich an der gegenüberliegenden Wand einen Flachbildschirm vorzustellen und die Situationen dorthin zu projizieren, die „davor" waren, „als es noch in Ordnung war". Und dann können sie Schritt für Schritt über die Visualisierung wahrnehmen: „Was war dann? Und dann ...? Ach, das war vor meiner Verzweiflung/dem Ausrasten."

Erst wenn man die Trigger (Auslöser) kennt, kann man das Problemverhalten verändern

Wer erkennt, was das Problemverhalten ausgelöst hat, kann es verändern. Dazu ist es wichtig, es genau in seinem Entstehen anzuschauen und nicht nach *vermeintlichen* Ursachen zu suchen: „Ich rege mich halt auf, weil der so blöd geguckt hat." Oder: „Immer wenn ich ungerecht behandelt werde, ..." Wer das noch weiß, weiß nur noch den Punkt, an dem es schon zu spät war, wenn die Gefühle (Ärger, Wut) bestimmen, wie wir eine Situation wahrnehmen. Auch wer von angeblich unberechenbaren Impulsen heimgesucht wird, erlebt vorher Dinge, die ihn/sie allmählich reif machen für das Ausrasten bzw. die (Selbst-)Zerstörungsattacke. Oft ist es eine immer wiederkehrend gleiche Abfolge, wie die Dominosteine fallen.

Fallbeispiel

Im Folgenden finden Sie das Beispiel eines jungen Mannes (Thomas), der einen anderen durch ein „Ausrasten" verletzt hat. Zunächst will er sich nicht auf die Bildschirm-Technik einlassen, meint, er wisse genau, der andere, eigentlich sein „Freund", habe ihn einfach provoziert, Punkt. Die Therapeutin fragt interessiert nach, was genau am anderen so provozierend gewesen sei. Der Klient antwortet zunächst pauschal: „Dass er so blöd rumgelabert hat." Ob der andere nicht immer so ähnlich rede, er kenne ihn ja doch gut, fragte die Therapeutin nach. Ja, gibt der junge Mann zu, das Gerede kenne er, aber an dem Tag habe er es einfach nicht ausgehalten. Und windet sich bei diesen Worten auf dem Stuhl. Woraufhin die Therapeutin noch einmal freundlich die Einladung ausspricht, die Bilder dieses vorgestrigen Tages – „sozusagen ein Film aus Ihrem Leben von vorgestern" – auf die gegenüberliegende Wand zu projizieren. „Nur von weitem, wir schauen auch vor allem die Situationen vorher an. Vielleicht finden wir dann die Stelle, wo es genau war, dass Sie sich noch hätten einbremsen können. Und wir schauen, wo die Stelle war, an der es dann zu spät war. Wir konzentrieren uns also auf die Bilder *davor*. O.k.?"

Kl.: Bin schon morgens mit dem falschen Bein aufgestanden.

Th.: Ja? Können Sie sich an dem Morgen – es war vorgestern, nicht wahr – dort auf dem „Wand-Bildschirm" sehen? Können Sie sich selbst von außen sehen?

Kl.: (Schaut auf, dreht die Mütze zur Seite, fixiert die Wand gegenüber.)

Th.: Können Sie sehen, wie Sie vorgestern aufgestanden sind?

Kl.: Ja, ich war total platt.

Th.: Wovon?

Kl.: Ein Bier muss schlecht gewesen sein (kichert).

Th.: Also, es war eine kurze Nacht, in der Sie schlecht geschlafen haben, nachdem Sie vorher einiges getrunken hatten?

Kl.: (nickt)

Th.: Können Sie sehen, wie Sie aufgewacht sind, noch vor dem Aufstehen?

Kl.: Nee, eigentlich erst das Aufstehen. Ach, was man so denkt: Scheiß Tag, wieder keine Chance, alles Scheiße oder so.

Th.: Oder so? Was war genau vorgestern? Es war Dienstag, der 15. Mai.

Kl.: Ach ja, wunderbar. Ist mir auch eingefallen. Der Tag, an dem meine Ex vor einem Jahr verschwand.

Th.: Ihre Freundin?

Kl.: Wir waren verheiratet. Sie ist einfach abgehauen.

Th.: Es war also sozusagen ein Erinnerungsdatum für Sie?

Kl.: Ja, scheiß Erinnerungsdatum.

Th.: Können Sie den Moment sehen, an dem Ihnen eingefallen ist, was für ein Datum es ist?

Kl.: Klar, da hängt ja mein Kalender. Als ich das sah, bin ich gleich wieder umgekippt aufs Bett.

Th.: Wenn Sie den Thomas dort, der das Datum sieht und wieder zurück aufs Bett fällt, jetzt von hier aus sehen: Wie finden Sie das?

Kl.: Arme Sau. Aber selbst schuld.

Th.: Arme Sau, sagen Sie. Können Sie sagen, was Sie arm finden?

Kl.: (dreht sich weg) Ach, so was ist einfach scheiße.

Th.: Und der Schmerz hat gewühlt in Ihnen, an dem Tag?

Kl.: Und dass ich es vermasselt habe.

Th.: Können Sie bitte noch mal auf die Wand schauen? Können Sie es dem Thomas dort ansehen, dass er denkt, er habe es vermasselt? Woran sieht man das?

Kl.: (starrt wieder an die Wand) Ich wollte gar nicht mehr aufstehen.

Th.: Und dann – schauen Sie mal, was war dann?

Kl.: Dann hab ich die Fäuste geballt, so (macht es vor), und hatte eine Scheißwut.

Th.: Auf wen?

Kl.: (dreht sich zur Therapeutin) Auf wen wohl?

Th.: Auf Ihre Ex? Auf sich?

Kl.: Irgendwie auf alle.

Th.: Also mit diesem Schmerz über die Trennung und Ihrer Wut auf sich sind Sie dann wütend auf alle geworden?

Kl.: Ja, da war ich so brastig, wer auch immer da gekommen wäre, hätte eine gesemmelt gekriegt. War's halt er (sein Kumpel, den er verletzt hat).

Th.: Schauen wir, was an dem Tag noch geschehen ist, bevor Sie mit ihm aneinandergerieten.

Kl.: (Sieht etliche Situationen, in denen er immer unsicherer wurde an diesem Tag.)

Th.: Und können Sie jetzt die Szene einmal einstellen, kurz bevor Sie ausgerastet sind? Hatten Sie schon vor, ihn zu verletzen, bevor er zur Tür hereinkam?

Kl.: Nee. Ich war ganz froh, dachte, lenkt mich ab, wir machen was zusammen.

Th.: Können Sie sehen, wie er zur Tür hereingekommen ist?

Kl.: Ja, war alles ganz normal.

Th.: Und wo – wenn Sie den Film aus Ihrer Erinnerung jetzt mal weiterlaufen lassen – wurde es dann so, dass Sie wütend wurden?

Kl.: Wir konnten uns nicht einigen, wohin wir gehen. Er wollte unbedingt ins Pulse.

Th.: Und Sie nicht?

Kl.: Nee. Da ist sie auch immer hingegangen.

Th.: Ihre Ex?

Kl.: (nickt, schluckt)

Th.: Und er wollte unbedingt hin. Sie wollten vermeiden, wieder an Ihren Schmerz über die Trennung erinnert zu werden?

Kl.: Und dann hat er noch so ne Bemerkung gemacht, so wie: Wirst doch wohl nicht wegen der Tusse nen Aufriss machen, oder so.

Th.: Und dann?

Kl.: Weiß ich nichts mehr.

Th.: O.k., springen wir über die Auseinandersetzung zu dem Moment unmittelbar danach.

Kl.: War halt Scheiße (schildert negative Konsequenzen).

Th.: Und bevor Ihnen die negativen Dinge eingefallen sind: War da nicht vorher auch ein anderes, positives Gefühl? Kein Mensch macht so etwas, wenn es nur und ausschließlich schlimm ist.

Kl.: Ja klar, mit jedem Schlag hab ich mich freier gefühlt. Vorher hab ich gedacht, ich platze.

Th.: Können wir noch einmal zurück zu der Stelle, wo Sie das Gefühl bekommen haben, dass der Druck so hoch wird, dass Sie gleich platzen?

Kl.: Das war eigentlich schon morgens so.

Th.: So, und wenn Sie den Film jetzt noch mal zurückspulen, wenn Sie den Tag noch mal leben könnten – oder einen Tag in der Zukunft, an dem Sie mit solchen Gedanken aufwachen: Was könnten Sie stattdessen tun, statt Ihren Kumpel zusammenzuschlagen?

Kl.: Weiß nicht.

Th.: Sehen Sie sich die Szene noch mal an, als Sie morgens den Kalender angeschaut haben, wieder zurück auf Ihr Bett gefallen sind und die Fäuste geballt haben. Wenn das der Anfang war, was würden Sie gern anders machen? Keine Fäuste ballen, oder was?

Kl.: Nee, aber anders aufstehen.

Th.: Wenn Sie der Coach wären von dem Jungen da in dem Film, was würden Sie ihm raten?

Kl.: Nimm's cool, Mann.

Th.: Heißt? Nehmen wir mal an, Sie mögen den Thomas dort (Klient schnaubt). Er ist vor einem Jahr von seiner Frau verlassen worden, er hat schlecht geschlafen, er findet sich gerade selbst zum Kotzen. Nehmen wir mal an, Sie mögen den Kerl. Er neigt zum Ausrasten, aber er ist im Grunde ganz O.k. Es tut ihm leid, dass seine Freundin ...

Kl.: Frau.

Th.: ... dass seine Frau ihm davongelaufen ist. Er gibt sich selbst die Schuld. Es ist passiert, und nicht mehr wieder gutzumachen. Oder?

Kl.: Nee.

Th.: Was würden Sie ihm raten, wenn Sie sein Kumpel wären?

Kl.: Mach's das nächste Mal besser.

Th.: Aha, und was heißt das? Der Junge ist gerade dabei, in den nächsten Schlamassel zu geraten. Was genau, und wirklich ganz genau, müsste er denn an dem Tag anders machen, an welcher Stelle?

Kl.: Er müsste einfach anders *sein*! Ach was weiß ich.

Th.: Kommen Sie, das würden Sie als guter Coach niemals sagen. Sie geben keinen auf. Sie haben jetzt die einmalige Chance, weil Sie genau wissen, wie der Tag schon mal schiefgegangen ist, dem Thomas da zu raten, was er genau, ganz genau, an welcher Stelle des Tages, anders machen soll als sonst.

Kl.: (schaut wieder auf die Stelle an der Wand) Er müsste wissen, dass er angezählt ist an dem Tag.

Th.: Heißt? Was müsste er *machen*? Schauen Sie genau hin. Sehen Sie, wie der Thomas da wieder rückwärts auf sein Bett gefallen ist, wie er da liegt und die Fäuste ballt? Können Sie das sehen, so als ob Sie eine zweite Kameraposition hätten?

Kl.: Ja.

Th.: Was soll er jetzt machen, wenn er aufsteht? Was hat ihm schon manchmal geholfen?

Kl.: Vielleicht erst mal duschen gehen.

Th.: Können Sie sehen, wie er duscht?

Kl.: Ja, das ist immer gut.

Th.: Und dann?

Kl.: Lange duschen (grinst).

Th.: Lange duschen ist besser als kurz, um sich zu beruhigen?

Kl.: Ja. Und was Sauberes anziehen.

Th.: O.k., können Sie sehen, wie Thomas – der Thomas dort – nach einer langen Dusche sich abtrocknet und saubere Sachen anzieht?

Kl.: Ja.

Th.: Und was würde noch helfen, wenn es weiter durch den Tag geht?

Kl.: Bisschen daneben kann man ja ruhig sein an so nem Tag.

Th.: Daneben heißt?

Kl.: Lätschig. Down. Fertig irgendwie.

Th.: Das finde ich aber auch. Und wenn einen der Kumpel unbedingt ins Pulse schleppen will? Können wir die Szene auch noch mal einstellen?

Kl.: Das war hart.

Th.: Können Sie sehen, wieder mit der zweiten Kamera geschaut, wie es war? Und was könnte der Thomas, der geduscht ist, ein bisschen traurig an dem Tag, frische Sachen anhat, der Kumpel kommt rein und will in eine bestimmte Kneipe – was könnte der Thomas dann genau sagen oder machen?

Kl.: Mensch, heut nicht.

Th.: Und wenn der andere sagt: Wegen so ner Tusse?

Kl.: Ich wäre immer noch wütend.

Th.: Aha. Also wenn jemand – überhaupt jemand oder nur Ihr Kumpel? – Sie so anredet?

Kl.: Überhaupt jemand.

Th.: Das ist eine schwierige Situation, in der Sie wütend werden können?

Kl.: Ja.

Th.: Können Sie sehen, was Sie anders machen könnten in so einer Situation? Schließlich kann ja wieder einer kommen und Sie so anreden.

Kl.: (überlegt) Ist schwer.

Th.: Wie wäre es, wenn Sie aus dem Raum gingen, nur für ein paar Minuten? Sie könnten ja sagen: Ich muss aufs Klo. Könnten Sie mal schauen, ob das gehen würde?

Kl.: Geht nur, wenn ich nicht schon zu wütend bin.

Th.: Hm. Wann genau – sehen Sie genau hin – wann genau wäre noch der Zeitpunkt gewesen, einfach aus dem Raum zu gehen und erst mal draußen Luft zu holen?

Kl.: Ich wusste ja, dass er da hingehen will.

Th.: Aha. Sie wussten also, er kommt gleich, und er will da hin.

Kl.: Ja, schon.

Th.: Aber?

Kl.: Aber ich wollte nicht.

Th.: So, und an welcher Stelle, genau, Thomas, an welcher Stelle in dem Film hätte der Thomas dort das noch drehen können?

Kl.: Er hätte sagen müssen, wir gehen heute woanders hin.

Th.: Wer er? Der Thomas oder ?

Kl.: Der Thomas.

Th.: Können Sie mal hinschauen? Können Sie sehen, wie Thomas das dem Kumpel sagt? Gleich wenn er reinkommt oder wann?

Kl.: Am besten, ja. Gleich sagen: So, Caro, wir gehen heute woanders hin.

Th.: Können Sie sehen, wie Caro darauf reagiert hätte?

Kl.: Wieso? (Hätte er gefragt.)

Th.: Und Sie, können Sie sehen, was Thomas ihm sagt, wenn er geduscht hat und saubere Sachen anhat und eher ein bisschen down ist, weil es der Tag ist, an dem seine Frau ihn vor einem Jahr verlassen hat?

Kl.: Weil es gerade heute nicht gut ist, und Punkt.

Th.: Und der andere? Wenn der dann frotzelt?

Kl.: Pass auf, ich bin heute gar nicht gut drauf.

Th.: Können Sie sehen, wie der darauf reagieren würde?

Kl.: Der würde darauf hören.

Th.: Und andere? Es könnten ja auch noch andere kommen und deswegen frotzeln.

Kl.: Da muss ich dann einfach sagen: Darum. Und Schluss.

Th.: Können Sie sehen, wie Thomas das sagt: Darum. Und Schluss?

Kl.: Ja.

Th.: Und?

Kl.: Ist ne heiße Kiste.

Th.: Das Thema, was?

Kl.: Ja.

Th.: Könnten Sie es trotzdem sagen? Darauf bestehen: Das ist meine Sache, meine Entscheidung, und Schluss?

Kl.: Ja, jetzt schon.

Th.: Was ist jetzt anders?

Kl.: Ich wusste das nicht.

Th: Was?

Kl.: Das mit dem Datum. Ich wusste das hinterher nicht mehr.

Th.: Heißt das, wenn Sie so einen Schmerz fühlen, müssen Sie besonders aufpassen?

Kl.: Kann man wohl sagen.

Th.: Wenn Sie die Bilder sehen, woran erkennt man, dass der Thomas Schmerz hat?

Kl.: Das mit den Fäusten.

Th.: Wenn der Thomas da die Fäuste ballt, was wäre dann gut?

Kl.: Irgendwas machen, um wieder runterzufahren.

Th.: Was könnten Sie, wenn Sie der Coach von dem Thomas sind, ihm raten? „Immer wenn du die Fäuste ballst, dann ..."

Kl.: Weiß nicht, irgendwas machen, um runterzufahren.

Th.: Könnten Sie vielleicht das sogenannte PMR lernen? Ich zeige Ihnen mal die Kurzform davon. Sie lernen da, Ihre Muskeln zu lockern, Muskel für Muskel. Und am Schluss können Sie die Kurzform anwenden, die sieht so aus (Macht ihm vor: Fäuste ballen, Arme anspannen und anwinkeln, und langsam die Arme sinken lassen und die Fäuste öffnen). Dabei entspannt sich dann die gesamte Muskulatur. Ich kann Ihnen hier eine CD mitgeben. Könnten Sie das bis zum nächsten Mal lernen?

Kl.: O.k.

Th.: Zwei Sachen nehmen Sie also mit. Wenn Sie wütend werden, dann weil ...

Kl.: ... weil das vielleicht einen Grund hat.

Th: Einen Grund?

Kl.: Ja, bei mir. Weil ich irgendwie aus dem Ruder bin. Weil es dann hart ist.

Th.: Genau. Und wenn Sie dann selbst hart werden und immer wütender, dann ...

Kl.: Probiere ich das (macht die Bewegung nach, die die Therapeutin vorgemacht hat).

Th.: Ich werde das nächste Mal mit Ihnen anschauen, wie genau Sie in irgendwelchen Spannungssituationen, wenn der Druck gestiegen ist, reagieren konnten. Und wir schauen auch, was Sie dann gemacht haben, was funktioniert hat und was man besser machen kann. O.k.?

Kl.: O.k. Kann ich jetzt gehen?

Th.: Klar. Und ach, Thomas, eines noch: Es tut mir echt leid, das mit Ihnen und Ihrer Frau.

Kl.: Danke.

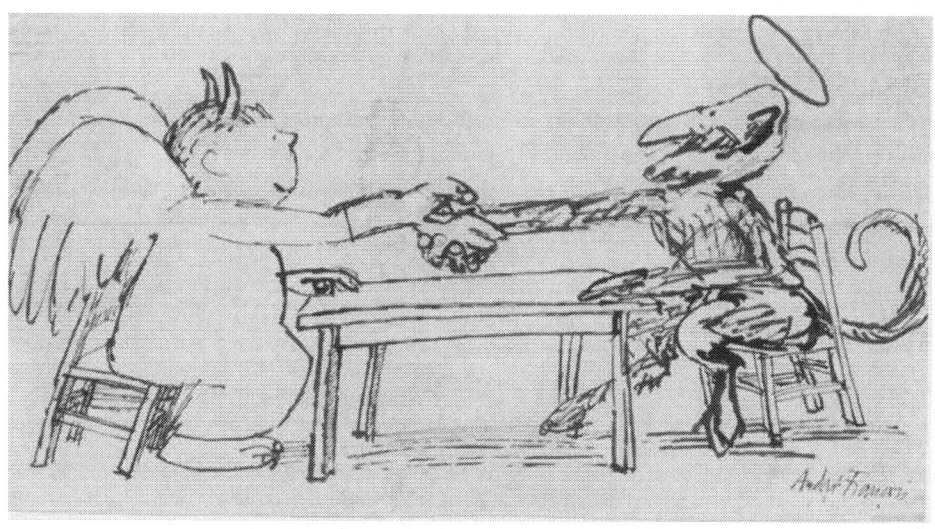

André François: Engel und Teufel

Das war nur eine Therapiestunde unter vielen. Thomas brauchte noch lange, um erfolgreich zu lernen, seinen Schmerz nicht in wütendes Ausrasten zu verwandeln. Und nicht auf jede Kränkung mit einem „Hau-Drauf-Impuls" zu reagieren, sondern andere Qualitäten einzusetzen: Entspannungstechniken, verbale Abwehrtechniken, Verhalten wie den Raum verlassen und erst wiederkommen, wenn er ruhiger war. Doch ich hoffe, es wird deutlich, dass das Reden allein hier nicht das Entscheidende war, sondern das genaue Anschauen der realen Situation und die Entwicklung von Verhaltensalternativen, nach dem Motto: Was kannst du tun, wenn der Druck steigt? Und natürlich war auch wichtig, sich nicht Auge in Auge gegenüberzusitzen, das können gerade Männer sehr schlecht aushalten. In dem Moment, wo man einfach nebeneinander sitzt und auf eine Wand schaut, auf der der Klient seinen Verhaltens-„Film" sieht, kann man beiläufiger reagieren. Sie haben vielleicht bemerkt, dass die Therapeutin dem Klienten gegenüber sehr hartnäckig geblieben ist, ihn aber auch ihre Wertschätzung hat spüren lassen. Dass sie ihn sogar zunehmend zu einem „Coach seiner selbst" machte, wobei der „Coach" eine ähnlich wertschätzende Haltung dem Klienten gegenüber zeigen und ihn auch im konkreten Alltagsverhalten anleiten sollte. Wer sich selbst beobachten kann, wie und während er etwas tut, kann versuchen, dieses Verhalten noch zu steuern und „probehandeln". Dies sind Grundprinzipien in dieser Arbeit. Mehr dazu in Kapitel 3.

Ähnliches gilt für das Thema der Selbstverletzung: Das Verhalten verändert sich nicht durch das Darüberreden, sondern indem man sich sehr genau anschaut, was es auslöst. Dann unterbricht man an bestimmten neuralgischen Stellen das sonst ablaufende Verhalten und schiebt etwas anderes dazwischen, das geeignet ist, Beruhigung und

Ablenkung zu bieten, bis der Impuls vorüber ist und wieder rationaler gehandelt werden kann.

TraumatherapeutInnen werden immer mit den verschiedenen Zuständen arbeiten, in die ein Mensch geraten kann. Bei Thomas handelte es sich um Frust, Schmerz und Wut, aber auch um die Fähigkeit, eigentlich ein guter Kumpel zu sein. Eine Beobachter-Ebene und der „innere Coach", der eine Art innerer Ratgeber werden wird, wurden aufgebaut.

2.11 Wertschätzende Arbeit auf der inneren Bühne

> „Gleich wie Feuer nicht Feuer löscht, so kann Böses
> nicht Böses ersticken. Nur das Gute, wenn es auf das Böse stößt
> und von diesem nicht angesteckt wird, besiegt das Böse." – *Leo Tolstoi*

Das Fallbeispiel vorhin konnte hoffentlich zeigen: Es nutzt nichts, auf Zynismus mit Zynismus, auf Gemeinheit mit Gemeinheit und auf Gewalt mit Gewalt zu reagieren. Sie finden das selbstverständlich, richtig? Dann sehen Sie sich an, wie bei uns momentan die gesellschaftliche Stimmung ist, wenn es um das Problem zunehmender Jugendkriminalität geht: Ab ins Lager (Camp)! Bei Wiederholungsgefahr: Wegsperren!

Was wir tatsächlich brauchen, wissen alle Experten: Wir müssen Jugendlichen sichere Bindung und echte Lebensperspektiven geben. Wir müssen sie erziehen, statt sie nur zu verwalten; wir dürfen nicht nur fordern, wir müssen auch wirklich fördern.

Pauline Frei hat einmal gesagt: „Für Entwicklung ist es nie zu spät. Entwicklung hat nichts mit Gesundheit oder Krankheit zu tun." Genauso könnte man sagen: Entwicklung hat nichts mit dem Alter zu tun, nichts mit dem Zustand, in dem man sich befindet. Wer viele Jahre gequält wurde oder andere viele Jahre gequält hat und sich wirklich verändern will, soll und muss immer wieder dazu eine Chance bekommen. Doch das ist die Bedingung: Echtes, überprüfbares Engagement aufseiten derjenigen, die sich verändern wollen – aufseiten der KlientInnen. Wer dabei bleibt, dass „alles Scheiße" ist, wer keinerlei Veränderungsbereitschaft zeigt, um den oder die bemühen wir uns zwar auch eine Weile, haben wir es doch vielfach mit Erlernter Hilflosigkeit zu tun. Wir versuchen, das „Packende" zu finden, wenn er/sie anfängt, ernsthaft aufzumerken, zu verstehen: „Da ist meine Chance. Da ist wirklich jemand, der mich mag und mit mir arbeiten will, aber ich muss es tun" – und es dann auch tut.

Und wo bekommen wir keinen Fuß in die Tür? Meiner Beobachtung nach befinden sich zu viele Menschen in Psychotherapie, die – zumindest derzeit – gar nicht psychotherapiefähig sind. Das liegt teilweise an den KollegInnen, die jeden nehmen, der oder die kommt und sagt: „Es geht mir schlecht." Manchmal müssen sie auch qua Institution mit solchen Menschen arbeiten, egal ob diese zur Arbeit an der eigenen Veränderung motiviert sind oder nicht. Aber teilweise gibt es auch die Ansicht, Not sei schon ein ausreichender Grund für Psychotherapie. Das ist aber nicht so.

Neben Psychotherapie gibt es viele andere Möglichkeiten, etwa die drei B: Beratung, Betreuung, Begleitung. Nur wer wirklich motiviert ist, sollte über eine Kurztherapie hinaus einen Psychotherapievertrag bekommen, denn die Arbeit in einer Psychotherapie – schon gar in einer Traumatherapie – ist hart. Die Persönlichkeit der KlientIn wird enorm gefordert und das Alltags-Ich muss lernen, die anderen Zustände zu erkennen (wie Thomas in dem oben genannten Beispiel seinen Schmerz erkennen musste). Es muss sich auch die Zustände anschauen, die es gar nicht leiden kann (wie Thomas zunehmend lernen musste, seine Tat/en genauer anzuschauen und zu erkennen, was er dem anderen dabei angetan hat). Und die EPs, die emotionalen Persönlichkeitsanteile, müssen so integriert werden, dass sie nicht immerzu einen Impulsdurchbruch auslösen können. Dazu muss der Mensch sich dem Schmerz stellen (Thomas musste lernen, seinen Schmerz um den Verlust seiner Partnerschaft zu verstehen, aber auch zu verstehen, warum seine Partnerin ihn verlassen hat und was er in der nächsten Partnerschaft besser machen muss.).

Wenn man auf der inneren Bühne mit jemandem arbeitet, der verschiedene Zustände kennt, die er oder sie nicht unter Kontrolle hat, kann man zum Beispiel eine innere Landkarte herstellen (Näheres siehe Huber, 2003b):

Erste Landkarte: Welche Zustände, Anteile, Rollen, Bereiche der Persönlichkeit gibt es?

Zweite Landkarte: Welche Bereiche, Anteile etc. sind zur Zeit nahe an der Oberfläche und können ohne Kontrolle des Alltags-Ich „rauskommen"?

Anschließend wird die KlientIn gefragt: „Sind Sie damit zufrieden? Wenn sich etwas ändern sollte: Was? Und welche Anteile in Ihnen müssten dabei behilflich sein?"

Das Ziel dieser Arbeit ist es, die KlientInnen zu ermutigen, selbst in ihrem Innern die Affektkontrolle aufzubauen – jedenfalls für den Anteil der Problematik, der im Heute verbessert werden muss, weil die KlientIn sonst sich selbst und/oder andere Menschen in immer größere Schwierigkeiten bringt. Im schlimmsten Fall drohen geschlossene Psychiatrie oder Gefängnis. Es ist leicht einsehbar, dass man diese psychotherapeutische Arbeit nur mit jemandem machen kann, der bzw. die wirklich motiviert ist. Und die einzige Art, wie man das feststellen kann, ist durch Verhaltenskontrolle, was zuerst sozusagen „in vitro" geschehen kann, zum Beispiel indem man das neue Verhalten mithilfe der Bildschirmtechnik „probehandelt" oder anderweitig durchspielt. Und dann „in vivo", indem man es erst in einem sicheren Umfeld ausprobiert (Gruppe, Freundeskreis etc.) und dann in heikleren Situationen und konkret darüber berichtet.

Bei traumatisierten Menschen wird man jedoch nicht weit kommen, ohne auch immer wieder den Blick zurückzuwerfen und sich mit den vergangenen Traumatisierungen zu beschäftigen. Wie dies geschehen kann, dafür habe ich im vorigen Kapitel einige Beispiele gegeben.

Begegnungen mit dem „Geist, der stets verneint"

Ein Problem bei Therapien mit komplex traumatisierten Menschen besteht darin, dass durch Dissoziation ganze Bereiche der Persönlichkeit auseinandergehalten werden. Bei hoch dissoziativen Menschen, wie jenen mit einer dissoziativen Identität (abgekürzt DIS), haben wir es mit unterschiedlichen, teilweise wie autonom agierenden Anteilen zu tun, die sich meist im Innern der Persönlichkeit stark bekämpfen. Die härtesten Auseinandersetzungen gibt es zwischen den Anteilen der Persönlichkeit, die sich von den früheren Schrecken befreien wollen und jenen, die Täter-Positionen vertreten oder sich loyal mit den Tätern fühlen. Ein Kampf, der besonders dann erbittert geführt wird, wenn die Täter frühe, nahe Bindungspersonen waren und wenn unter Umständen noch immer ein enger Kontakt zu diesen Tätern besteht. Ähnliches gilt für Kinder, Jugendliche und Erwachsene aus dem Bereich der Zwangsprostitution, der organisierten Ausbeutung und der rituellen sadistischen Gewalt.

Menschen mit einer dissoziativen Identität – der äußersten Form von Dissoziation in der Persönlichkeit, bei der sogar die alltagstauglichen Bereiche der Persönlichkeit nicht integriert sind, von anderen Anteilen, die Trauma-nah sind und von Täterintrojekten ganz zu schweigen – Menschen also mit einer DIS können uns viel erzählen über die unterschiedlichen Strebungen in ihrem Innern. Wie sie diese innere Auseinandersetzung wahrgenommen hat, wie verzweifelt sie oft war, sich Dinge tun und sagen zu sehen bzw. hören, die sie als Alltagsperson niemals tun oder sagen würde, darüber wird Pauline Frei in diesem Buch noch berichten. Und wie schwer es war zu akzeptieren, dass auch das Fremde in ihr ein Anrecht darauf hat, wertgeschätzt und angenommen zu werden.

Je brutaler die Täter waren, je früher, je öfter und je ausgeklügelter sie das Kind gequält haben, desto schwieriger ist der Umgang mit den Täterintrojekten. Das gilt natürlich zunächst einmal für die Persönlichkeit selbst, die sich damit auseinandersetzen muss. Aber es gilt auch für äußere HelferInnen. Es ist hart, plötzlich jemanden, den man mag, sich verwandeln zu sehen: Schmale Augen, kalter Blick, vor Verachtung triefende Stimme, harte Worte, vielleicht sogar Androhungen von Gewalt. Wie PsychotherapeutInnen darauf reagieren, ist leicht vorstellbar: meist mit innerem Rückzug, mit äußerster Vorsicht, entsprechende Themen anzusprechen und diese Seite in der KlientIn noch einmal zu provozieren. Genau das ist der Zweck des „Herausschnellens" von Anteilen, Zuständen oder „Innenpersonen", die täteridentifiziert sind: die

TherapeutIn zum Schweigen zu bringen. Möglichst soll die Therapie abgebrochen, zu den Tätern zurückgekehrt oder das „böse" Verhalten gezeigt werden, weil dann der innere Protest und Aufruhr ein Ende hat. So glauben es zumindest die Bereiche, die mit den Tätern innerlich verbunden sind.

Es braucht viel Geduld und eine kontinuierlich wertschätzende, aber konsequente Fragetechnik, um diese Anteile nicht nur als „irrlichternde böse" Bereiche in der KlientIn wahrzunehmen, sondern sie zu einem Dialog einzuladen und diesen dann auch zu führen.

Ohne diesen Dialog wird es nicht besser. Die Situation ist klar: Je dissoziativer die Persönlichkeit ist, desto schwerer kommt der Anteil, der gerade „vorn" ist, also im Bewusstsein, an die Bereiche „da innen" heran, in denen die Persönlichkeit etwas anderes denkt, fühlt oder in der sie andere Impulse hat. In der Therapie sind aber alle Bereiche der Persönlichkeit wichtig. Wir können nicht die „liebsamen" von den „unliebsamen" trennen. Und wenn es manche KollegInnen vielleicht gern hätten: Es funktioniert nicht, unliebsame Anteile in der Klienten-Persönlichkeit zu „exorzieren", so sehr auch manche Alltags-Ichs oder Opfer-Anteile in der KlientIn das wollen!

Gespräche mit unliebsamen Persönlichkeitsanteilen

Was aber hilft, sind Gespräche mit den „Geistern", die da „verneinen". Und die TherapeutIn kann diese Gespräche initiieren: Sie kann mit ihrer Stimme durch die Ohren der KlientIn in Bereiche ihres Kopfes vordringen, in welche die KlientIn mit ihrem beschränkten jeweils „vordergründigen" Bewusstsein nicht gelangt. Die TherapeutIn kann also an „alles, was mich hören kann" oder an bestimmte, gerade nicht im Vordergrund/Bewusstsein der KlientIn befindliche Persönlichkeitsanteile Fragen stellen, kann um Antworten bitten, die „nach vorn gereicht" werden können. Ergebnis: Der Anteil, der gerade „vorn" ist, bekommt dann als Antwort auf die Frage der TherapeutIn „eingegebene" Gedanken, „eingegebene Bilder", die dieser Anteil selbst teilweise als ich-fremd wahrnimmt. Die TherapeutIn hilft dann, dass Alltags-Ich und Innenleben-Anteil miteinander in Kontakt treten können. Wer jemals hypnotherapeutische Arbeitstechniken gelernt hat, weiß, was ich meine. Und KlientInnen mit starken Dissoziationen befinden sich sozusagen in „Autohypnose": Sie halten verschiedene Anteile und „Wahrheiten" gleichzeitig in ihrem Kopf getrennt, weil es früher in ihrem Leben unaushaltbare Situationen gab, die eine Integration dieser verschiedenen Strebungen verhindert haben. Diese Anteile, Gedanken, Zustände, Gefühle etc. wieder oder zum ersten Mal miteinander in Kontakt zu bringen ist nun die Aufgabe in der Psychotherapie.

Fallbeispiel

Es folgt nun ein Auszug aus einem Gespräch mit einem Täterintrojekt in einer dissoziativ stark gespaltenen Frau.

Ausgangssituation: Der Vater, Bordellbesitzer, hat seine drei Töchter seit früher Kindheit selbst vergewaltigt und sie zwangsprostituiert. Die Klientin, Mitte 20, ist im Studium zusammengebrochen und nach einigen Monaten in der Psychiatrie in einer Traumaklinik gelandet. Dort wurde die Diagnose Dissoziative Identitätsstörung (DIS) gestellt. Der Therapeut hat bereits Kontakt zu inneren jugendlichen Anteilen/Bereichen der Persönlichkeit in der KlientIn, die sich voller Angst fühlten, weil sie „doch zurückmüssten", es aber nicht wollten. Deswegen waren diese Anteile suizidal. Imaginativ wurde ein innerer sicherer Ort für die inneren traumatisierten Kinder geschaffen, sodass nicht mehr so viele heftige Flashbacks (Wiedererleben) stattfanden. Doch zu dem Introjekt des Vaters, das wie der Vater Benno hieß, hatte der Therapeut keinen Kontakt bekommen, denn dieses Introjekt begab sich aus dem Innern der Persönlichkeit heraus mit dem Therapeuten in Konkurrenz.

Zu diesem Zeitpunkt wurde ich als Supervisorin gebeten, eine Live-Arbeit (eine Therapiestunde in Anwesenheit des Teams) durchzuführen. Meine Regel für solche Live-Arbeiten ist, dass die PatientIn selbst eine Frage haben muss, die für ihre Gegenwart oder Zukunft wichtig ist. Es folgt nun ein – leicht geraffter – Ausschnitt aus diesem Gespräch, das mit Video aufgezeichnet wurde. Weggelassen habe ich, was im Gespräch mit solchen KlientInnen natürlich ganz wichtig ist, nämlich das wortwörtlich zu wiederholen, was sie gerade gesagt haben. Die Wiederholung kommt durch ihre Ohren auch in die hinteren Bereiche ihres Gehirns, und dort „hören" es auch die anderen, dissoziierten, Persönlichkeitsanteile.

Eine Anmerkung: Falls Sie sich über den Plural wundern, in dem ich die KlientIn anspreche: Wer die Diagnose einer dissoziativen Identität hat, wird gefragt, ob er bzw. sie lieber im Singular mit „Sie" oder im Plural mit „ihr" angesprochen werden möchte. Wie viele DIS-Klientinnen entschied sich auch diese, die ich hier Frau B. nennen möchte, für den Plural. Sie hatte das Gefühl, dass dann alle verschiedenen Bereiche in ihr angesprochen wurden und auch besser zuhörten.

Th.: Könnt ihr mir eine Frage nennen, die ihr euch überlegt habt? Die für eure Gegenwart oder Zukunft wichtig ist, die ihr mit mir erörtern möchtet?

Kl.: Ja, wir wollen wissen, ob wir, wenn wir wieder nach Hause kommen, sicher sind. Ob wir noch dort anrufen oder angerufen werden. Ob wir einen Vertrag machen können (nicht anzurufen und nicht hinzugehen).

Th.: Das ist ja etwas ganz Wichtiges. Habt ihr eine Vorstellung davon, was „sicher" heißt? Kennt ihr jemanden, der sicher lebt? Freunde oder hier eure Therapeuten oder ...?

Kl.: Eine Freundin. Und einen Freund.

Th.: Die zum Beispiel bestimmen können, ob sie angefasst werden wollen oder nicht? (Klientin nickt heftig) Oder wer zur Tür herein darf und wer nicht? (Klientin nickt). Aha, dass man so etwas selbst bestimmen kann. Darum geht es also, dass man das vielleicht selbst bestimmen kann. Nun gibt es ja einige von euch, die haben andere Erfahrungen gemacht, dass man das nicht konnte. Ob wir wohl darüber sprechen dürfen?

Kl.: (zögert)

Th.: (Schlägt vor, dass mit ideomotorischen Fingersignalen, welche die Klientin schon gelernt hat [siehe Huber, 2003b] nachgefragt wird, ob es wirklich in Ordnung ist, über das Thema Sicherheit eine Diskussion zu führen. Es hebt sich der Ja-Finger, aber auch ein klein wenig der Nein-Finger. Daraufhin exploriert die Therapeutin zunächst das Nein.)

Th.: Können wir einmal hören, was diejenigen von euch denken, die den Nein-Finger bewegt haben? Können die bitte eine Information nach vorne reichen, sodass das hier im Vordergrund bemerkt werden kann?

Kl.: (horcht erkennbar nach innen) Ich glaub, dass welche Angst haben.

Th.: Angst, aha. Können wir vielleicht etwas mehr dazu hören, was das für eine Angst ist?

Kl.: Dass man bedroht wird oder sich bedroht fühlt.

Th.: Ah. Ist das vielleicht auch berechtigt? Habt ihr schon einmal versucht, euch in Sicherheit zu bringen, und dann wurdet ihr bedroht?

Kl.: (nickt, windet sich auf dem Stuhl)

Th.: Könnt ihr bitte wieder ein wenig von der Erinnerung weggehen? (Klientin richtet sich wieder auf) Gut. Also, es haben welche Angst von euch. Wie sieht es aus, gibt es auch andere, die sagen: Lasst uns wenigstens darüber reden?

Kl.: (nickt)

Th.: Was sagen die?

Kl.: (horcht nach innen.) Dass auch die was dagegen tun müssen, die Angst haben, damit das aufhört. Sonst hört das ja nicht auf.

Th.: Haben diejenigen, die Angst haben, das gehört?

Kl.: (nickt)

Th.: Was sagen die dazu?

Kl.: Sind sich unschlüssig.

Th.: Aha. Es ist gut, das sorgfältig zu überlegen.

Kl.: (Hört nach innen, dann:) Ist in Ordnung.

Th.: Was ist in Ordnung? Nur dass ich es gehört habe, was in Ordnung ist.

Kl.: Dass auch diejenigen, die Angst haben, etwas dagegen machen müssen.

Th.: Gut, fragen wir noch einmal die Finger, ob es jetzt in Ordnung ist, darüber etwas mehr zu sprechen. (Es hebt sich bei der Klientin nur der Ja-Finger.)

Th: Dann lasst uns überlegen, was mit Sicherheit zu tun hat. Ihr habt es selbst schon gesagt: Dort nicht mehr anrufen und dafür sorgen, dass Telefonate von „ihnen" nicht durchkommen, das wäre vielleicht wichtig. Ruft jemand von euch noch dort an?

Kl.: (horcht nach innen) Ja.

Th.: Könnt Ihr wahrnehmen, wer das ist von euch und warum sie das tun?

Kl.: (horcht nach innen) Tina ruft aus Angst an (Tina ist eine fünfjährige Innenperson).

Th.: Aus Angst, aha. Weshalb? Denkt sie, sonst kommen sie und tun mir was?

Kl.: (nickt heftig) Ja.

Th.: Ach so. Also, Tina ist jemand bei euch innen, die aus Angst dort anruft.

Kl.: Jetzt die letzte Zeit hat sie es nicht mehr gemacht (seit sie in der Klinik ist). Sie wollte das Telefon zerstören (lächelt verlegen).

Th.: Und versteht sie, dass die anderen denken: Oh, lieber nicht dort anrufen?

Kl.: (überlegt) Ich glaube nicht so richtig.

Th.: Das wird vielleicht wichtig sein, sie innerlich zu erreichen und ihr etwas zu erklären (Klientin nickt).

Kl.: Es ruft auch noch eine andere an, aber die weiß das nicht, wenn sie da anruft.

Th.: Die weiß das nicht? Warum tut sie es dann?

Kl.: Pflicht.

Th.: Aus Pflicht? Geht es darum, an bestimmten Daten anzurufen? Oder ...? Bitte sagt nur so viel, wie es in Ordnung ist.

Kl.: An den Feiertagen.

Th.: Da ruft sie dann dort an.

Kl.: Sie hat das jetzt aber auch nicht mehr gemacht (seit dem Beginn des Klinikaufenthaltes).

Th.: Und hat sie es verstanden, warum sie da nicht mehr anrufen soll?

Kl.: Nicht so richtig.

Th.: Hm. Könnte jemand da innen mit ihr sprechen? (Klientin nickt) Könnt Ihr mir auf der inneren Landkarte zeigen, wer das ist und wer da innen mit ihr sprechen könnte?

Kl.: (Deutet auf den Boden. Dort liegt die innere Landkarte der ihr bislang bekannten Anteile. Sie bückt sich, denkt wieder kurz nach, deutet auf eine der jugendlichen suizidalen Anteile und auf einen zweiten dieser Anteile daneben.) Die da ist das, und die könnte vielleicht mit ihr darüber reden.

Th.: Das wäre gut, gell? (Klientin nickt). Ihr wisst ja, dass viele von euch noch unabhängig voneinander etwas tun können (Klientin nickt betrübt) und da wäre es sicher gut, wenn ihr untereinander darüber sprecht, warum ihr euch vorgenommen habt, da lieber jetzt nicht anzurufen. – Und wie ist es mit Benno (deutet auf das Symbol für das Täterintrojekt) bei euch da innen, hilft der auch schon?

Kl.: Nee!

Th.: Noch nicht, gell? Aber vielleicht wird das ja noch kommen.

Kl.: (Switcht. Statt wie vorher unruhig zu zappeln, lehnt sie sich plötzlich ruhig nach hinten, fläzt sich auf ihrem Stuhl, schaut sich unauffällig irritiert im Raum um und sagt dann mit tiefer Stimme) Die tun, was *ich* sage!

Th.: Das glaube ich Ihnen sofort. Guten Tag, haben Sie mitbekommen, worüber wir gerade gesprochen haben? Dass es darum ging: Kann man sich in Sicherheit bringen?

Kl.: Wieso, die sind doch alle in Sicherheit.

Th.: Hier in der Klinik?

Kl.: (nickt)

Th.: Und wenn sie wieder nach Hause gehen?

Kl.: (schaut reglos zur Seite)

Th.: Sie sind nicht so sicher, wenn es wieder nach Hause geht, gell? Sind Sie das, Benno?

Kl.: Ja. (schaut weiterhin zur Seite)

Th.: Benno, soll ich Sie Siezen oder duzen? Wie ist es Ihnen lieber?

Kl.: (richtet sich auf) Siezen.

Th.: Gut, immer mit Respekt. Benno, Sie sind gerade sozusagen um die Ecke gekommen, als es darum ging zu überlegen, was man tun kann, wenn man sich bedroht fühlt. Benno, Sie wissen schon, dass Sie mit diesem allen (deutet auf die innere Landkarte) einen Körper teilen?

Kl.: Ja.

Th.: Und wissen Sie auch, wem Sie sozusagen nachgebildet sind? (Klientin schaut irritiert) Also wem Sie sozusagen ähneln. Kennen Sie den Mann, der sozusagen Ihr Vorbild ist?

Kl.: Ja.

Th.: Und der Mann möchte gar nicht, dass Sie hier alle (deutet auf die Landkarte) in Sicherheit kommen, oder?

Kl.: (schüttelt den Kopf)

Th.: Aha. Das stelle ich mir schwierig vor. Wie geht es Ihnen damit?

Kl.: (fläzt sich wieder auf dem Stuhl, grinst verächtlich, schaut Therapeutin dann an) Gut!

Th.: Ah ja, gut, sagen Sie. Können Sie mir mehr darüber sagen? Was ist daran gut?

Kl.: (schnaubt, schüttelt verächtlich den Kopf, wendet sich wieder ab)

Th.: Hm, ich stelle mir das nicht so einfach vor. Dieser Mann – spricht er Sie an, holt er Sie sozusagen raus?

Kl.: (richtet sich auf) Ja!

Th.: und dann fordert er Sie auf, Sie sollen – ja was? Zu ihm kommen, oder? Den Körper sozusagen da hinbringen?

Kl.: (richtet sich noch mehr auf, stemmt die Hände auf die Knie und schaut Therapeutin an) Ja. Genau. Das ist meine Aufgabe.

Th.: Ach so. Und Sie – wissen Sie, das stelle ich mir manchmal so vor, wie das sein muss – gehören ja zu diesem Körper. Und da sagen einige: Ich will aber nicht dahin, ich will nicht mehr vergewaltigt werden, ich will nicht mehr gefoltert werden ...

Kl.: (windet sich auf dem Stuhl)

Th.: Und Sie müssen dann immer so loyal sein. Vielleicht sind Sie es ja auch erst mal gern, und dann – kommen vielleicht andere Gedanken manchmal so quer. Könnte es auch ein anderes Leben geben ...?

Kl.: (hat sich abgewandt, hört aber sichtlich genau zu)

Th.: Man könnte noch eine Stufe höher kommen, sozusagen in die Königsklasse. Man könnte auch ein mächtiger Beschützer werden ...

Kl.: (Schweigt, hört zu. Es entsteht eine lange Pause.)

Th.: Gibt es etwas, das Sie sich wünschen für Ihr Leben?

Kl.: (dreht sich wieder um) Was ich will, ist, dass das, was ich sage, auch getan wird!

Th.: Das glaube ich Ihnen. Sie können sich auch innerlich oft durchsetzen, gell?

Kl.: (nickt knapp, hat sich wieder bequem auf den Stuhl gesetzt)

Th.: Nun geht es ja auch darum, den Körper vor Verletzungen zu schützen. Beschützen Sie manchmal? Können Sie das?

Kl.: (nickt) Ich beschütz' ja meine Leute.

Th.: Vor wem?

Kl.: (denkt nach) Vor Fremden.

Th.: Das ist gut. Können Sie sie auch vor jemand ... Bekanntem ... beschützen? Jemand wie der, dem Sie nachempfunden sind?

Kl.: (überlegt, schüttelt den Kopf)

Th.: Ah ja, also Sie können viel, Sie können nicht alles. Vielleicht muss jemand anderes da innen Ihnen helfen?

Kl.: Ich hab damit Schwierigkeiten, ja.

Th.: Und doch gilt immer: Sie werden auch gebraucht, Sie sind sehr wichtig beim Projekt Sicherheit.

Kl.: (switcht)

In der restlichen Zeit – die Live-Arbeit ging über eine knappe Stunde – meldete sich noch ein weiteres Täterintrojekt, das bis dato „der Chef" genannt wurde. Mit diesem Anteil hatte der stationäre Therapeut schon Kontakt gehabt und verhandelt. Mir wurde die Botschaft übermittelt: „Der kann sich vorstellen zu helfen. Der möchte seinen Namen wechseln." Dieser Anteil wollte nicht länger „der Chef" heißen, sondern hatte sich einen freundlichen Männernamen ausgesucht. Ich fragte dann noch in die Persönlichkeit der Klientin hinein, ob der neue Name dieses Anteils sich gut anfühle, ob er in Ordnung sei. Als die Klientin überlegte und nickte, war deutlich: Dieser andere Anteil hatte sozusagen schon „die Seiten gewechselt".

Dieser Ausschnitt aus der Arbeit auf der inneren Bühne mit einer hochdissoziativen Persönlichkeit gibt vielleicht einen kleinen Einblick in das, was psychotherapeutischer Alltag in der Traumatherapie mit komplex traumatisierten Menschen ist. Oder zumindest sein sollte, denn wenn man nur mit den Bereichen in der Persönlichkeit spricht, die zufällig gerade „vorn" sind, bekommt man in der Regel von der inneren Auseinandersetzung nichts mit.

Worum ging es hier? Frau B. war in Not. Sie wollte weg von ihren Eltern, vor allem vom Vater, der sie ausgebeutet und verkauft hatte. Und gleichzeitig gab es in ihr einen Anteil, der sich mit Benno, dem Vater, identifizierte und seine Sprüche aufsagte. „Ich beschütz ja meine Leute – vor Fremden." Der Vater konnte also auch zu jemand anderem sagen: „Du packst meine Tochter nicht an!" Das hinderte ihn jedoch nicht daran, die Tochter selbst zu vergewaltigen und sie demjenigen zu überlassen, den er bestimmt hatte. Auch ein anderer Täter hinterließ Spuren in der Persönlichkeit von Frau B. – vermutlich ein anderer Verwandter, der das Geschäft der Vermakelung übernommen hatte und „der Chef" genannt wurde. Und dieser Anteil war es, der sich während der Diskussion auf der inneren Bühne meldete und signalisierte, dass er beim „Projekt Sicherheit" mithelfen wolle. Innerlich – siehe die Namensänderung – sagte er sich von den Tätern los.

Inzwischen lebt diese Klientin in Sicherheit und nach allem, was ich gehört habe, beendet sie ihr Studium und ist dabei, in Freiheit ein gutes Leben zu finden.

Vorher mussten noch einige der Aufforderungen der Täter (z.B. „aus Pflicht [bei den Tätern] anrufen"), die wie posthypnotische Suggestionen wirkten, bearbeitet werden. Obwohl große Bereiche der Klientin – alle ANPs zum Beispiel, also alle Bereiche, die den Alltag und das Studium regelten – den Kontakt zu den Tätern abbrechen wollten, gab es im Innern täterloyale Anteile, die sogar direkt von einem Täter, dem Vater, angesprochen (sogar mit dem eigenen Namen des Vaters!) und aufgefordert werden konnten, „nach Hause zu kommen". Dann sorgte dieser Anteil dafür, dass das auch umgesetzt wurde. Erst nach der Diskussion auf der inneren Bühne, indem die Täterintrojekte sozusagen „an die frische Luft gebracht" und in einen Dialog hineingeholt wurden, brach die Ideologie in sich zusammen. Die Therapeutin sah jugendliche Anteile vor sich, die erkannten, dass sie zu dieser Persönlichkeit gehörten und dass ihnen dummes Zeug eingeredet worden war. Es ist immer beeindruckend, diesen Wandel mitzuerleben.

2.12 Erkennen – anerkennen – verändern

> „Menschen werden vom Bösen gefressen, weil sie seine Gesellschaft suchen,
> nicht weil sie es meiden." – *Sprichwort der afrikanischen Gikuyu*

Am schönsten ist es, wenn nach Jahren immer mehr der schwierigen Persönlichkeitsanteile integriert werden und die Gesamtpersönlichkeit stärker, gesünder und kraftvoller wird. Abstinenz zu Menschen, die einen gequält haben, ist dazu ein wichtiger Schritt. In vielen Völkern gibt es dazu Weisheiten, wie z.B die oben zitierte der Gikuyu.

Abstinenz von zerstörerischen Bindungen hilft. Nach einer gewaltvollen Kindheit müssen wir Kinder und Jugendliche sowie später die Erwachsenen darin unterstützen, nicht mehr aktiv den destruktiven Kontakt zu suchen, sondern sich in Sicherheit zu bringen. Das ist eine wichtige Voraussetzung für Genesung und Verhaltensänderung. Sind die Täter nahe Bindungspersonen, dauert es besonders lange, die innere Gebundenheit zu überwinden. Nicht nur Schritt für Schritt muss erkannt werden, wie die Menschen, die doch vorgaben, einen zu lieben, sich wirklich verhalten haben – allein das bedeutet viel traumatherapeutisches Prozessieren. Auch was es mit einem selbst gemacht hat, muss begriffen werden. Für diesen Dreischritt – erkennen – anerkennen – verändern – benötigen die meisten komplex traumatisierten Menschen viele Jahre.

Es dauert! Und: Es lohnt sich

Mit Menschen, die nicht gerade eine extrem sadistische oder eine „Psychopathy"-Persönlichkeit haben, lohnt es sich immer, psychotherapeutisch zu arbeiten: Nicht nur, um ihnen zu helfen, ihre Opfer-Erfahrungen zu überwinden, sondern auch ihre zerstörerischen und selbstzerstörerischen Impulse wahrzunehmen, sie zu untersuchen und konkret im Verhalten zu verändern. Die Betroffenen benötigen hierfür vor allem zweierlei. Erstens einen eisernen Willen, an sich zu arbeiten. Es ist oft sehr viel leichter, dem Bösen nachzugeben oder sich treiben zu lassen, aber hart, sich zu verändern. Manchmal beginnen wir damit, dass einer KlientIn nur klar ist, was sie nicht mehr will, auf keinen Fall mehr will. Das ist doch ein Anfang.

Und zweitens braucht es mindestens eine hilfreiche Beziehung. Jemand, der oder die sie so annimmt, wie sie ist. Der/die an sie glaubt, ihr etwas zutraut, sie mit Würde und

Achtsamkeit behandelt. Mehr ihr Coach ist und nicht so sehr „Mama", also mehr Trainer als Elternteil (die Eltern-Übertragung bekommt man als ernst zu nehmender hilfreicher Mensch sowieso).

Welche Grundeinstellungen in der Arbeit mit schwer traumatisierten Menschen hilfreich sind, davon handelt das nächste Kapitel. Und was es für Betroffene bedeutet, so behandelt zu werden – oder auch nicht –, davon sprechen die Texte von Pauline Frei in diesem Buch.

3. Grundhaltungen in der Arbeit mit komplex traumatisierten Menschen. Über das Verhältnis von HelferIn und KlientIn in der Traumatherapie

In diesem Kapitel möchte ich meine über 30-jährige Erfahrung als Psychotherapeutin mit früh und komplex traumatisierten Menschen auswerten und meine ebenfalls weit über 30-jährige Erfahrung als Supervisorin (damals gab es noch nicht einmal diesen Begriff dafür) in die Waagschale werfen. Das Ziel: Sowohl meine KollegInnen als auch KlientInnen/PatientInnen, die eine Traumatherapie machen wollen, auf einige ethische und einige sehr unmittelbar praktische „Do's" und „Don'ts" aufmerksam zu machen. Die Erfahrung hat gezeigt, dass viele KollegInnen denken: Traumatherapie ist dasselbe wie jede andere Form von Psychotherapie. Das ist jedoch nicht der Fall. Warum nicht? Weil es ums Ganze, ums Existenzielle geht.

3.1 Frühtraumatisierte sind anders

Wer früh und über einen langen Zeitraum – meist in der Familie, Nachbarschaft, Schule etc. – traumatisiert wurde und eine komplexe Posttraumatische Belastungsstörung (PTBS) davongetragen hat, ist nicht vergleichbar mit einem Menschen, der gesund herangewachsen ist und später im Leben ein Trauma erlitten hat. Er ist auch nicht so wie jemand, der sich bis zu einem neurotischen Persönlichkeitsniveau „hinaufentwickeln" konnte. Das muss man leider einmal so klar sagen. Wie ich bereits in den vorangegangenen Kapiteln erläutert habe, bedeutet frühes komplexes Trauma: Die Verhaltenszustände, in die man als Kind geriet, sind nicht zusammengewachsen. Es gibt Bereiche in der Persönlichkeit, die hoch entwickelt sind: Wer z.B. in der Schule von Trauma unbehelligt blieb, konnte dort eine intellektuelle Entwicklung nehmen; oder wer sich ab und zu verstecken konnte, hat vielleicht eine Liebe zur Literatur entwickelt etc. Und manche Menschen bringen vielleicht einige Resilienzfaktoren mit: Humor, Intelligenz, Musikalität, Zielgerichtetheit.

Doch von komplexer PTBS Betroffene sind im Vergleich zu anderen Entwicklungsstufen der Persönlichkeit deutlich eingeengter im Alltags-Ich (siehe Stufe 2 und 3 im Schaubild auf S. 35). Und haben immer wieder „Einbrüche", unerklärliche „Zustände", „Ausfälle", ja unberechenbare – da überwiegend außen-gesteuerte – Wechsel der Persönlichkeitsanteile. Letzteres ist besonders radikal bei der dritten Stufe, dem Vollbild schwerer Dissoziation, der Dissoziativen Identitätsspaltung (DIS), gemeinhin auch „multiple Persönlichkeit" genannt. Aber auch auf der zweiten Stufe, in der es kaum zu kontrollierende intensive Affektzustände und/oder intensive Ich-Zustände gibt, was ja sehr viel häufiger der Fall ist, ist die Persönlichkeit nicht kohärent, sondern relativ zerfallen.

Jeder Mensch, der so etwas hat, versucht dies zu verbergen, denn schließlich hat man gelernt, dass man „irgendwer" sein muss. Man muss „als eine Person durchgehen". Intelligente komplex traumatisierte Persönlichkeiten leben von daher lange und teilweise recht gut integriert in der Gesellschaft. Doch die erheblichen Einbrüche ständig unter Kontrolle zu halten erfordert einen sehr hohem Aufwand. Manchmal kommt es auch zu einem plötzlichen Gar-nicht-mehr-Funktionieren, zur Dekompensation.

Das bedeutet nicht, dass man nicht hohe Positionen in der Gesellschaft erreichen kann. Ich habe ÄrztInnen, ManagerInnen, PolitikerInnen, Geschäftsleute mit einer schweren dissoziativen Störung kennen gelernt. Sie machen etwa zehn bis fünfzehn Prozent der Hochdissoziativen aus, die der amerikanische Forscher Richard Kluft (Kluft & Foote, 1999) „high functionals" nennt.

Hoch funktionale Menschen mit einer dissoziativen Störung sind die LieblingspatientInnen unter den PTBS-KlientInnen. Die Mehrheit der ambulanten TraumatherapeutInnen arbeitet mit dieser Klientel. (Die Mehrheit der psychiatrisch stationär arbeitenden TherapeutInnen arbeitet mit den anderen beiden Gruppen, siehe unten.)

Mit welchen PTBS-KlientInnen haben wir es in der Traumatherapie zu tun?

„high functionals": Natürlich arbeiten alle PsychotherapeutInnen gern mit YAVIS –KlientInnen (young, attractive, verbal, intelligent, social). Und wenn schon mit schwer dissoziierten Menschen, dann am liebsten mit denen, deren Funktionsniveau im Alltag besonders hoch ist. Diese KlientInnen haben folgende Eigenschaften:
⋯⋮ Sie haben eine PTBS und dissoziieren, aber ihre Symptome, etwa die Depression, sprechen gut auf Psychotherapie an.

⋯⋗ Sie haben insgesamt die Fähigkeit, sich aufzurichten und sich selbst ernst zu nehmen, und sie verfügen über einige Qualitäten, mit Stress und Situationswechseln umzugehen.

⋯⋗ Sie müssen selten in stationäre psychiatrische oder psychotherapeutische Behandlung, weil sie (fast) alles ambulant schaffen.

⋯⋗ Häufig integrieren sie so weit, dass sie sich als ein „Ich" fühlen.

⋯⋗ Die Therapie kann bei einigen bereits nach zwei bis sieben Jahren erfolgreich abgeschlossen werden. Dies gelingt besser und in kürzerer Zeit bei TherapeutInnen, die eine spezielle Ausbildung in der Therapie von dissoziativen Störungen haben.

„comorbid": Sehr viel häufiger aber findet man komplex traumatisierte und hoch dissoziative Menschen als Drehtür-Psychiatrie-PatientInnen, in der Suchtmedizin, in psychosomatischen Kliniken, in der Frühberentung ab Mitte/Ende 20. Neben der ersten „high functional"-Gruppe benennt Richard Kluft in seiner Auswertung zwei weitere Gruppen. Die zweite Gruppe nennt er „comorbid".

⋯⋗ Menschen, die weniger seelische Ressourcen haben und mehrere der Kriterien für die komplexe PTBS bzw. die Borderline-Störung erfüllen, die sich etwa heftig schneiden, immer wieder suizidal sind, einen riskanten Lebensstil haben, süchtig sind, häufig Beziehungen abrupt beenden, „verclincht" sind mit nahe stehenden Menschen bzw. TherapeutInnen, genesen schlechter und benötigen längere Therapiezeiten.

⋯⋗ Die Merkmale Abhängigkeiten und Beziehungsprobleme verschärfen die Problematik der dissoziativen Störung.

⋯⋗ Viele können nach einigen Jahren Traumatherapie stabil integriert sein oder sich mit ihrem Innensystem wohl fühlen, ohne unberechenbar zu dissoziieren.

⋯⋗ Ihre Therapieverläufe aber sind häufig chaotisch, gekennzeichnet durch Abbrüche, Krisen und Rückfälle.

⋯⋗ Vielen geht es phasenweise so schlecht, dass sie stationäre Aufenthalte zur Krisenintervention bzw. stationäre Phasen von Traumatherapie zur Stabilisierung brauchen.

⋯⋗ Manche brauchen Betreuung, Beratung, Begleitung und können eine Psychotherapie gar nicht durchhalten.

⋯⋗ Wer zu dieser Gruppe gehört und hoch dissoziativ ist, profitiert eindeutig davon, von ExpertInnen für dissoziative Störungen behandelt zu werden. Bei anderen KollegInnen gibt es eher den „Drehtür-Effekt": Es wird immer nur an der Oberfläche stabilisiert und mit den Anteilen gearbeitet, die zufällig gerade „vorn" sind. Die Psychotherapie geht nicht „tief" genug, um die ausgeprägte strukturelle Dissoziation in der Persönlichkeit verändern zu können.

„enmeshed": Richard Kluft hat in seinen Meta-Analysen (d.h. er wertet Studien aus und beschreibt, was erfolgreich war und was nicht) auch eine dritte Gruppe von KlientInnen ausgemacht, die er „enmeshed" – verwickelt – nennt.

···⋗ Die schwierigste Prognose ergibt sich für Menschen, die viele Probleme haben (wie die „comorbide" Gruppe), die zudem noch dadurch verschärft werden, dass die Betreffenden in ausbeuterische Beziehungen verstrickt (enmeshed) sind.

···⋗ Menschen, die immer wieder Opfer und/oder immer wieder Täter sind, gleichzeitig große Not haben, viele Symptome, viel Verzweiflung, aber auch abrupte Wechsel ihrer Gefühlszustände, haben es besonders schwer, gesund zu werden.

···⋗ Die meisten in dieser Gruppe leben einen ausgeprägten „dissoziativen Lebensstil". Sie zögern sehr, wenn es darum geht, aus ihren Erfahrungen zu lernen.

···⋗ Einige wollen explizit nicht integrieren, sondern investieren in ihre Getrenntheit, die ihnen die nachfolgend beschriebenen schweren Probleme bringt.

···⋗ Etliche haben gravierende affektive Probleme: schwere depressive Einbrüche mit Suizidalität; schwere Angststörungen mit erheblicher sozialer Einengung (beispielsweise kennen sie niemanden näher außer den Tätern und professionellen Helfern). Einige haben schwere Impulsdurchbrüche – sie „schlagen die Bude zusammen", misshandeln Schwächere, sind durch ihre Sucht (z.B. Spiel-, Internet-, Sex- oder eine andere Sucht) finanziell überschuldet. Sie prostituieren sich ungeschützt, lassen sich immer wieder auf Misshandlungs-Beziehungen ein etc.

···⋗ Manche haben psychotische oder psychosenahe Zustände.

···⋗ Viele brauchen phasenweise viel Beratung, Betreuung, Begleitung.

···⋗ Häufig gelingt psychotherapeutisch nur wenig: Nur ein wenig Stabilisierung an der Oberfläche, die sehr schnell wieder zunichte werden kann, wenn z.B. Beziehungs-Krisen oder weitere Traumatisierungen viel Stress auf die Betroffenen ausüben.

···⋗ Viele werden unter den Beratungs- und Psychotherapie-Bemühungen aber immerhin modulierter in ihren Gefühlen, leben weniger chaotisch und haben seltener „Filmrisse", also Amnesien im Alltag.

···⋗ Von den letztgenannten können einige für eine integrative Psychotherapie gewonnen werden.

Probleme der KlientInnen

Insgesamt erleben wir traumatherapeutisch arbeitende KollegInnen, dass viele Klientinnen bei uns sind, die zu wenig gefördert werden, und dass es zu viele KollegInnen gibt, die leider kaum oder gar nicht wissen, wie sie mit dieser schwer beeinträchtigten Klientel systematisch und effektiv arbeiten können. Für die Betroffen, auch für die hoch motivierten unter ihnen, bedeutet dies häufig ein scheußliches Spießrutenlaufen, ein Klinkenputzen von ambulanter TherapeutIn zu ambulanter TherapeutIn, verzweifelte Versuche, auf sogenannten Trauma-Stationen unterzukommen (die häufig sehr lange Wartezeiten haben) – um dann nicht selten festzustellen, dass dort nur freundliche Stabilisierungstechniken angewandt werden. Kenntnisse darüber, wie die schweren affektiven Einbrüche, die Schmerzsyndrome und andere erheblich einschränkende Symptome der chronifizierten PTBS in den Griff zu bekommen wären, sind kaum vorhanden.

Und: Viele KlientInnen, auch die hoch funktionalen, werden rasch ausgesteuert und leben dann ein Leben auf Hartz-IV-Niveau. Das darf so nicht bleiben!

Renate Laskowski, leitende Psychologin in der Klinik für Trauma- und Psychotherapie des Klinikums Wahrendorff, spezialisiert auf die Behandlung komplexer Traumastörungen, hat einmal ermittelt, woraus das Gros der Klientel besteht: aus intelligenten Frauen mit Abitur, abgebrochenem oder sogar beendetem Studium, viele davon mit einer Frühberentung. Und das Schlimme: Aus dieser Berentung kehren nur die wenigsten zurück. Was für ein Skandal!

Beispiel: Frau K

Frau K. mit der ich das Vergnügen hatte, mehrfach im Klinikum Wahrendorff zu arbeiten (im Rahmen der sogenannten Live-Arbeit; mehr dazu in den Fallbeispielen in Kapitel 2.10), gehört zu diesen hoch funktionalen, relativ jungen Frauen, die durch heftige Symptome und starkes Dissoziieren erst einmal aus der beruflichen Bahn geschleudert wurden. Ihr Innenleben hat sie in zwei Stadien ihrer Therapie so gemalt*:

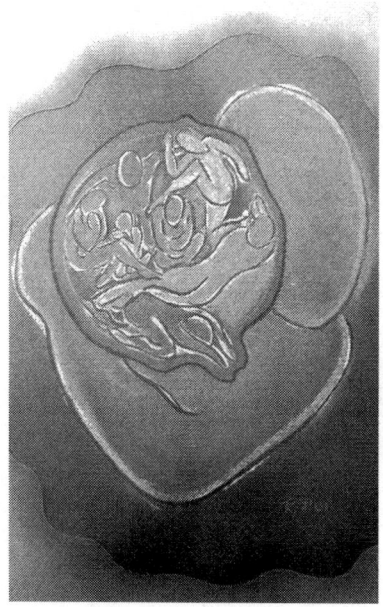

---

* Herzlichen Dank an Frau K. wegen des Überlassens der Bilder! – M.H

Und als sie innerlich bemerkte, dass es Anteile gab, die nicht zu „den anderen" gehörten, entstand dieses Bild:

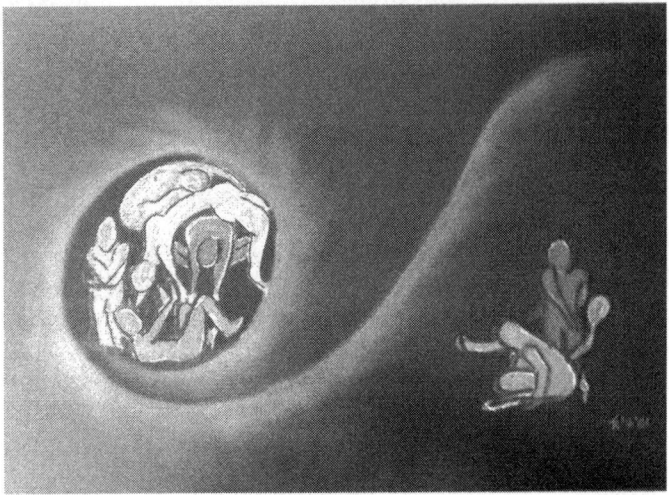

Auf einer Tagung der deutschen ISSD (International Society for the Study of Dissociation) 2007 erzählte Frau K., wie sie aus ihren beruflichen und privaten Zusammenhängen gefallen sei, als ihre Symptome immer schlimmer wurden und sie eine längerfristige Psychotherapie ihrer dissoziativen Identität begann. Sie konnte stolz über gute Erfolge berichten, musste aber auch von beruflichen Rückschlägen erzählen: Davon, dass man mit einer solchen Diagnose kein gesellschaftliches Verständnis finde, dass es keine Wiedereingliederungsmaßnahmen gebe, es sei denn, man definiere sich weiterhin als „Patient", was sie nicht (mehr) wolle.

Von der Therapie in die Rente?

Die Tagung hatte den provokativen Titel: „Von der Therapie in die Rente?!" und verwies auf die Schwierigkeiten, Menschen mit schweren seelischen Krisen nach guten Therapieerfolgen wieder in den Beruf zu bringen.

Einen solchen Aderlass kann sich unsere Gesellschaft nicht leisten. Wenn schon ältere und weniger funktionale Menschen nicht zählen (was natürlich auch ein Skandal ist), dann muss Gesundheitspolitik doch ein Augenmerk haben auf junge und mittelalte, gut ausgebildete Menschen, mit einer schweren Trauma-bedingten Beeinträchtigung ihrer Stress-Resistenz.

Und wodurch wurden sie traumatisiert? Fast immer durch sexuelle, körperliche und seelische Gewalt, ausgeübt von ihren engsten Bindungspersonen. Wie bereits erwähnt finden die wenigsten eine angemessene Behandlung, die meisten „tingeln" von ambulanter „Langzeitbehandlung" (höchstens 80-120 Stunden kassenfinanziert – ein Witz bei dieser schweren Störung!) zur Traumaklinik zur nächsten ambulanten Behandlung (Fliß & Igney, 2008). Die AutorInnen im „Handbuch Trauma und Dissoziation" weisen häufig darauf hin, dass es an der im Untertitel des Buches geforderten „interdisziplinären Zusammenarbeit für komplex traumatisierte Menschen" in unserer Gesellschaft sehr hapere. Koordinierte Hilfen, von guter Beratung angefangen über gute, geschützte Wohnmöglichkeiten, bis hin zu kompetenter ambulanter, erreichbarer, verlässlicher stationärer Psychotherapie – es fehlt quantitativ und qualitativ noch sehr vieles, was dieser Klientel helfen könnte. Viele Betroffene sind Opfer und Überlebende von Gewalt. Wäre diese Gewalt an ihnen nicht verübt worden, dann wären sie gesund. Warum lässt man sie so im Stich? Das darf so nicht bleiben, weshalb viele KollegInnen, mich eingeschlossen, um eine Verbesserung der Situation werben.

Hilfe ist möglich

Eine komplexe PTBS ist gut zu behandeln – ganz besonders dann, wenn die PatientIn intelligent ist, also über die Fähigkeit verfügt, abstrakt zu denken, zu beobachten, Schlüsse aus Gelerntem zu ziehen und zu generalisieren. Bessere Voraussetzungen gibt es kaum.

Dennoch können die Betroffenen sich – bei aller Intelligenz – nicht selbst therapieren, sondern brauchen unbedingt verlässliche, kompetente menschliche Begleitung. Die Dissoziationen bleiben sonst bestehen, denn eine chronische komplexe PTBS geht nicht von alleine weg.

Wie bitter ist es dann, wenn man trotz allen Nachdenkens, aller Versuche, Gefahren aus dem Weg zu gehen, immer wieder von quälenden Gedanken und Schmerzzuständen, unerträglichen Verzweiflungsanfällen und entsetzlicher Angst, vielleicht sogar unberechenbaren Wechseln von Persönlichkeitsanteilen heimgesucht wird? Ständig innerlich „auf den Zehenspitzen gehend", wie es eine Klientin einmal ausdrückte.

An dieser Stelle seien noch einmal die *zentralen Kriterien der komplexen Posttraumatischen Belastungsstörung* genannt:
1. Störungen von Affekten und Impulsen: Gefühlsdurchbrüche, eventuell Süchte, Selbstverletzungen und (latente) Suizidalität.
2. Dissoziative Störungen: Entfremdungserlebnisse, Gedächtnisstörungen, Identitätsstörungen.
3. Störungen der Selbstwahrnehmung: Stigmatisierung, z.B. Opfer-Identität; intensive Schuld- und Schamgefühle, unzureichende Selbstfürsorge. Folge: häufige „Unfälle" oder andere Selbst-Sabotage, eventuell mangelnde Hygiene.
4. Störungen in der Beziehung zu anderen: Bindungsstörungen; häufiges Gefühl, missverstanden zu werden; Misstrauen statt Vertrauen etc.
5. Somatisierung: zu viel und zu wenig fühlen.
6. Veränderte Lebenseinstellungen: chronische Verzweiflung und/oder Zynismus; das Gefühl, sich „überlebt" zu haben, etc.

Geht man diese Liste durch, kann man sich unschwer vorstellen, wie belastend das Leben ist, wenn es so viel gibt, das einen quält. Man leidet nicht nur unter den Wiedererlebens-„Filmen" oder -Schmerzen aus den Traumatisierungen, sondern auch unter den Folgeerscheinungen.

3.2 TherapeutInnen sollten eigene Lebenskrisen überwunden haben

Wer sich dennoch traut, eine Traumatherapie zu beginnen, sollte – wie es Richard Kluft immer wieder in seinen Studien-Auswertungen festgestellt hat – unbedingt auf eine kompetente TherapeutIn treffen.

Für mich bedeutet Kompetenz nicht nur, dass man gelernt hat, mit Komplextrauma und dissoziativen Störungen zu arbeiten, sondern auch, dass man selbst weiß, was es heißt, durch tiefes Leid hindurchzugehen und daran zu wachsen. Zu den Merkmalen für eine potenziell gute KollegIn gehören für mich deshalb nicht nur ihre zahlreichen Aus- und Fortbildungen – die sind selbstverständliche Voraussetzung –, sondern ich frage auch, ob sie nicht mindestens einmal in ihrem Leben durch eine existenzielle Krise hindurchgegangen und an ihr gewachsen ist. Ob man nun den jähen Tod eines geliebten Menschen verkraften, durch eine schlimme Trennung gehen, aus einem Kriegsgebiet flüchten, an den Folgen eines schweren Unfalls laborieren, eine lebensbedrohliche Erkrankung überwinden oder von Gewalttraumata genesen musste – existenzielle Krisen wünscht man sich nicht, aber für einen Menschen sind sie einzigartige Chancen, an ihnen zu wachsen.

Wer nicht weiß, wie gedemütigt und gequält man sich fühlt, wenn man „ganz unten" ist; wie man es hasst, sich auf Gedeih und Verderb (wieder einmal) jemandem ausliefern zu müssen, in der Hoffnung, Hilfe und angemessene Unterstützung zu bekommen; wer nicht weiß, wie es ist, nach der ersten Euphorie des „Ich schaffe es!" durch lange Monate, manchmal Jahre zu gehen, in denen es kaum Fortschritte, aber immer wieder Einbrüche und Rückschritte gibt; wie es ist, wenn man „beißen" muss, dranbleiben, obwohl man eigentlich schon über die äußerste Grenze hinaus ist, an der man nicht mehr konnte, um dann endlich, mehr und mehr, die Ernte der mühseligen Arbeit einzufahren: Wer das alles aus eigenem Erleben gar nicht kennt, sollte womöglich diese Arbeit nicht tun.

Pauline Frei, die heute als Dichterin und Schriftstellerin zunehmend Anerkennung findet, beschreibt in diesem Buch einige solcher existenziellen Situationen, und es ist wichtig, dass meine KollegInnen mehr als nur mit Mitleid(en) reagieren. Sie sollten das Leid kennen – aber wichtiger noch: Wenn man als TraumatherapeutIn solche Arbeit tun will, sollte man einen deutlichen Schritt weiter sein und das Grundmuster kennen, sich aus tiefem Leid mühsam herausgearbeitet haben. Dies ist einer der Gründe, warum ich zunehmend mehr KollegInnen in Therapie nehme, die selbst gemerkt haben, dass sie an eigenen Themen noch einmal arbeiten müssen. Es sind oft die besten, die spüren, dass sie verwundbar und verwundet sind – und sich Hilfe holen.

KollegInnen, die noch keine solchen existenziellen Krisen hatten, sollten vielleicht lieber erst mit Menschen arbeiten, die es weniger stark gebeutelt hat und/oder einer erfahrenen TraumatherapeutIn assistieren, um die Arbeit kennen zu lernen.

In der Supervision bei Komplextrauma sollte jedenfalls Wert darauf gelegt werden, nicht nur den „Fall" anzuschauen, sondern auch sich selbst: „Wie reagiere ich auf die KlientIn? Wie geht es mir – überhaupt gerade, und auch in der Arbeit mit anderen KlientInnen, und speziell mit dieser?" Es gibt wohl keine Arbeit, die solch enorme Anforderungen an unsere Mitmenschlichkeit, unser „gutes Herz", unser Einfühlungsvermögen, unsere Kreativität, Geduld und auch unsere gute Abgrenzungsfähigkeit stellt. Keine Arbeit fordert so sehr von uns, auf unsere eigene körperliche und seelische Gesundheit zu achten. Und natürlich: Kaum eine Arbeit ist so erfüllend, im schlechten wie im guten Sinne. Sie kann uns völlig absorbieren und „aufsaugen". Es kann uns aber auch mit einem tiefen Sinn erfüllen, zu wissen, dass wir mit unserer mitmenschlichen Kompetenz, die wir durch die Lebens- und Berufserfahrung geschult haben, anderen Menschen auf eine Weise beistehen können, dass diese sich mit all ihren Fähigkeiten und Eigenschaften möglichst optimal entwickeln können (Literaturempfehlungen: Dalenberg, 2000; Saakvitne & Pearlman, 1996; Stamm, 2002).

Das Gute an der strukturellen Dissoziation in der Persönlichkeit, zu der ein chronisch traumatisierter Mensch zwangsweise greifen musste und an der er in der Folge leidet (van der Hart et al., 2008) ist: Die Dissoziation kann prinzipiell Schritt für Schritt überwunden werden und die Energie, die für das Getrennthalten der Zustände, Anteile, Wissensbestandteile notwendig war, kann für ganz andere Dinge eingesetzt werden – für eine Persönlichkeitsentwicklung in Freiheit.

3.3 KlientInnen müssen in der Traumatherapie hart arbeiten

So, und jetzt kommen meine ernsten *Vor-Worte an KlientInnen*, die unter einer komplexen PTBS leiden und eine Traumatherapie machen (wollen): Wenn Sie das wirklich tun, sich auf eine Traumatherapie einlassen, dann müssen Sie sehr, sehr hart arbeiten. Wenn Sie sich noch nicht sicher sind, ob der Weg aus dem „Schlamassel" eine gezielte Traumatherapie ist, überlegen Sie gut. Überprüfen Sie Ihre Lebenssituation und machen Sie die Therapie erst dann, wenn Sie soviel feste Entschlossenheit

„zusammenkratzen" können, wie nur möglich. Die Alternative ist eine allgemeine somatische oder psychosomatische Kur; sind Krisenaufenthalte in psychiatrischen Kliniken; ist der sozialpsychiatrische Dienst in Ihrer Nähe; sind unter Umständen internistische Krankenhäuser, eine (Frauen-)Beratungsstelle oder ein Notruf, eine Betreuungseinrichtung oder ein/e persönliche BetreuerIn; ist vielleicht auch eine gute Bekannte, eine krisenfeste FreundIn, eine gesunde LebenspartnerIn, vielleicht auch eine PfarrerIn etc. Das ist nicht Nichts! Sie können wählen. Sie können auch übende Verfahren wählen, etwa das Skills-Training (Linehan-Training), das sogar u.U. eine gute Vorbereitung oder Begleitung einer Traumatherapie sein kann.

Gehen Sie bitte nicht einfach zu einer TraumatherapeutIn und schauen diese hilflos an, sagen, dass Sie in Not sind und erwarten, dass sie Ihnen diese Not nimmt. So funktioniert das nicht. Schon gar nicht funktioniert es, wenn Sie denken, Traumatherapie sei so etwas wie Physiotherapie: Man geht da hin, bekommt „Anwendungen" und danach geht es einem besser. *Eine Psychotherapie, die als Traumatherapie wirklich funktioniert, ist ein sehr strukturiertes Arbeiten:*

⋯⟫ Zunächst werden Sie lernen, Ihre Ressourcen – also all das, was Sie schon einmal gut konnten, gern mochten etc. – zu reaktivieren.

⋯⟫ Sie werden Ihre TherapeutIn kennen lernen: Wie verlässlich, belastbar, strukturiert ist und arbeitet sie?

⋯⟫ Sie werden immer wieder diagnostische Frage(boge)n bekommen, und nach und nach auch genauere Diagnosen (Traumadiagnostik ist Prozess-Diagnostik: TherapeutInnen erkennen mehr, wenn Sie mehr über sich wissen).

⋯⟫ Dann werden Sie lernen, wie es ist, wenn Sie sich auf die TherapeutIn (und andere Menschen natürlich) verlassen müssen, etwa weil sie Ihnen aus einer Krise heraushelfen muss (müssen).

⋯⟫ Zwischendurch werden Sie immer wieder Ihre Symptome anschauen, sehr genau anschauen. Und lernen, sie zu „lesen": Wann tauchen sie auf? Wovon erzählen sie? Was hilft, sie zu beruhigen? Was wäre erforderlich, um sie dauerhaft zu verändern?

⋯⟫ Sie werden herausgefordert sein, nach jeder Therapiestunde nach draußen zu gehen und in der Folgezeit etwas konkret anders zu machen, als Sie es vorher getan haben. Denn Reden allein hilft nicht; Sie müssen sehr handfest Dinge anders tun als vorher. Dazu kann auch der Entzug eines Suchtmittels gehören.

⋯⟫ Psychisch wirksame Medikamente werden, falls Sie sie nehmen, auf das absolut Notwendigste heruntergefahren. Dadurch steigt Ihr Wachheitsgrad, leider zwischenzeitlich auch Ihr Leidensdruck.

⋯⟫ Sie werden imaginative Methoden erlernen, mit deren Hilfe Sie sich beruhigen, etwas Verletztes innerlich in Sicherheit bringen, Ihre „inneren Kinder" versorgen, sich trösten, ablenken und brisante Gedanken und Gefühle vorsichtig aus der Distanz beäugen können.

···> Dann werden Sie Ihre Traumatisierungs-Erfahrung verdauen, Stück für Stück werden Sie sie zu Ihrer Lebensgeschichte zuordnen.

···> Sie werden versuchen, daraus zu lernen und in Ihrem Leben einen Sinn zu finden.

Dabei werden Sie selbst sehr viel – ja weitaus das meiste – tun müssen. *Gehen Sie also erst zu einer TraumatherapeutIn, wenn Sie fest entschlossen sind, an sich zu arbeiten.* Für eine Fastenkur würden Sie ja auch nicht einfach mit vollem Bauch zu einem Arzt gehen und sagen: „Machen Sie das weg." Die Kur würden Sie vermutlich dann machen, wenn Sie genügend motiviert sind. Und eine Fastenkur dauert meist wesentlich kürzer als eine Traumatherapie! Auch einen Suchtentzug machen Sie nicht „einfach so". Und eine Traumatherapie wird Sie herausfordern, all Ihre Gewohnheiten in Frage zu stellen. Die TherapeutIn wird natürlich ebenso all Ihre Stärken herauskitzeln und Sie enorm motivieren, wird Sie immer wieder ermutigen, Sie loben, sich mit Ihnen freuen, wenn Sie etwas geschafft haben. Doch gleichzeitig wird sie Sie herausfordern, sich all Ihren widersprüchlichen Strebungen, Zuständen, Innenlebens-Bereichen – auch denen, die Ihnen peinlich, unheimlich, ja entsetzlich sind – nach und nach zu stellen.

Sie werden sich selbst Dinge sagen hören, bei denen Ihnen die Schamröte ins Gesicht steigt. Sie werden heftige Gefühle bekommen und sie kaum im Zaum halten können. Sie werden über geheime Dinge sprechen, über die Sie noch nie mit jemandem gesprochen haben, und solche, die Sie vor sich selbst nicht wahrhaben wollten. Sie werden Wahrheiten finden, die Sie nicht haben finden wollen, und Konsequenzen ziehen müssen, die Sie heute niemals ziehen würden. Sie werden zwischendurch den unwiderstehlichen Drang empfinden, „da" (zur Therapie) nie wieder hinzugehen. Sie werden überzeugt sein, die TherapeutIn durchschaue Sie, dann wieder werden Sie überzeugt sein, die TherapeutIn habe keine Ahnung. Sie werden die TherapeutIn zumindest innerlich, wenn nicht gar in der Stunde, beschuldigen: Sie hilft nicht genug, lässt Sie im Stich, tut Ihnen etwas an, „nimmt" Ihnen Ihre Familie oder andere Menschen, zu denen Sie innerlich oder äußerlich noch engen Kontakt haben, die Sie aber immer wieder auch verletzt haben – was Sie bislang vielleicht hinzunehmen bereit sind.

Sie werden in der TherapeutIn gelegentlich das eigentliche Problem sehen, werden sich von ihr befreien wollen. („Wenn ich da nicht wieder hingehe, ist das alles nicht wahr, was dort stattfindet, was ich da sage. Dann muss ich das Ganze bloß schnell vergessen.") Sie werden wahrscheinlich einen heftigen inneren Kampf spüren: Ihre inneren Kinderanteile werden die TherapeutIn mögen, sich aber auch leicht von ihr zurückgesetzt oder im Stich gelassen fühlen. Ihre jugendlich-rebellischen Anteile werden Autoritätskonflikte mit der TherapeutIn bekommen. Ihr Alltags-Ich wird immer wieder denken: „Ich stelle mich nur an, und diese TherapeutIn fällt darauf herein." Ihre zerstörerischen Anteile werden jubeln, wenn die TherapeutIn einen Fehler macht. Ihre Selbstzerstörungs-Impulse und Ihre Symptome werden vielleicht samt und sonders zwischendurch „aufjaulen" und sich phasenweise verstärkt melden. Manchmal werden Sie das Gefühl haben, als tue sich in der Therapiestunde eine Falltür auf, und plötzlich „verschwinden" Sie in einem dissoziativen Geschehen, aus dem die TherapeutIn Ihnen, so gut sie kann (und sie muss das sehr gut können, um effektiv zu sein!) heraushelfen muss. Oder es passiert Ihnen daheim: Auf einmal, überfallartig, bekommen Sie Erinnerungsbilder oder Schmerzen „von früher", die Sie überfluten, mit denen Sie kaum zurechtkommen, die Sie unerträglich finden. Dann werden Sie, obwohl Sie es hassen, zur Krisenintervention in eine Klinik gehen, mindestens aber einen Notanruf bei der TherapeutIn versuchen, oder einfach nur ihren AB abhören, um einmal ihre Stimme zu hören – und Sie werden sich dafür nicht mögen.

Apropos mögen: Sie mögen sich nicht sonderlich, gell? Die TherapeutIn wird Sie mögen. Das werden Sie vollkommen unverständlich, komisch und unangemessen finden. Sie werden überzeugt sein, sobald die TherapeutIn Sie besser kennt, kann sie Sie auf keinen Fall mehr mögen. Sie werden sie belauern: Wie sieht sie heute aus? Müde? Das liegt natürlich daran, dass Sie so anstrengend sind. Ärgerlich? O je, das liegt ganz bestimmt an Ihnen, werden Sie glauben. Und dann werden Sie versuchen, sie entweder zu beschwichtigen, oder Ihre inneren Provokateure werden auf den ärgerlichen Unterton der TherapeutIn mit Krawall antworten. Hinterher werden Sie sich daheim zermartern, werden Selbstverletzungs-, vielleicht sogar Suizid-Impulse bekommen, weil Sie den Konflikt mit der TherapeutIn kaum aushalten.

Sind Sie sicher, dass Sie bereit sind, das alles in Kauf zu nehmen? Und wieder hinzugehen? Und wieder, und wieder? Sie werden sich alle Grundsatzfragen Ihres Lebens stellen: „Wozu leben? Wozu soll das alles gut sein?" Und Ihre TherapeutIn wird mehr oder weniger antworten mit: „Bleiben Sie dran, vertrauen Sie auf den Prozess." Etwas wird innerlich hohnlachen in Ihnen, wenn sie das sagt. Und dann wird sie solche Sätze sagen wie: „Lassen Sie uns diese Frage untersuchen." Sie wird Ihnen, manchmal mit einem Lächeln, manchmal einfach voller Mitgefühl sagen: „Alles wird gut." Und Sie werden diesen Satz hassen. Anfangs. Aber etwas in Ihnen wird sich an solche Sätze klammern: „Alles wird gut. Sie schaffen das. Sie haben das Zeug dazu. Bleiben Sie dran. Sie haben schon so viel geschafft, das schaffen Sie auch noch." Manchmal würden Sie lieber zum Kieferchirurgen gehen als in die Traumatherapie-Stunde. Weil dort Dinge zur Sprache und mehr noch: in Ihr Gefühl, in Ihr inneres Wissen kommen, die Sie für unaushaltbar hielten. Die weh tun. Und immer wieder werden Sie versucht sein, sich von diesem Schmerz abzulenken: „Das ist alles nicht wahr, ich bilde mir das nur ein." Oder „Wenn ich jetzt schneide, trinke, mich vollstopfe, kotze ..., dann wird es besser." Sie werden laufen wollen, so weit die Füße tragen. Bloß weg davon.

Sie werden vielleicht zwischendurch stationäre Aufenthalte in Kliniken brauchen: zur Krisenintervention in eine nahe gelegene psychiatrische Klinik (auch die werden Sie vermutlich nicht lieben). Zur intermittierenden Traumatherapie in eine stationäre traumatherapeutische Einrichtung, wenn Sie das Glück haben, dort einen Platz zu finden. Zwischendurch werden Sie vielleicht eine Beratungsstelle aufsuchen, eine Selbsthilfegruppe (Achtung: Gehen Sie nur in eine, in der nicht – und zwar gar nicht – inhaltlich über Traumatisierungen im Detail gesprochen wird, sonst hebelt Sie das vielleicht aus!). Und dann werden Sie Ihren Körper wieder in die ambulante Traumatherapie schleppen. Und allmählich, ganz allmählich, wird es besser, werden Sie kraftvoller, verschwinden Ihre Symptome, können Sie sich besser akzeptieren, freundlicher mit sich umgehen, sich selbst Mut zusprechen, neue Risiken eingehen wie etwa einen (anspruchsvolleren) Job, einen Umzug, eine Trennung, neue Freundschaften oder gar eine neue Liebe.

Ist deutlich geworden, was ich mit „hart arbeiten" meine? Wie gut, denke ich oft, dass wir nicht alles im Voraus wissen, was auf uns zukommt. Dann würden wir manchmal gar nicht wagen, aus dem Bett aufzustehen, nicht wahr? Also andererseits, und das wissen Sie natürlich, sage ich Ihnen das vor allem mit dem Unterton: Nun mal los! Geben Sie sich nicht damit zufrieden, wie das Leben ohne Therapie ist, solange Sie noch Symptome haben, die auf eine PTBS verweisen (Näheres dazu finden Sie in Kapitel 1 in diesem Buch). Aber schauen Sie, ob Sie (auch bzw. vorher) eher eine Beratung, eine Begleitung, eine Betreuung brauchen. Und eine Klinik, in die Sie sich während kritischer Tage zurückziehen können.

3.4 Gute Traumatherapie ist eine Investition in die Ausbildung der Persönlichkeit

Sollten Sie sich eine Traumatherapie zutrauen: *Seien Sie anspruchsvoll, was Ihre ambulante TraumatherapeutIn anbetrifft.* Sie müssen sie mögen und ihr eine Menge zutrauen, allem Misstrauen zum Trotz. Suchen Sie sich eine/n, der/die zu Ihnen passt. In jedem Fall eher jemand Nüchternes, die aber Freundlichkeit und Durchhaltevermögen ausstrahlt, als eine „Über-Mutti" oder einen „lieben Vati". Letztere werden Ihnen über kurz oder lang eher auf die Nerven gehen oder Sie werden von vornherein denken, dass Sie ihr oder ihm bestimmte Dinge niemals erzählen können. Überlegen Sie, ob Sie zu einem Mann oder einer Frau in Therapie gehen wollen. Schauen Sie sich mehrere an, warten Sie lieber noch, bevor Sie zu jemandem gehen, dem Sie eigentlich nichts zutrauen. (Doch man kann sich auch täuschen. Auf dem Weg zur Traumatherapie spricht z.B. nichts gegen eine „reine" Verhaltenstherapie: Dort lernt man schon einmal übende Verfahren und ein Schritt-für-Schritt-Arbeiten!)

Falls Sie gut angedockt haben und die Therapie beginnt Fortschritte zu machen, denken Sie daran, rechtzeitig *Geld* beiseite zu legen, falls die Kasse nicht mehr zahlt, denn gute Traumatherapie dauert sehr oft länger. Und wenn Sie gar kein Geld haben, überlegen Sie, ob Sie ohne Ihr Auto auskommen und das Geld in die Therapie investieren – als sei es eine Ausbildung. Eine sehr gute Traumatherapie ist eine hervorragende Investition in die Ausbildung Ihrer Persönlichkeit!

Oder Sie überlegen, ob Sie nach der ersten Runde von zunächst 15 oder 25, dann maximal 80-120 Therapiestunden eine Pause machen, ab und zu eine halbe Stunde zu Ihrer TherapeutIn gehen (das wird die Kassen-TherapeutIn abrechnen können), bis ein neuer Kassenantrag gestellt werden kann. In jedem Fall: Sprechen Sie mit Ihrer TherapeutIn rechtzeitig über solche Themen wie Geld (heikel, nicht wahr?), *Krisen-interventionen* (Wann dürfen Sie sie anrufen? Bekommen Sie eine Extrastunde, wenn Sie sie brauchen? Kündigt die TherapeutIn Ihnen rechtzeitig vorher ihren Urlaub an? Bekommen Sie langfristig verlässlich Ihre Termine, und nicht nur von einer Stunde zur nächsten? Dürfen Sie hinauslaufen, falls Sie ein unwiderstehlicher Fluchtimpuls überkommt und in der nächsten Stunde wiederkommen? Etc.)

Sagen Sie ihr auch, was Sie überhaupt nicht ertragen, etwa wenn Sie *Gegenstände* in Ihrem Praxisraum hat, *die Sie triggern* (bei denen Ihnen schwummerig wird, wenn Sie sie anschauen oder hören etc.) Es kann auch bestimmte Farben geben oder Kleidungsstücke der TherapeutIn, die für Sie irritierend oder für die Therapie hinderlich sind, etwa wenn die TherapeutIn dunkelrot oder schwarz lackierte Fingernägel oder entsprechend farbige Kleidung trägt oder Schmuckstücke, deren Symbole Sie aus anderen Zusammenhängen zu kennen glauben. Auch bestimmte Dekorationen wie Bilder von nackten Menschen oder grausame Szenen an der Wand können unangenehm sein. Sobald Sie genug Vertrauen in die TherapeutIn gefasst haben, können Sie beginnen zu sagen, dass es Ihnen schwerfällt, sich zu konzentrieren, wenn diese Gegenstände oder Symbole im Raum sind. (Für KollegInnen: Das alles sind „No-Nos". Sollten Sie bislang noch so etwas haben/tun, schaffen Sie es ab, wenn Sie Traumatherapie machen wollen!)

Und für die KollegInnen allgemein: Ist es deutlich geworden, wie anspruchsvoll diese Arbeit ist? Wie wichtig ein sorgfältiger Therapievertrag und Vereinbarungen über alle möglichen Eventualitäten sind? Eine langfristige Terminvergabe an diese KlientInnen (mindestens jeweils ein Quartal im Voraus – sonst wird die KlientIn immer denken, nach der letzten Stunde sei „alles aus"!)? Wie verantwortlich Sie mit den zarten und existenziellen Gefühlen Ihrer KlientIn umgehen müssen, um sie nicht zu überfordern, aber sie doch angemessen herauszufordern?

Es folgen nun einige mir für diese Arbeit wichtig erscheinende Punkte, die ich im Folgenden noch ausführen möchte:
⋯⟩ empathische Abstinenz
⋯⟩ professionelle Aufrichtigkeit
⋯⟩ partnerschaftliches Arbeiten

···⟩ Fördern und Fordern
···⟩ Unterschiede und Differenz beachten
···⟩ Respekt und Achtung
···⟩ Ressourcen erweitern
···⟩ Arbeit mit der „dunklen Seite"
···⟩ An der Struktur, aber auch am Trauma arbeiten!

3.5 Empathische Abstinenz

···⟩ Empathie mit dem Leid muss erkennbar sein.
···⟩ Abstinenz gegenüber den internen Kämpfen der verschiedenen Persönlichkeitsanteile.

Unter Abstinenz versteht man gewöhnlich, dass Ärzte und PsychotherapeutInnen sowie alle im Gesundheitswesen Tätigen keine Vorteile annehmen dürfen aus ihrer Arbeit, außer dem vereinbarten Honorar; also keine Geschenke, deren Wert über einen
kleinen Betrag hinausgeht etc. Abstinenz bedeutet natürlich, sich nicht selbst in der
Arbeit zu „outen" (zur professionellen Aufrichtigkeit siehe 3.6), etwa hemmungslos zu
weinen, private Dinge über sich zu erzählen, die keinen unmittelbaren therapeutischen Effekt anstreben etc. Und natürlich dürfen wir keine privaten, schon gar keine
sexuellen, Beziehungen zu unseren KlientInnen unterhalten.

Abstinenz in der Traumatherapie bedeutet noch etwas mehr: Sie soll eine „empathische Abstinenz" sein, soll also die Gratwanderung schaffen zwischen achtsam-liebe-
voller Einfühlung (Empathie) und dem sich Heraushalten aus den inneren Auseinandersetzungen der einzelnen Anteile, Zustände, Strebungen innerhalb der KlientIn
(Abstinenz).

Je dissoziativer die KlientIn ist, desto gespaltener ist sie natürlich. Die ANP (anscheinend normale Persönlichkeit, also das Alltags-Ich, das hauptsächlich funktionieren
möchte) will die Symptome „loswerden", nach dem Motto: „Wenn ich nur nicht diese
komischen Zustände hätte, ginge es mir gut." Häufig appellieren Alltags-Ichs an uns:
„Mach das weg!", als wären wir Ärzte, die durch medikamentöse oder chirurgische
Maßnahmen oder gar durch eine Art Handauflegen die trauma-nahen Zustände be-
seitigen könnten. KollegInnen, die es gewohnt sind, in ihren Psychotherapiestunden
hauptsächlich „mitzuschwingen", lassen sich oft darauf ein. Sie entwickeln dann Programme zum Entfernen von Symptomen.

TraumatherapeutInnen sollten jedoch eine systemische Einstellung zu den Symptomen haben: Symptome sind wesentliche Bestandteile der gesamten strukturellen Dissoziation in der Persönlichkeit. Sie sind verbunden mit Emotionalen Persönlichkeits-

anteilen, sogenannten dissoziativen „EPs", die unter dem Extremstress der Traumatisierungen zur Verteidigung des fragilen Selbst nötig wurden und abgespalten weiter existieren.

Wenn eine Persönlichkeit strukturell dissoziiert ist, dann müssen wir jedes Symptom erst einmal anschauen: Welche Sprache spricht es? Wovon erzählt es? Warum wählt es diesen Weg? Nehmen wir an, eine KlientIn hat Schlafstörungen, eines der wohl häufigsten Symptome bei komplexen Traumastörungen. Diese Schlafstörung wird dann sehr konkret und im Einzelnen angeschaut, was ich anhand eines Beispiels erläutern möchte.

Fallbeispiel

Th.: Sie schlafen schlecht, haben Sie gesagt. Ist das jede Nacht so?

Kl.: Ja, so gut wie.

Th.: So gut wie, aha. Gibt es Nächte, in denen Sie besser und solche, in denen Sie schlechter schlafen?

Kl.: Ja. Gestern Nacht war es zum Beispiel schlechter als sonst.

Th.: Gibt es in Ihnen eine Ahnung, weshalb Sie gestern Nacht schlechter geschlafen haben?

Kl.: Oft schlafe ich schlecht, bevor ich am nächsten Tag in die Therapie komme.

Th.: Was könnte der Grund sein? Hat es etwas mit der Therapie zu tun?

Kl.: Vermutlich. Ich weiß es aber nicht.

Th.: Können Sie mir beschreiben, was geschieht, wenn Sie schlecht schlafen? Wann haben Sie sich gestern Abend hingelegt?

Kl.: Bin spät eingeschlafen, erst so gegen zwei.

Th.: Können Sie mir das anhand der Bildschirmtechnik beschreiben? Schauen Sie da drüben an die Wand. Vielleicht können Sie sich dort eine Art Fernseher vorstellen. Können Sie den Rahmen außen um diesen „Fernseher" erkennen? (Wenn die Klientin das kann:) Beschreiben Sie mir bitte, was Sie sehen, wenn Sie an gestern Abend denken: Können Sie sich von außen sehen?

Kl.: (nach einigem Hin und Her) Ja, ich hab da im Bett gesessen und noch ins Tagebuch geschrieben. Was ich heute besprechen will.

Th.: Können Sie sich sehen, wie Sie das geschrieben haben?

Kl.: Ja. Und dann ist mir ganz komisch geworden, weil ich gesehen habe, dass da schon etwas stand.

Th.: In Ihrem Tagebuch stand schon etwas, und das hatten Sie nicht erwartet?

Kl.: Nein. Eine andere Schrift. Das hat mir Angst gemacht. Und ich konnte mich nicht erinnern, das geschrieben zu haben.

Th.: Wissen Sie noch, was da stand?

Kl.: (wird rot) Das sag ich lieber nicht, es war nicht nett Ihnen gegenüber.

Th.: (lächelt): Ah ja, und es war in einer anderen Handschrift, sagen Sie?

Kl.: Ja, viel dicker geschrieben, so härter aufgedrückt. Größere Buchstaben, eckiger.

Th.: Und wie finden Sie das?

Kl.: Sie wissen ja, dass ich immer gesagt habe, es geht mir hier nicht schnell genug. Und ... und da stand (räuspert sich), dass es viel zu schnell geht. Dass Sie zu viel fragen, zu neugierig sind. Dass ich zu viel quatsche, dass ich den Mund halten soll. Ich weiß auch nicht ... Glauben Sie mir, ich denke so etwas nicht!

Th.: Sie denken das nicht. Und doch denkt etwas in Ihnen so? Oder wurde der Text von einer anderen äußeren Person geschrieben?

Kl.: Das habe ich auch als erstes gedacht, weil ich mich überhaupt nicht erinnern konnte. Aber als ich die Seiten herausgerissen habe, da habe ich so ein Stechen im Kopf bekommen.

Th.: Ein Stechen im Kopf – wie verstehen Sie das?

Kl.: Als würde sich etwas in mir dagegen wehren. Und außerdem kommt eigentlich niemand sonst an das Tagebuch.

Th.: Was meinen Sie: Da gibt es doch etwas – oder jemand? – da innen in Ihnen, das oder der eine andere Meinung hat als Sie, kann das sein?

Kl.: (nickt) Sieht so aus. Aber glauben Sie mir, ich will das nicht!

Th.: (nickt) Das glaube ich Ihnen. Was wollen Sie nicht?

Kl.: Dass da etwas anderes an mir vorbei sich äußert. Und eine ganz andere Meinung hat.

Th.: Und doch scheint es so zu sein, nicht wahr. Wie wäre es, wenn wir diese andere Meinung auch einladen würden?

Kl.: Bloß nicht! Das ist mir peinlich, das will ich nicht. Da habe ich ja vielleicht nicht die Kontrolle drüber!

Th.: Ah so. Sie fürchten, dass Sie die Kontrolle hier verlieren könnten, und dann?

Kl.: Und dann könnte was aus mir rauskommen, was – ach ich weiß auch nicht. Nein, das will ich nicht.

Th.: Hm, das höre ich, dass Sie das nicht wollen. Und ich höre auch, dass da noch eine andere Meinung in Ihnen ist, die offenbar gehört werden will. Und dann haben Sie in der Nacht schlecht geschlafen?

Kl.: Ja, es war mir im Kopf, als wäre etwas in mir drin sehr wütend, dass ich die Seiten rausgerissen habe.

Th.: So, dann können wir ja vielleicht jetzt verstehen, warum Sie nicht so gut geschlafen haben letzte Nacht?

Kl.: Ja.

Th.: Also, von mir aus gibt es eine freundliche Einladung an alles in Ihnen, das wissen Sie. Nur müssen wir offensichtlich auch darauf achten, dass Sie als das Alltags-Ich nicht überfordert werden. Gleichzeitig möchte etwas anderes in Ihnen auch gehört werden, und wir sollten das auch hören. Hat das in Ihnen, was gestern Abend diese mahnenden und warnenden Sätze geschrieben hat, das gehört?

Kl.: (horcht nach innen): Ich glaube ja. Es wird gerade ruhiger da innen.

Th.: Dann bedanke ich mich bei dem, was da innen zugehört hat und ruhiger geworden ist. Und bei Ihnen für Ihre Aufrichtigkeit. Ich finde, wir werden einen Weg finden, alles in Ihnen sorgfältig zu hören und auf die Reise mitzunehmen, was meinen Sie?

Kl.: Wenn Sie das sagen ... (verzieht das Gesicht, beide müssen lachen).

Th.: Vielleicht machen wir Ihr Symptom zum Ratgeber: Wenn wir etwas hier richtig gemacht haben, dann bitten wir, dass der Anteil in Ihnen, der hier gehört werden wird – und der sicher verstanden hat, dass wir sehr vorsichtig sein müssen – Sie besser schlafen lässt. Und Sie versprechen, keine Mitteilungen aus Ihrem Innenleben mehr aus Ihrem Tagebuch zu reißen?

Kl.: Huh, echt nicht? Manchmal stehen da ziemlich gruselige Sachen drin.

Th.: Bringen Sie vielleicht Ihr Tagebuch mit. Oder ein anderer Vorschlag: Schaffen Sie sich zwei Tagebücher an. Eins nur für die schönen Dinge, die Sie ermutigen sollen, wie eine Art Schatzkiste.

Kl.: Ja, das haben Sie mir schon mal vorgeschlagen, aber bislang war das „Sonnenbuch", wie Sie das mal genannt haben, immer wieder versaut.

Th.: Vielleicht braucht es einfach mehreres. Ich schlage ja gern eine Dreiteilung vor: Ein Buch für das Nette, ein Buch für die innere Verständigung, sozusagen als Therapietagebuch und falls etwas wirklich zu heiß ist – also Sie triggern könnte, wenn Sie das noch einmal lesen –, dann gäbe es die Möglichkeit, das doch herauszunehmen aus dem Tagebuch, es aber in einen Extra-Umschlag zu tun und gut aufzuheben. Oder gleich Extra-Blätter hinzulegen und einfarbige Umschläge für das in Ihnen, das Ihnen eine wichtige, aber „heiße" Botschaft zukommen lassen will.

Kl.: Das heiße Zeug will ich aber nicht in der Wohnung haben. Darf ich Ihnen das schicken?

Th.: Gern, aber wir müssen uns darüber verständigen, ob ich das lesen soll und wenn ja, ob ich mit Ihnen dann in der nächsten Stunde darüber sprechen soll. Das sollten wir aber auch mit Ihrem Innenleben diskutieren. Entweder in der nächsten Stunde hier, oder Sie können es auch schon vorbereitend in Ihrem Tagebuch versuchen zu diskutieren.

Kl.: Kann es nicht ein wenig einfacher sein? Ich will das nicht haben, dass alles so kompliziert ist.

Th.: Dass Sie so viele Meinungen im Innern haben, ist es das, was Sie einfacher haben wollen?

Kl.: Ja.

Th.: Na, dann wollen wir doch etwas dafür tun, dass es einfacher wird. Und der Anfang heißt: Allem zuhören, und dann nach Einfacherem suchen.

Kl.: Scheiß Demokratie, ich will die Diktatur! (beide lachen)

Diese Diskussion wird so oder so ähnlich mit komplex Traumatisierten immer wieder einmal geführt werden. Die Phobie des Alltags-Ich vor dem Innenleben und den anderen Gedanken, Gefühlen und Impulsen muss vorsichtig und allmählich verändert werden. Die Klientin im Beispiel verfügt über eine große Portion Humor, was sehr helfen wird. Mithilfe des Humors zieht sie gelegentlich schon Grenzen, auch gegenüber der Therapeutin, und diese wird es fördern, dass die Klientin sich traut, offener mit ihr über das weitere Vorgehen in der Therapie zu diskutieren. Die Therapeutin wird sie stets ermutigen, neugierig auf sich zu werden, vorsichtig die inneren Barrieren und das Unbekannte zu erkunden, aber auch rechtzeitig abzubremsen. Bisher übernimmt das ein noch abgespaltener wütender Anteil, der zunehmend in der Therapie zum „Ratgeber, Mahner, Warner, Beschützer" werden und häufig befragt werden könnte.

Würde man sich jedoch auf die Seite des Alltags-Ich schlagen und dem „Exorzismus" der unliebsamen Persönlichkeitsanteile zustimmen, dann käme die Therapie ins Stocken und es würde über ein gewisses Ausmaß an innerer Zerrissenheit aufseiten der KlientIn hinaus nicht weitergehen.

3.6 Professionelle Aufrichtigkeit

Zu den Grundhaltungen in der Traumatherapie gehört ein möglichst hohes Maß an Aufrichtigkeit. Wenn wir nicht ehrlich mit einer KlientIn sind, merkt sie es über kurz oder lang, und das wird ihr grundsätzliches Misstrauen gegenüber allen Menschen, auch uns gegenüber, eher verstärken. Wenn wir Vertrauen aufbauen wollen, müssen wir Vorleistungen erbringen: Wir müssen transparent sein in dem, was wir tun, achtsam in unseren Fragen und Handlungen und uns selbst und der Klientin gegenüber nach bestem Wissen und Gewissen aufrichtig – aber auf eine professionelle Weise. Professionell heißt:

Wir ziehen die KlientIn nicht in unsere privaten Themen und Konflikte hinein

Es kann im Laufe der Therapie sinnvoll sein, das eine oder andere aus dem eigenen Leben zu erzählen. Motto: So wenig wie möglich, und wenn, muss es einen therapeutischen Sinn haben.

Beispiel:

Die TherapeutIn ist ernst und traurig, weil gerade jemand gestorben ist, der ihr nahestand. Dann ist es angemessen, der KlientIn zu erzählen, dass der Ernst und die Trauer, die man in die Therapiestunde mitbringt, nichts mit ihr zu tun haben, sondern dass es im Bekanntenkreis einen Trauerfall gegeben hat. Viele komplex traumatisierte KlientInnen fragen dann nach, z.B.: „Wer war es denn?" Mit Takt und Freundlichkeit gilt es dann, angemessene Distanz zu wahren und die Frage zwar zu beantworten, aber auch deutlich zu machen, dass weiteres privates Nachfragen nicht in Ordnung ist. Etwa so: „Es war jemand, den ich gut kannte, aber keine KlientIn, sondern jemand aus meinem Privatleben. Können Sie das akzeptieren? Und können wir jetzt zu Ihnen kommen? Was sind unsere Themen für heute? Lassen Sie uns sehen ..." Möglicherweise fragt dann die KlientIn kess oder auch erschrocken nach: „Ist Ihnen das jetzt zu nah?" Darauf kann man freundlich entgegnen: „Sie möchten gern mehr über meinen Kummer hören? Ja, sehen Sie, so ist das in der Therapie: Hier geht es nicht um meinen Kummer, um den werde ich mich sorgfältig kümmern. Sondern es geht um Sie und Ihren Kummer. Ist das in Ordnung für Sie?" So manche KlientIn braucht dann durchaus eine Weile, um diese Grenzziehung zu verdauen. Das kann manchmal eine anstrengende Stunde werden, etwa weil die KlientIn sich dann eher verschließt, sagt, es gehe ihr „gut", sie habe „nichts" und erkennbar gekränkt ist. Da müssen wir dann durch ...

Generell gilt: So wenig Konfrontation wie möglich, aber so viel Abgrenzung wie nötig. Professionell bedeutet auch:

Keine sexuelle Beziehung mit einer KlientIn

Niemals (NIEMALS! Auch nicht Jahre nach Beendigung der Therapie!) gehen wir eine sexuelle Beziehung mit einer KlientIn ein. Ich muss es so deutlich sagen: Dass immer wieder KollegInnen ihre professionelle Distanz aufgeben und private Beziehungen zu ihren KlientInnen eingehen, etwa sie in ihr Privatleben hineinnehmen, ist schon schlimm genug. Aber eine sexuelle Beziehung zu einer (Ex-)KlientIn oder PatientIn einzugehen, ist einfach ein Verbrechen.

Persönlich kenne ich einige KollegInnen, die das getan haben. Es waren in ihrer Persönlichkeit wenig gefestigte Menschen, die aus zweierlei Motiven handelten, wie ich beobachten konnte: Entweder „nahmen" sie sich einfach, was so leicht in einem Abhängigkeitsverhältnis zu bekommen war; hier handelt es sich um brutale Ausbeutung. Oder sie waren überzeugt, in der KlientIn die „wahre Liebe" gefunden zu haben und dachten, sie würden mit ihrer Liebe ihre KlientIn „heilen". Gelegentlich haben die TherapeutInnen auch rasch die Therapien beendet und eine „Schamfrist" von einigen Monaten eingehalten, bevor sie das erste Mal mit der KlientIn ins Bett gingen. Das macht die Sache in keiner Weise besser, und ich verstehe überhaupt nicht, warum in Ethikrichtlinien von Therapieverbänden eine Frist angegeben wird, die eingehalten werden muss, bevor private Beziehungen eingegangen werden dürfen. Es darf keinerlei Fristen geben: Eine KlientIn ist eine KlientIn und bleibt lebenslang eine (Ex-)KlientIn. Vielleicht braucht sie ihre (Ex-)TherapeutIn doch noch einmal. Abgesehen davon ist es natürlich eine Illusion zu glauben, eine unter TherapeutIn-KlientIn-Bedingungen geschlossene sexuelle Beziehung könne jemals gleichwertig sein.

Natürlich gehen solche Beziehungen schief, oft werden regelrechte menschliche Katastrophen daraus, vor allem natürlich für die KlientIn. Aber ich kenne auch einige KollegInnen, die teuer, sehr teuer bezahlt haben: Die etwa von ihrer KlientIn erpresst wurden, sobald es zu Krisen kam. („Ich zeig dich an, wenn du nicht machst, was ich will.") Die auch nicht selten angezeigt wurden und keineswegs immer glimpflich davonkamen, sondern teilweise einen Ausschluss aus dem Berufsverband, eine Ächtung, öffentliche Demütigung und ggf. auch einen Verlust der Approbation, Ethik-Verfahren und teilweise zivile Gerichtsprozesse, Stalking durch die Ex-KlientIn etc. bis zum professionellen Ruin und privaten Gau (Scheidung, Sorgerechtsentzug) erleben mussten. Leider kommen andererseits noch zu viele grenzüberschreitende KollegInnen ungestraft davon.

Glücklicherweise habe ich es auch erlebt, dass es für die eine oder andere KollegIn wenigstens im Nachhinein einsichtig war, was sie falsch gemacht hat. Nach einer Psychotherapie konnten diese KollegInnen vorsichtig und unter Aufsicht wieder für den Beruf der PsychotherapeutIn resozialisiert werden.

Allerdings würde ich sicherheitshalber nicht befürworten, dass eine solche KollegIn jemals wieder mit komplex traumatisierten Menschen arbeitet, denn natürlich fordern diese uns am meisten heraus. Sie sind enorm bedürftig, weil sie so furchtbar von ihren frühen Bindungspersonen behandelt wurden. Sie sind „lieb zu uns", zum einen weil es einfach herzliche und dankbare Menschen sind. Zum anderen aber auch, weil sie sich uns unterwerfen und etwas von uns brauchen: Zuwendung, Halt, Grenzen, Schutz und Anleitung – alles, was eine gute, liebevolle Erziehung in sicherer Bindung ihnen hätte ermöglichen sollen. Es ist eine Nachreifung, die sie in der Psychotherapie durchmachen. Deshalb kommt es sehr häufig vor, dass sie sich in die TherapeutIn

„verlieben". Gerade bei sexuell traumatisierten KlientInnen – und das sind die meisten komplex Traumatisierten – vermischen sich oft eine kindliche Liebebedürftigkeit und erotisch-sexuelle Gefühle. Sie werden vielleicht auch versuchen, ihre TherapeutIn „herumzukriegen", werden ihr zarte Liebesbriefchen schreiben, rote Rosen schenken, werden mit ihr flirten und ihr Avancen machen. Das alles dürfen sie. Es gehört in die Therapie. Und zur professionellen Aufrichtigkeit aufseiten der TherapeutIn gehört eine klare Grenzsetzung, ein Deutlichmachen, was geht und was nicht geht. Wichtig ist auch, die Gefühle der KlientIn ernst zu nehmen als Versuche der Annäherung, als „Lieb-Sein". Viele KlientInnen lieben ihre TherapeutIn mehr, als diese je von jemand anderem geliebt wurde. Das ist eine Gefahr für KollegInnen. Wer nicht selbst in gefestigten privaten Verhältnissen lebt, wer sich privat ungeliebt fühlt, ist anfällig für diese „Liebe", die doch nur verlässliche Freundlichkeit und sorgfältiges Arbeiten „ernten" sollte.

Sollten Sie KollegIn sein und erotische Gefühle für Ihre KlientIn hegen: Gehen Sie in Supervision, denn es könnte sich um ein wichtiges Zeichen handeln: Ist es eine Übertragung? Kann es also sein, dass die KlientIn gerade erotisch-sexuelle Fantasien hat, flirtet, Annäherungen macht – und was können Sie dann tun? Oder ist es ein Zeichen dafür, dass Sie als TherapeutIn überfordert sind mit der Mühsal der alltäglichen Arbeit, dass Sie selbst einsam und liebebedürftig sind und Ihre Bereitschaft gefährlich zugenommen hat, professionelle Grenzen zu verletzen?

Falls Supervision nicht hilft: Gehen Sie in Psychotherapie. Aber versuchen Sie niemals, aus der beruflichen TherapeutIn-KlientIn-Situation ein privates Liebesverhältnis zu machen. Das geht schief.

Wenn wir selbst nicht ganz bei der Sache sind …

Emotional aufrichtig teilen wir der KlientIn mit, wenn wir uns z.B. schlecht auf sie konzentrieren können, weil uns gerade anderes durch den Kopf geht, wenn wir aus anderen Gründen traurig oder aufgebracht sind.

Dabei ist es wichtig, darauf zu achten, dass die KlientIn möglichst nicht denkt, dass sie es war, die uns traurig etc. gemacht hat. (Meist denkt sie das leider ohnehin, weil sie sich oft schuldig fühlt, wenn es den Menschen in ihrer Umgebung nicht gut geht. Sie wird erst allmählich lernen, was wirklich mit ihr zu tun hat, und was nicht.) Und natürlich sollte es die absolute Ausnahme sein, in einer Therapiestunde nicht emotional ausgeglichen und freundlich auf eine KlientIn zugehen zu können. Sollten Sie einige Stunden in der Woche diese grundlegende Haltung von achtsamer Freundlichkeit nicht aufbringen können, müssen Sie bitte etwas dagegen tun: Urlaub, Kur, Psychotherapie …

Sie werden dafür bezahlt, dass Sie sich als absoluter Profi verhalten

Psychotherapie ist kein „Gespräch", nach dem Motto: „Schön, dass wir darüber geredet haben." So wird sie in der Öffentlichkeit oft dargestellt, aber das hat natürlich nichts mit der Wirklichkeit eines hoch spezialisierten Heilberufes zu tun. Insbesondere Traumatherapie ist äußerst strukturiert und fordert nicht nur viel von der Klientel, sondern auch von uns Profis. Wer glaubt, sich hinsetzen zu können, Menschen einfach reden zu lassen und dafür Geld von der Kasse zu kassieren, verhält sich unethisch. Leider gibt es mehr schwarze Schafe in unserem Beruf, als uns lieb sein kann.

Auch wenn ich häufig denke, dass ich schon so gut wie alles gesehen und erlebt habe, was es an Situationen bei KlientInnen und KollegInnen geben kann, erlebe ich doch immer wieder Überraschungen:

Beispiel:

Ein Kollege, ausgebildeter Traumatherapeut, schlief in seinen Therapiestunden regelmäßig ein, erklärte seine geschlossenen Augen jedoch mit einer Augenkrankheit und behauptete, durchaus wach zu sein und zuzuhören. Mehrere Patientinnen berichteten, dass der Therapeut halbstundenweise alle Anzeichen des Tiefschlafes zeigte, aber jedes Mal leugnete, wenn er darauf angesprochen wurde. Er zog außerdem alle juristischen Register, um seine Therapiestunden vollständig bezahlt zu bekommen, falls sich eine Klientin weigerte, für seinen Nachmittagsschlaf auch noch Geld ausgeben zu müssen.

Der Kollege war vollkommen erschöpft, aber anstatt die Verantwortung dafür zu übernehmen, belog er seine PatientInnen, täuschte „Nachdenken mit geschlossenen Augen" vor, während er tatsächlich im Sessel zusammensackte, laut schnarchte etc. und beutete sie finanziell auch noch aus. Erst nach einer nachdrücklichen berufsrechtlichen Ermahnung war er bereit, sich psychotherapeutische Hilfe zu holen und schloss seine Praxis für längere Zeit.

An TraumatherapeutInnen, besonders wenn sie mit komplexem Trauma arbeiten, werden sehr hohe menschliche und berufliche Anforderungen gestellt. Es sind in der Regel PsychologInnen und ÄrztInnen mit langjähriger Zusatzausbildung sowie einer Ausbildung in spezieller Psychotraumatologie. Soweit zum Beruflichen. Menschlich verlangt diese Profession eine deutliche Wahrnehmung der eigenen Grenzen, die von der Klientel aufs Äußerste herausgefordert werden. Da möchten einige auf den Schoß und/oder gestreichelt werden. Und/oder sie tun alles, damit wir sie nicht mögen; sie hass-lieben uns; sie taumeln von Krise zu Krise; sie sind undankbar, fordernd, jammernd etc. Das alles dürfen sie auch. Schließlich sind sie unsere KlientInnen und wir werden dafür bezahlt, ihnen aus diesen Zuständen herauszuhelfen bzw. ihnen zu helfen, sich selbst daraus zu befreien.

Wer auf jedes Bedürfnis der KlientIn eingeht (zusammen einen Kaffee trinken, in den Arm nehmen, Privates erzählen etc.), wird rasch in Not kommen und/oder die KlientIn zusätzlich in Not bringen. Wer sich zu stark abgrenzt, zu schroff, brüsk, vielleicht sogar zynisch ist, auch. Wer auf Wut mit Wut antwortet, auf Ablenkungsmanöver hereinfällt, bei Trauer auch in der Trauer versinkt, bei „Lustigem" als Clown agiert, etc. – also Gleiches mit Gleichem beantwortet, mehr als nur für einen kurzen Moment –, verhält sich unprofessionell. Wer immer nur mit dem arbeitet, was die KlientIn gerade an Material vorbringt, sie frei assoziieren lässt, sich nur mit dem Alltags-Ich solidarisiert, verhält sich unprofessionell. Wer mehr am Inhalt der Traumatisierungen als an der Struktur der Persönlichkeit der KlientIn interessiert ist, ebenso. Ist deutlich geworden, wie hoch die Anforderungen sind?

Natürlich machen wir Fehler. Doch im Umgang mit so schwer traumatisierten Menschen kann jeder Fehler unter Umständen tödlich sein:

- Kränken wir die KlientIn bzw. konfrontieren wir sie, ohne dass wir schon ein tragfähiges therapeutisches Bündnis haben, dann können eventuell schwere Selbstverletzungen oder sogar Suizidversuche die Folge sein.
- Spielen wir jedes Spiel mit, gehen wir auf alles unterschiedslos ein, ohne Struktur und Grenzen, dann verlängern wir das Leiden der KlientIn, statt ihr adäquat zu helfen.
- Belügen wir die KlientIn, lassen wir sie im Stich.
- Arbeiten wir mit ihr, obwohl wir sie nicht mögen, reinszenieren wir ihre traumatischen Bindungserfahrungen.
- Übersehen wir Suchtverhalten, Selbstverletzungen, tödliche Erschöpfung, Krankheiten, kann das fatal sein.

Und auf all diese aufgelisteten Fehler kann eine emotional instabile Persönlichkeit mit einer lebensbedrohlichen Krise antworten.

Noch einmal: Wir machen natürlich Fehler. Wenn wir keine Fehler machen würden, würden wir nicht lernen. Glücklicherweise verzeihen uns unsere KlientInnen viel – aber darauf sollten wir nicht vertrauen. Deshalb muss es selbstverständlich sein, jede Therapie mit einer komplex traumatisierten KlientIn supervidieren zu lassen.

Mitteilen, wie das, was die KlientIn sagt, auf uns wirkt

Soweit jeweils vertretbar, lassen wir die KlientIn erkennen, wie das, was sie sagt, auf uns wirkt. Das ist ein heikler, aber wichtiger Punkt.

Viele KlientInnen haben chaotische Bindungs- und Beziehungserfahrungen gemacht. Man hat ihnen gesagt: „Du brauchst keine Angst vor mir zu haben", und hat ihnen dann wehgetan. Sie haben gehört: „Du bist nicht traurig, du bist böse." Oder: „Dann will ich dir mal Grund zum Heulen geben", wenn sie geweint haben. Sie bekamen gesagt: „Ich werde krank/ganz böse/sterben, wenn du nicht das und das für mich tust." Viele versuchen, sich chamäleonartig anzupassen, wollen erahnen, was wir fühlen. Damit sie uns einigermaßen unter Kontrolle halten können. Aber sie haben nicht immer Recht mit dem, was sie in uns zu sehen meinen. Und sie haben viel zu wenig Mitgefühl mit ihrem eigenen Leid, weil sie es ja noch nicht integriert, also auch noch nicht verstanden haben.

Daher müssen wir zeigen, dass wir Mitgefühl haben und wie das, was sie sagen, auf uns wirkt. Bei passender Gelegenheit sagen wir zum Beispiel: „Oh, das tut mir leid." Oder: „Das ist/war schrecklich, nicht wahr?" Oder: „Jetzt haben Sie mich erwischt, ich hatte das wirklich nicht verstanden." Oder: „Uff, das hat gesessen. Lassen Sie mich einen Moment bitte mal durchatmen", falls die KlientIn eine verletzende Bemerkung gemacht hat. Oder es läuft uns auch einmal eine Träne herunter, wenn sie etwas sehr Trauriges erzählt. Natürlich werden wir immer moderat und moderiert reagieren (bis auf die Male, die wir uns dann hinterher in der Supervision noch einmal gut anschauen, damit uns das nicht noch einmal passiert ...).

3.7 Partnerschaftliches Arbeiten

Wir stellen uns nicht „drüber"

Die KlientIn kennt Machtsituationen. Sie wird natürlich wissen, dass die therapeutische Beziehung asymmetrisch ist: Sie breitet ihr Innenleben aus, wir verschweigen das unsere. Sie muss etwas lernen, wir sind eine Art „Lebens-LehrerInnen". Sie bezahlt uns oder lässt die Krankenkasse uns bezahlen, wir erbringen dafür eine professionelle Leistung. Bei komplex traumatisierten KlientInnen geht es oft darum, wer den anderen beherrscht und „unterkriegt". Deshalb unterwerfen sie sich anfangs und versuchen dann, unbewusst oder auch bewusst, uns so gut kennen zu lernen, dass sie uns unter ihre Kontrolle bringen können, damit wir ihnen nichts tun können. Daher haben viele KollegInnen den Eindruck, die KlientInnen würden sie „manipulieren", wenn es in Wirklichkeit darum geht, dass die KlientIn wenigstens rudimentär das Gefühl haben will, dass sie bestimmt, wo es langgeht. Wer wird ihr das nach ihren überwältigenden Erfahrungen mit Menschen verdenken?

Unter diesen Umständen bedeutet der Grundsatz des partnerschaftlichen Arbeitens, dass wir am Anfang sehr wenig konfrontieren, sehr freundlich und unterstützend sind, viel bestätigen und einladen, Gedanken, Gefühle und Verhaltensweisen von allen Seiten zu betrachten. Wir werden freundlich aber klar „Ja" und sehr vorsichtig und diplomatisch „Nein" sagen. Und immer mehr werden wir die KlientIn ermutigen, Dinge differenziert zu sehen, uns zu korrigieren, wenn sie etwas gerade wichtiger oder besser etc. findet und öfter einmal „Nein" zu sagen, ohne (nur) in ein Schwarz-Weiß-Muster zu verfallen.

Wir bringen unser „Handwerksköfferchen" mit

Der KlientIn werden wir verschiedene „tools" anbieten: unsere Techniken, Methoden, Vorschläge aller Art. Nur anbieten, nicht aufzwingen. Das Motto ist: „Mir fällt gerade dazu ein ... Vielleicht können Sie damit etwas anfangen?"

Eine Art von Intervention ist in der Traumatherapie jedoch verboten: Deutungen. Wir wiederholen wörtlich, was die KlientIn sagt, schlagen konkrete Vorgehensweisen vor, formulieren manchmal vorsichtig etwas weitergehender, als es die KlientIn schon getan hat – aber wir werden ihr niemals ex Cathedra verkünden, wie sie „eigentlich" sei. Uns als unfehlbare Wissende darzustellen, würde bei dieser Klientel sofort Unterwerfung, Rückzug oder fruchtlose Diskussion auslösen. Das Motto könnte also lauten:

Wir „zupfen" die KlientIn „am Ärmel",
aber „ziehen sie nicht über den Tisch"

Wir ermutigen ständig: „Begnügen Sie sich nicht, Sie können mehr." Die meisten früh traumatisierten KlientInnen wurden ständig entmutigt: „Du bist viel zu blöd dazu, kannst eh nichts. Wenn du dich bloß nicht so anstellen würdest ... Du bist selbst schuld." Etc. Und sie geben oft viel zu rasch auf. Und/oder ihre Täterintrojekte verleiten sie dazu, sich zu bestrafen, wenn es einmal „gut" war. Daher müssen wir stets nah bei der KlientIn sein, die Hypnotherapie spricht hier von „Pacing", was soviel heißt wie „Schritt halten." Viele KlientInnen können schon zu Beginn der Therapie sehr gut entscheiden, was sie wann von uns brauchen bzw. akzeptieren können und was nicht. Die anderen werden es – von uns stets dazu angeregt – lernen. „Ist es so besser? Oder so?" Stets gilt es, kleine „Experimente" zu wagen und deren Ergebnisse in der Therapie auszuwerten.

Die KlientIn ist die ExpertIn ihres Lebens

Diese Wahrheit verdanken wir der Frauenbewegung und anderen Emanzipationsbewegungen: Die sogenannte PatientIn, Betroffene, KlientIn etc. hat eigentlich in sich alles, was sie braucht. Es ist alles da. Und sie hat die Dinge erlebt, nicht wir. Sie muss die Beschlüsse, die sie fasst, da draußen in ihrem Leben umsetzen, nicht wir. Kurz: Da treffen sich zwei ExpertInnen: Die KlientIn als ExpertIn ihres Lebens, und die TherapeutIn als ExpertIn ihres eigenen Lebens sowie einem gut gefüllten Handwerksköfferchen.

Krisen gehören dazu

Wir können und werden bei Komplextrauma auch Phasen durchmachen, in denen wir eine „unvermeidliche Verzweiflung" (Schwartz, 2002) erleben. Jede Krise der KlientIn wird auch unsere sein: Was nur tun? Jeder Abgrund, über den sie nicht hinweg kann, lässt uns mit ihr innehalten: Was nur tun? Wenn der Therapieprozess stockt, es nicht weitergeht, scheinbar monatelang: Was nur tun? Wenn sie immer wieder zurückgeht zu den Tätern: Was nur tun? Es wird eine Unzahl von Situationen geben, in denen wir von ihr attackiert werden: „Sie helfen mir nicht genug!" Während sie selbst es ist, die in Wirklichkeit „hängt", und wir sie doch nicht „unter den Arm nehmen und es für sie machen" können. Solche Krisen gehören dazu. Daher: in Netzwerken arbeiten, Intervision und Supervision wahrnehmen, um nicht auszubrennen!

Wir geben nicht auf, die KlientIn jede Stunde zu ermutigen

Geduld, Geduld und nochmals Geduld ist eine zentrale Eigenschaft, die in den oft langjährigen Therapien von uns gefordert wird. Immer wieder sagen wir: „Doch, Sie können das, Sie können mehr! Geben Sie nicht auf, begnügen Sie sich nicht. Es wird besser." Wie oft wir das sagen müssen!

Je unstrukturierter die KlientIn, desto eher sind wir „Coach" statt „mütterlich"

Die Position des Trainers ist einer solchen Langzeittherapie angemessener als die einer Mutter oder eines Vaters. Die Eltern-Übertragung bekommen wir ohnehin, wir werden sie aber nicht auch noch fördern. Stattdessen werden wir die KlientIn immer wieder frustrieren müssen: „Nein, das werde ich nicht für Sie entscheiden. Nein, ich sage Ihnen jetzt nicht, wie Sie es machen müssen. Aber wir schauen es uns an, Sie werden kleine Schritte ausprobieren, dann kommen Sie wieder und sagen mir, was geklappt hat und was nicht ... Doch, ich helfe Ihnen insoweit, als ich mit Ihnen gemeinsam plane, was wohl als Nächstes dran sein könnte und was erst einmal zurückgehalten werden sollte."

3.8 Fördern und Fordern

In einer Traumatherapie müssen beide Seiten hart arbeiten: *Die KlientIn muss Verhalten ändern und sich an verändertem Verhalten messen lassen. Wenn sie nichts ändert, wird es nicht besser und gefährdet die Therapie.*

In hartnäckigen Fällen, in denen die KlientIn immer wieder „Rückfälle" hat und sich nicht an die vereinbarten nächsten Verhaltensschritte hält, wird zunächst ausgiebig auf der inneren Bühne (siehe Kapitel 2.10) gearbeitet: Wie kommt es, dass sie in der Therapiestunde dachte, den nächsten Schritt tun zu können, ihn dann aber doch nicht gemacht hat? Gibt es inneren Boykott bzw. Persönlichkeitsanteile, die ganz anderer Meinung sind?

Häufig muss die Bildschirm-Technik herangezogen werden, da die KlientIn zustandsabhängig reagiert: In der Therapiestunde ist sie in einem anderen Zustand, als wenn sie daheim konkret mit den Hindernissen zu ihrem Veränderungswunsch konfrontiert ist. Dann „schauen" sich TherapeutIn und KlientIn auf dem imaginären Bildschirm an, wie die konkrete Alltagssituation gewesen ist und wo genau die Stolpersteine lagen. Die nächsten Schritte werden entsprechend angepasst.

Verändert sich die KlientIn dennoch nicht, kann die *„Eins-Zwei-Drei-Regel"* angewendet werden: Beim ersten Rückfall arbeiten beide hart daran, herauszufinden, woran es lag, und erarbeiten eine neue Strategie. Scheitert diese erneut an demselben Punkt (Wichtig: an demselben Punkt, nicht einen Schritt weiter – dann würde es wieder bei „Eins" anfangen!), ist die zweite Stufe des Alarms erreicht: Jetzt gilt es, noch härter zu arbeiten, für beide Seiten. Was ist los? Was muss konkret im Verhalten verändert werden, damit der nächste Schritt gelingt? Und falls trotz aller guten Vorsätze der nächste Schritt (etwa beim Ausstieg aus zerstörerischen Beziehungen, aus einer Sucht, aus suizidalem oder aus delinquentem Verhalten) an derselben Stelle nicht gegangen werden kann, wird die KlientIn erst einmal nach Hause geschickt (bei einer Sucht erst wieder zur Entgiftung, bei Suizidalität erst zur geschlossenen stationären Behandlung, bei Delinquenz ins Gefängnis).

Anschließend muss der Therapievertrag erneut verhandelt werden. Beide Seiten sind frei für diese Verhandlung, sodass die TherapeutIn auch ablehnen kann, noch eine entsprechende Therapievereinbarung abzuschließen, jedenfalls zum gegenwärtigen Zeitpunkt.

Sie sehen: Es ist wirklich harte Arbeit. Und glauben Sie mir, in der Traumatherapie bei Komplextrauma kommt man an solche Punkte, immer wieder. Nicht selten wird für die KlientIn erst bei „Zweidreiviertel", sozusagen mit letzter Kraft und äußerster Entschlossenheit, erreichbar sein, was niemals vorher möglich war. Das Grenzen setzende

Nein der TherapeutIn muss, wenn die Beziehung stimmt, immer wieder in die Waagschale geworfen werden. Sonst geht es über manche Schwellen hinweg nicht weiter.

Die Arbeit verändert auch die TherapeutIn

Die TherapeutIn erwartet, sich durch die Arbeit selbst zu verändern. Weil sie von der
Zusammenarbeit mit der KlientIn bereichert wird. Und weil sie von ihr zu eigener
Veränderung herausgefordert wird.

In dieser Arbeit lernen wir für unser Leben, und zwar beide Seiten. Vermutlich haben
alle PsychotherapeutInnen, die ihren Beruf wirklich ernst nehmen, mehr von ihrer
Klientel gelernt als an der Uni und auf Fortbildungen. Die Berufserfahrung ist daher
eine hervorragende Schule. Doch die TherapeutIn muss stets weiterlernen, auch außerhalb des Therapieraumes. Sie muss sich kontinuierlich weiter fortbilden – das verlangen auch die Psychotherapie-Richtlinien. Sie sollte jeden Fall von komplexer PTBS
in ihrer Praxis supervidieren lassen, damit sie nichts Wichtiges übersieht. Und da sie
durch diese Arbeit an ihre eigenen Grenzen und nicht selten an ihre eigenen Wunden
und Belastungserfahrungen kommen wird, ist nicht selten mehr als nur Fortbildung,
Supervision und gute mitmenschliche Begleitung erforderlich, sondern auch eine (erneute) Psychotherapie. Mehr als die Hälfte meiner Klientel besteht zur Zeit aus KollegInnen, die durch die Arbeit gemerkt haben, dass sie an eigenen Verletzungserfahrun-
gen noch weiter arbeiten müssen. Sonst könnten sie nicht mehr als TraumatherapeutIn arbeiten.

3.9 Unterschiede beachten, Differenz aushalten

Bei aller Harmoniebedürftigkeit der meisten KlientInnen und auch der meisten TherapeutInnen ist natürlich klar, dass beide sehr verschieden sind. Über das Machtgefäl-
le zwischen TherapeutIn und KlientIn habe ich bereits gesprochen. Es gibt aber noch
mehr Unterschiede, die beachtet werden müssen: kulturelle, schichtspezifische, ethni-
sche, religiöse zum Beispiel. Es ist wichtig, dass wir hören, was in einer anderen Kultur
an Heilungsritualen, sozialen Zusammenhängen, Sinnfragen, spirituellen Gesetzen
herrscht. Manchen Menschen aus z.B. afrikanischen Kulturkreisen wird häufig eine
Psychose attestiert, wenn sie das Gefühl haben, „verhext" worden zu sein. Dann ist es
wichtig, dass die TherapeutIn sehr genau hinhört, was die KlientIn darunter versteht.
Häufig handelt es sich um eine Art posthypnotischer Suggestion: Die KlientIn wurde
„verflucht" oder mit einem „Voodoo-Zauber" belegt oder denkt sich das so, und dann
„erfüllt" sich dieser Fluch. Mit einem „Gegenzauber" (natürlich eher auf unsere Art,
aber doch so, dass er für jemand aus diesem Kulturkreis auch glaubwürdig ist, siehe
Wagner, 1996) kann man da wahre Wunder bewirken ...

Ein anderes Beispiel: Als ich im Kosovo arbeitete, fiel mir auf, dass die Frauen gern sangen und tanzten. Also habe ich – aller Empörung mancher deutscher NGO-Mitarbeiterinnen zum Trotz, die das deplatziert fanden – bereits kurz nach dem Krieg 1999 und obwohl viele der Frauen noch sehr verletzt und traurig waren, in der traumatherapeutischen Fortbildung und Arbeit dort das Tanzen und Singen in der Gruppe einbezogen, mit sehr gutem Erfolg. Heute gilt es als selbstverständlich, solche Kulturtechniken einzubeziehen.

Viele Menschen aus anderen Kulturen müssen häufig über ihre Traumatisierungen sprechen – sehr heikel, weil sie sich damit immer wieder triggern, also Flashbacks auslösen. Würden sie das aber nicht tun, hätten sie das Gefühl, ihre Gemeinschaft bzw. die Erinnerungen „zu verraten". Wir können dann z.B. die Bildschirmtechnik verwenden, um den Trauma-„Film" anschließend zu „verpacken" und für ein paar Stunden oder Tage „beiseite zu legen". Wenn die Traumatisierung wieder hervorgeholt und erzählt werden soll, können wir anregen, dass es doch gut wäre, gleich eine Qualität davon zu bearbeiten und können eine Prozesstechnik einsetzen. So adaptieren wir unsere Arbeitsweise an die kulturellen Gepflogenheiten der Menschen. Entsprechendes gilt für alle anderen Arten von Differenz.

Wenn ich als Kind von deutschen Nazi-Mitläufern und -Duldern mit einer jüdischen Frau arbeite, deren Eltern im Konzentrationslager waren, was sich direkt und indirekt auf die Tochter ausgewirkt hat: Wie sehr und wie achtsam muss ich auch diesen Unterschied reflektieren, vielleicht ihn gar ansprechen? Was muss ich lernen? Wie lange brauche ich, bis die KlientIn merkt, dass ich meine Geschichte reflektiere und ihre ernst nehme? Wie viele Verletzungsrisiken birgt diese TherapeutIn-KlientIn-Kombination? Und doch darf ich als TherapeutIn nicht zu leisetreterisch sein, muss auch hier die Kriterien der sorgfältigen Traumatherapie beachten, muss Grenzen setzen, falls erforderlich. Es lässt sich sicher erahnen, wie brisant Differenz in solchen Kontexten sein kann. Genau wie in der Geschlechterfrage.

Mann oder Frau?

Abgesehen davon, dass ohnehin jeder Mensch ein Universum ist, eine Welt für sich, ist es keineswegs dieselbe Therapie, ob ich als Frau mit einer Frau oder mit einem Mann arbeite. Ich muss beachten, was ein Mann für Erfahrungen in dieser Gesellschaft gemacht hat – Erfahrungen, die ich nur begrenzt nachvollziehen kann, da ich eine Frau bin. Wie sehr wurde er „auf Mann getrimmt", musste also alle Gefühle außer Wut und dem Willen zur Durchsetzung verdrängen? Welche Schmach wird es für ihn sein, mit Gefühlen wie Hilflosigkeit, Trauer, Angst zu tun zu bekommen? Auch Frauen sind solche Gefühle unangenehm, es ist aber sozial akzeptabel für das weibliche Geschlecht, sie zu zeigen. Darf sich mir ein Mann zart, verletzlich, verzweifelt zeigen? Was bedeutet das dann für ihn, wenn er es tut? Und umgekehrt: Wenn eine Frau zu einem Mann in Therapie geht, wird sie es dann wagen, über ihre sexualisierte Gewalterfahrung, ihre Selbstverletzungen im Intimbereich, ihren hartnäckigen Genitalherpes, ihren Männerhass, ihre sexualisierten Gewaltfantasien mit Männern zu erzählen, falls sie sie hat? Oder wird sie wieder das kleine Mädchen, dass sich dem Papi unterwirft? Und was werden ihre Täterintrojekte dazu sagen?

Wir lehren Unterschiedsbildung: Es geht nicht nur um „Null oder Hundertprozentig"

Durch Dissoziation erzwungene Spaltung wirkt sich in den Betroffenen auch kognitiv und emotional aus: Etwas ist „nur" so oder „nur" so, „alles Scheiße" oder „alles easy". Differenz auch im eigenen Innern zu spüren, fällt vielen Menschen mit einer früh erworbenen strukturellen Dissoziation schwer. Dass etwas „manchmal so ist und manchmal so", dass es ein Mehr oder Weniger, Hin und Her, ein konflikthaftes Gezerre im eigenen Erleben und im Inneren gibt, können viele nicht aushalten und reagieren auf disparate (gerade nicht „passende") Information mit Dissoziation. Und dann gibt es ja auch noch die anderen Menschen um einen herum, an die man sich anpassen muss ... Folge: Was gerade gefühlt wurde, ist plötzlich wie weggeblasen. Man ist wie ausgewechselt. War da was? Da ist doch nichts! Oder eben: das ganz andere.

Arbeit auf der inneren Bühne bedeutet, die KlientIn erst einmal zu beruhigen: „Sie müssen nichts mir zuliebe tun, wissen Sie das?" Es braucht eine Weile, bis die KlientIn das glaubt und sich wirklich darauf konzentrieren kann, was denn eigentlich *sie* fühlt. Und dann helfen wir ihr, sich innerlich mit ihren unterschiedlichen Gedanken, Gefühlen, Verhaltensweisen und Seins-Zuständen in Verbindung zu bringen: Was denkt Anteil A, während Anteil B gerade dies sagt? Und welchen Impuls hat dabei Anteil C? Es gibt bei Komplextrauma noch kein „eigentliches Selbst" – die KlientIn besteht aus vielen unterschiedlichen Zuständen, die sich je nach Auslöser zeigen.

Die Kaskadentechnik

Durch Fragetechniken wie die Kaskadentechnik (von mir beschrieben, von meiner Kollegin Jacqueline Schmid so benannt) kann die „Verschiebung der inneren tektonischen Platten", wie das einmal eine komplex traumatisierte Frau genannt hat (Gause, 2008) nachvollzogen werden. Es ist eine verbale Technik, die Assoziationen anregt, von „innerer Eisscholle zu innerer Eisscholle zu springen" und dabei zum Beispiel ein Symptom zu explorieren.

Die Grundstruktur der Kaskadentechnik besteht darin, eine Weile in eine Richtung zu fragen, und zwar *zurück mit:* Weil? ... Weil?... Weil?...

Und *vorwärts mit:* Sonst?... Und dann?... Und dann?...

Etwa, wenn es um den Sinn eines Symptoms geht, den die KlientIn noch nicht verstanden hat.

Fallbeispiel 1

Die KlientIn hatte einen Rückfall in „Binge-Eating": Sie hatte die überwunden geglaubte Angewohnheit, sich rasend schnell mit Essen vollzustopfen und anschließend Erbrechen herbeizuführen, in der letzten Woche wieder gezeigt. Die TherapeutIn wendet daraufhin die Kaskadentechnik an, um der KlientIn zu helfen, ihren Rückfall zu verstehen:

Th.: Fragen wir einmal nach innen – und ich bitte alles in Ihnen, sozusagen innerlich die Türen zu öffnen und mitzusprechen. Es darf auch unterschiedliche Antworten geben. Bitte vollenden Sie diesen Satz: „Ich habe das Essen in mich hineingestopft, weil ...

Kl.: ... weil ich plötzlich einen unglaublichen Hunger hatte.

Th.: Und Sie hatten einen unglaublichen Hunger, weil ...

Kl.: ... weil sich im Bauch alles so hohl angefühlt hat.

Th.: Und im Bauch hatte sich alles so hohl angefühlt, weil ...

Kl.: ... weil es plötzlich so leer war. Vielleicht.

Th.: Und es war vielleicht plötzlich so leer, weil ...

Kl.: ... weil ich zum ersten Mal am Wochenende allein war.

Th.: Und Sie waren zum ersten Mal am Wochenende allein, weil ...

Kl.: ... weil ich ausgezogen bin von zu Hause, das wissen Sie ja.

Th.: Ja, und Sie sind von zu Hause ausgezogen, weil ...

Kl.: ... weil es da unaushaltbar war.

Th.: Und es war da unaushaltbar, weil ...

Kl.: ... weil sie mich dort so schlecht behandelt haben.

Th.: Und Sie haben sich dort so schlecht behandelt gefühlt, weil ...

Kl.: ... weil ich dort – naja, Sie wissen schon – belästigt wurde.

Th.: Wenn Sie jetzt anschauen, welche Kaskade Sie innerlich vollzogen haben, fällt Ihnen dann etwas auf?

Kl.: Ja, komisch. Ich hab mich verlassen gefühlt, obwohl ich doch so dringend da wegwollte.

Th.: Es scheint so, als hätten Sie trotz des für Sie richtigen Beschlusses, dort wegzugehen wo man Sie belästigt, Sehnsucht nach dort? Oder war es mehr das ungewohnte Alleinsein? Oder ...?

Kl.: Ich will aber keine Sehnsucht nach denen haben!

Th.: Sie wollen keine Sehnsucht haben. Und – ist sie trotzdem da?

Fallbeispiel 2

Das nächste Beispiel macht die Kaskade in Bezug auf die Zukunftsfantasien deutlich: Die Klientin mit einer dissoziativen Identität hat sich daheim tief geschnitten. Die

Therapeutin versucht vorsichtig, ohne sie zu sehr zu triggern (also ohne in ihr zu viele negative Gefühle auszulösen), mit ihr zu verstehen, warum sie das gemacht hat:

Th.: Statt zu fragen: „Sie haben sich geschnitten, weil ...", möchte ich einmal andersherum fragen, und alle spontanen Antworten sind willkommen: „Etwas in mir war der Meinung: Lieber schneiden, sonst ...“?

Kl.: ... sonst? Lieber schneiden, sonst? Was für eine komische Frage!

Th.: Ja, das klingt erst mal komisch, gell? Können Sie versuchen, einmal nach innen zu hören, wenn ich die Frage noch einmal wiederhole: Lieber sich schneiden, sonst ...?

Kl.: ... sonst wird der Druck noch schlimmer.

Th.: Und falls der Druck schlimmer würde, dann ...

Kl.: ... dann könnte ich völlig ausrasten.

Th.: Und falls Sie völlig ausrasten würden, dann ...

Kl.: ... dann könnte ich etwas Schlimmes tun.

Th.: Und wenn Sie etwas Schlimmes tun würden, dann ...

Kl.: ... dann würde ich vielleicht hinterher nicht mehr leben.

Th.: Ach so. Dann ist das Schneiden also eine Art Selbsthilfe oder Notbremse, damit Sie sich nichts Schlimmeres antun?

Kl.: Komisch ..., muss ja wohl so sein.

Th.: Können wir das in Ihnen, was Sie zum Schneiden bringt, also erst einmal als eine Art Retter da innen betrachten?

Kl.: Schöner Retter, gucken Sie mal, wie ich aussehe!

Th.: Ja, und hat Ihr innerer Retter das auch gehört, dass Sie jetzt so verzweifelt auf Ihre frische Narbe schauen?

Kl.: (zögert) Da ist eine Stimme im Kopf, die sagt: „Besser so.“

Th.: Aha. Darf ich vielleicht diese Stimme fragen: Besser so, sonst ...?

Kl.: (switcht): Sonst knallt die noch völlig durch, Mann!

Th.: Ja, das ist so? Und Sie bewahren sie davor, indem Sie dafür sorgen, dass geschnitten wird?

Kl.: Klar!

Th.: Meinen Sie, Sie würden auch helfen, etwas anderes zu tun, wenn sie dann auch vor dem „Durchknallen“ bewahrt wird?

Kl.: Hm, bislang war nichts so gut wie Schneiden.

Th.: Mal etwas suchen, das „fast so gut ist", aber weniger Narben macht?

Es ist so wichtig, dass wir helfen, Unterschiede zu bilden, Konsequenzen zu lernen und zu verstehen. Viele dissoziative Menschen kommen über das erste „Weil“ oder „Sonst“ ohne Hilfe nicht hinaus, weil rückwärts betrachtet hinter der Weil-Kaskade die frühere Traumatisierungserfahrung steht, die nicht wieder erinnert werden soll. Und am Ende der „Sonst“-Kaskade steht die Befürchtung, etwas wäre nicht auszuhalten. Daher wird dieses Etwas phobisch vermieden bzw. es wird vorher ein Symptom dazwischengeschoben.

Die Kaskadentechnik als verbale Prozess-Technik (Weil ...? Weil ...? Weil ... ? bzw. Sonst ... und dann ... und dann ...) ist natürlich mit großer Behutsamkeit einzusetzen, weil sie zu sehr abrupten Erkenntnissen führen kann.

Doch auch in jeder anderen Hinsicht ist das Lernen von Mehr oder Weniger, das Aufschieben von Impulsen, das Modulieren von Affekten eine zentrale Lernerfahrung in der Traumatherapie. Indem wir der KlientIn helfen, Unterschiede und Differenz erst einmal auszuhalten, vermitteln wir ihr die Erfahrung, sie auch modulieren und innere Spaltungen überwinden zu können.

3.10 Erwachsene Position – kindliches Leid

Viele KlientInnen möchten nicht in die erwachsene Position gehen und ihr eigenes, z.B. kindliches, Leid versorgen. Sie möchten, dass wir das tun. Nicht selten werfen sie uns ihre inneren Kinder vor die Füße und machen sich sozusagen als verantwortliches erwachsenes Ich gern aus dem Staub. So haben sie es schließlich gelernt. Erwachsene machen sich aus dem Staub und das Kind wird auf Gedeih und Verderb entweder sich selbst überlassen oder einem Erwachsenen, der u.U. sehr schlecht mit ihm umgeht. So lernt das Kind nicht, was angemessener Schutz, Sicherheit, Trost und Fürsorge wirklich bedeuten. Es lernt stattdessen, sich auszuliefern und zu hoffen, dass alles gut wird.

Dabei werden auch sehr kleinkindliche Bedürfnisse nach intensiver Verschmelzung, Auflösung, Aufgehoben-Sein und fraglosem Angenommen-Sein wach, verstärkt noch durch die therapeutische Grundhaltung, alles liebevoll und achtsam anzunehmen, was von der KlientIn kommt. Ohne die andere Seite, nämlich die genauso liebevolle und achtsame, aber doch auch sorgfältige Strukturierung und Grenzziehung durch die TherapeutIn würde es zu einem regressiven Sog kommen, der beide in eine Mama-Kind-Position (oder bei männlichen Therapeuten: Papa-Kind-Position) kommen lässt. Und als Supervisorin erlebe ich durchaus häufig, dass so etwas passiert.

Ist dieser unbegrenzte Zustand nicht durchzuhalten und muss die TherapeutIn sich dann doch stärker abgrenzen, geschieht dies oft in einer für die KlientIn nicht nachvollziehbaren abrupten Art und Weise. Verzweifeltes Klammern und/oder ein maligner Clinch sind dann die Folgen. Es droht dann ein Abbruch, entweder, weil die TherapeutIn die folgenden Auseinandersetzungen nicht gut aushält und jede Gelegenheit zur Flucht ergreift: den Verlängerungsantrag hinauszögert oder ihn so schreibt, dass er abgelehnt wird, Termine vergisst, zu spät kommt, fahrig, abgelenkt und „genervt" ist ... Oder weil die KlientIn es nicht aushält und ihrerseits Termine nicht einhält, stattdessen lieber „fernere Kommunikationsmedien" benutzt wie E-Mail, SMS oder Telefon, um sich weiter zu streiten, dann wieder zu beschwichtigen, wieder zu streiten ...

und schließlich ganz abzubrechen. Nicht selten wird sie dann sofort wieder destrukti-
ve Bindungsmuster reaktivieren, die sie schon (fast) aufgegeben hatte, etwa indem sie
ihren „schlagkräftigen" Ex-Mann wieder anruft und sich mit ihm trifft, oder doch
wieder die Eltern ins Haus holt, obwohl diese sie als „verrückte Kranke" behandeln.
Alles, weil sie es nicht aushält, allein zu sein, und/oder weil sie unbewusst die an die
TherapeutIn gebundenen Innenanteile zusätzlich zum Therapieabbruch (oder auch
dafür) bestrafen will.

Was für ein Drama! Was für eine Verschwendung kostbarer Energie in zerstörerischen
Kreisläufen. Und doch handelt es sich um eine Art „notwendiger Verzweiflung".
Meist gibt es mindestens einmal im Laufe der Therapie mit einer komplex traumatisierten Persönlichkeit eine solche Krise, in der sie – weil sie bewusst oder unbewusst
enttäuscht ist, dass die TherapeutIn sie nicht sozusagen in ihren Uterus nimmt und sie
noch einmal gebiert und versorgt – vorzeitig die Therapie aufgeben will, während sie
gleichzeitig höchst problematische, weil sie schwächende oder gar traumatisierende
Bindungsmuster nicht aufgibt oder gar wiederbelebt. Warum ist diese Krise notwendig? Weil die KlientIn noch gar keine Möglichkeiten hat, sich selbst als Erwachsene
hinzustellen und ihre traumatisierten und verletzten kleinen und schutzbedürftigen
Selbst-Anteile anzunehmen, zu trösten und sie auf liebevolle Weise in sich zu integrieren. Darum geht es ja gerade in der Therapie, dass sie das lernt. Das heißt, es gibt einen
Abgrund zwischen: „Die TherapeutIn muss Mama sein" und „Ich muss mich selbst zu
versorgen lernen".

Wie oft habe ich den Schmerz aushalten müssen, mit anzusehen, wie eine KlientIn unter dieser Not leidet: „Sie müssen doch wissen, was ich tun kann, Sie sagen es mir bloß
nicht!" „Ich kann das nicht alleine!!" Oder von dissoziierten Kind-Anteilen: „Du
sprichst nicht (genug) mit uns! Die (die „Große") kannste doch vergessen. Wir wollen
bei dir sein, in deinem Arm!" Die „Kleinen" (emotionale, häufig Trauma-nahe Persönlichkeitsanteile) vertrauen der „Großen" (Alltags-Ich) nicht, und diese will nichts mit
dem bedürftigen Innenleben zu tun haben – oder „wird" es dann: „Ich kann mich
nicht um die Kleine innen kümmern – ich *werde* das sofort, das füllt mich dann ganz
aus, und ich kann nichts anderes mehr denken!", ist zum Beispiel eine typische Reaktion einer Borderline-KlientIn.

Die Grundhaltung hier ist: Die TherapeutIn verbündet sich mit dem „größten" Teil
der KlientIn und bringt diesem bei, nach und nach ihr schutzlos traumatisiert gelasse-
nes Innenleben („die Kleinen" heißt es bei vielen dissoziativen KlientInnen) zu versorgen. Gleichzeitig muss sie systemisch arbeiten, das heißt, auch andere Strebungen, Bereiche, Gedankenwelten und „Nebenschauplätze" im Blick behalten, befragen, mit
einbeziehen in die Arbeit. Das sind unter anderem neben den – ohnehin oft „mit flie-
genden Fahnen" der „lieben" TherapeutIn entgegenlaufenden – Kinderanteilen etwa
die täterloyalen und täteridentifizierten Persönlichkeitsbereiche. Und oft ist der „größ-

te" Teil der KlientIn zum Zeitpunkt des Therapiebeginns besonders fragil und muss für die Alltagsaufgaben auch geschont werden. Es muss also stets geschaut werden: Wie viel können die erwachsenen Alltags-Ichs aushalten, und wo müssen distanziertere Bereiche der Persönlichkeit hinzugezogen werden, etwa innere Beobachter und innere Helfer? Dabei stellt die TherapeutIn viele Fragen und gibt einige Anregungen, macht auch manchmal Vorschläge, aber sie gibt keine vorgefertigten Antworten, auch wenn die KlientIn noch so sehr danach verlangt. Allein schon diesen Druck auszuhalten, erfordert, dass die TherapeutIn eine klare Vorstellung von ihrer Aufgabe hat und „sturmfest" ist. Nur bei kleinen Kindern als Klienten gilt natürlich die Ausnahme, dass die TherapeutIn selbst sehr konkrete Vorschläge macht und Handlungsanweisungen gibt – die sie mit den für das Kind zuständigen Erwachsenen diskutiert.

Was die jugendlichen und erwachsenen KlientInnen angeht, erlebe ich in der Supervision oft, dass TherapeutInnen zu viel „für" die KlientIn tun, in der Hinsicht, dass sie intellektuell mit ihr diskutieren oder zu viele Vorschläge machen, welche die KlientIn derzeit noch gar nicht verstehen oder umsetzen kann. Alles, weil sie die fragenden, verzweifelten Augen nicht aushalten und nicht ertragen, dass die KlientIn immer wieder neue Suchprozesse entwickeln muss. Es ist oft sehr schmerzhaft, wenn man etwas will, es aber noch nicht kann. Doch ich kenne auch das Gegenteil: Dass TherapeutInnen einfach wiederholen, was sie in irgendeiner Ausbildung gehört haben, nämlich, die KlientIn sei „selbst verantwortlich für ihr Leben und müsse eigene Entscheidungen treffen" – ohne zu bemerken, dass die KlientIn, um die es gerade geht, Hilfe braucht, um das nach und nach zu lernen.

Auch hier handelt es sich also um eine Gratwanderung, und gute Supervision wird helfen, den jeweils richtigen Weg einzuschlagen und ihn immer wieder anzupassen.

3.11 Respekt und Achtung

Natürlich respektieren wir die KlientIn und achten sie. Es hilft aber wenig, ihr das so zu sagen: „Ich respektiere und achte Sie"; sondern diese Haltung muss gelebt werden. Was gilt es alles zu respektieren?

Ihre Not: Unabhängig davon, was sie im Einzelnen erzählt, ist es wichtig, tiefen Respekt und Achtung vor ihrer inneren Not zu haben, diese mit Behutsamkeit und Mitgefühl zu beantworten. *Haltung:* Eine helfende Hand, aber nichts „abnehmen".

Ihre Vergangenheit: Alles, was sie mitbringt, hat sie gelernt. Alles hatte irgendeinen Sinn, alles was sie denkt, fühlt und macht(e), muss Ressourcen enthalten, die wir finden können. Die *Haltung* hierzu könnte umschrieben werden mit: Die KlientIn hat alles eingesammelt, und was auch immer sie in ihrem „Bündel" mitbringt, wird vorsichtig angeschaut und gemeinsam untersucht: Wozu diente es, weshalb ist es (noch) da, soll es da bleiben oder verändert werden?

Ihren Weg: Bisher hat sie das Leben so bewältigt, wie sie es bewältigt hat. Immerhin ist sie damit bis hierher gekommen. Bei jedem Schritt, den sie unter der Therapie macht, gilt es zu fragen: Kann sie noch etwas Besseres finden? Wenn sie darauf besteht, etwas so und nicht anders zu tun, müssen wir es auch dann akzeptieren, wenn wir nicht damit einverstanden sind. Wenn die Beziehung stimmt, können wir auch manchmal ein „Veto" einlegen, doch das Motto ist hier: Alles unterstützen, was nicht zerstörerisch ist. Es ist ihr Weg, und unsere *Grundhaltung* ist: Sie und ihr Unbewusstes sind so weise, wie sie nur sein können, und wir vertrauen in ihre positiven Kräfte und ihre Fähigkeit, auch unbequeme Schritte zu gehen, um sich zu verändern.

Ihre Würde: Wer früh und lange gequält wurde, hat wenig Gefühl dafür, eine eigene Würde zu haben. Nicht wenige verhalten sich würdelos: Sie achten wenig auf ihr Äußeres, auf ihre Körpergrenzen, ihre Nahrung, ihre Bildung, ihren nächsten Schritt im Leben. Wir verkörpern hier den Blick eines liebevollen Mitmenschen: „Du bist ein wunderbarer Mensch, der kämpft und Unterstützung braucht, du bist kostbar. Wir – die Gemeinschaft der Menschen – möchten dich nicht verlieren, und wir sollten und werden dich fördern, aber auch respektieren, wie du die Dinge siehst und machen willst." Eine *Haltung*, die gegenüber TäterInnen etwas modifiziert werden muss. Aber selbstverständlich achten wir auch deren Würde: „Du bist als Mensch wertvoll, und du hast dich schlecht verhalten (nicht: du *bist* schlecht). Solange du nicht verlässlich die Würde der anderen schützt, schützen wir die anderen vor dir und dich davor, dich wieder schuldig zu machen."

3.12 Ressourcen erweitern

Neben der Wertschätzung für alles, was die KlientIn bereits an Möglichkeiten gefunden hat, werden wir sie gezielt dazu motivieren:

Altes, schon einmal Gekonntes wieder zu *reaktivieren* (hier kann zum Beispiel das „Ressourcendiagramm" hilfreich sein, siehe Huber, 2003b): Wir werden oft erstaunt sein, was eine KlientIn alles kann oder früher einmal konnte. Ich kenne niemanden, auch nicht unter den Langzeit-PsychiatriepatientInnen, der oder die keine für ihre Mitgeschöpfe wichtigen und brauchbaren Fähigkeiten hätte, vom Stricken z.B. bis hin zu hoch qualifizierten beruflichen Fähigkeiten. Und wenn eine KlientIn nicht mehr demonstrieren muss, dass sie ja „nichts kann" und wir „es für sie tun und sie versorgen müssen", kann sie wieder an diese guten Qualitäten anknüpfen.

Neues dazuzulernen: Ängstliche Naturen, wie manche Menschen mit einer chronifizierten PTBS, wollen gern, dass alles immer so bleibt, wie es ist. Wir hingegen werden sie ständig ermutigen, rauszugehen, neue Kontakte zu knüpfen, unbekanntes Terrain zu erkunden. Das gilt nicht nur für außen, sondern auch für das Innenleben. Wir „zupfen" sie also auch in der Hinsicht dauernd „am Ärmel": „Weiter, nicht begnügen! Sie können mehr!"

Sinnhafte Tätigkeit zu finden: Ich begnüge mich nicht damit, dass eine KlientIn berentet ist und einigen Hobbys nachgeht wie Fotografieren oder Gitarre spielen, auch wenn das sehr schön ist. Meine KlientInnen arbeiten alle nach kurzer Zeit. Nicht alle gegen (viel) Geld. Manche helfen irgendwo aus, assistieren in Projekten, streichen Türen, schmieren Brötchen, helfen im Tierheim. Andere qualifizieren sich weiter, machen neue Ausbildungen, Abschlüsse, wechseln Berufe, durchlaufen Reha-Maßnahmen zur Wiedereingliederung. So weit kommen, wie nur irgend möglich, ist die Devise. Raus aus der Berentung, oder trotz Berentung sinnvolle Tätigkeiten finden, die nicht nur schöne Hobbys sind, sondern mit denen man „ein Licht in die Welt bringen" kann. Das ist zutiefst motivationsfördernd für die harte Innenarbeit.

3.13 Arbeit mit der „anderen Seite"

Viele KollegInnen – mich eingeschlossen – lieben es, viel und ausgiebig an der Entwicklung und Verankerung von Ressourcen zu arbeiten. Doch: *Wer nur beim „Netten, Ressourcen-Freundlichen" bleibt, hilft einem traumatisierten Menschen nicht ausreichend!*

Es gibt immer zerstörerische und selbstzerstörerische Impulse in der KlientIn. Diese gilt es stets aufs Neue zu finden; die KlientIn zu ermutigen, diese Impulse zu benennen, ihnen einen Platz in ihrem Leben zu geben; sie anzuschauen und vorsichtig zu verändern und dabei den inneren „Zerstörer" in einen Mahner, Warner und Beschützer im Innern zu verwandeln (siehe Kapitel 2.6).

Wenn es einfach wäre, dann hätte die KlientIn ihre Ziele schon erreicht

Manchmal reicht schon eine hilfreiche und unterstützende Beziehung wie die psychotherapeutische, damit eine KlientIn Schwung holt, ihre Flügel ausbreitet und ihren Zielen entgegenfliegt. Viel häufiger jedoch steckt der Teufel im Detail: In diese Richtung gehen – oder doch lieber in diese? Diesen Schritt nicht lieber wieder zurücknehmen? „Wie ein Boxkampf geht es zu da innen!", sagte einmal eine KlientIn zu mir. Daher: *Arbeit mit dem „Geist, der stets verneint"*, mit den sich selbstverteidigenden aggressiven sowie täterloyalen und täteridentifizierten Anteilen.

„Das schaffst du nicht." – „Taugst eh nichts." – „Stell dich nicht so an." – „Hau bloß ab!" – „Hat doch eh alles keinen Zweck." – „Ich bring mich um." – „Sollen die doch sehen, was sie mir angetan haben." – „Wofür sich anstrengen?" Im Kopf der meisten komplex traumatisierten KlientInnen kreisen diese und viele andere negative Mantras, die sie hemmen, ihre positive Energie „wegsaugen", sie klein halten und abhängig: Von den Eltern, von „Vater Staat" oder Professionellen im Gesundheitswesen. Ich kenne viele Menschen, die traurigerweise mit niemand anderem geredet haben, außer mit professionellen HelferInnen; die eine jahrzehntelange Karriere der Abhängigkeit von „denen, die es ja wissen müssen" hatten, und denen es trotzdem – vielleicht auch deswegen – nicht besser ging. Mir erscheint es sinnvoller, das innere Hin und Her in der KlientIn selbst zum Thema zu machen und stets auch die Seiten sehr ausgiebig zu hören, in denen „Verneinungen" zu hören sind. Oft verändern diese Seiten oder Anteile sich, wenn sie respektvoll und wertschätzend angehört werden.

3.14 An der Struktur, aber auch am Trauma arbeiten

„Viele Therapeuten sind mehr am Inhalt der Traumatisierung als an der Struktur ihrer Patienten interessiert. Wir müssen es umgekehrt machen." Dieser Satz von Onno van der Hart hat mir in einem Interview, das ich mit ihm für eine Zeitschrift machte, besonders gefallen. Der tiefere Sinn traumatherapeutischer Arbeit liegt eindeutig darin, die Struktur der Persönlichkeit zu verbessern, der KlientIn behilflich zu sein, mehr Stress-Resistenz zu entwickeln. Zur Erinnerung: Die Posttraumatische Belastungsstörung ist eine chronische Stressverarbeitungsstörung. Und die komplexe PTBS ist sogar eine sehr tiefgreifende traumabedingte Struktur- und Funktionsstörung, bei der die Persönlichkeit nicht so kohärent zu einem Selbst gewachsen ist, wie wir das bei anderen Menschen finden und wie wir es normalerweise erwarten würden. Um die Struktur zu verbessern, wird Folgendes getan:

⤳ Mit dem Alltags-Ich (bei DIS: den Alltags-Ichs) wird ein Bündnis geschlossen: Der Alltag soll besser funktionieren, aber hier in der Therapie wird sich auch um das Innenleben gekümmert (ich nenne das den „zweiseitigen Therapievertrag").

⤳ Alle Bereiche der Persönlichkeit (also auch „das Unbewusste") werden eingeladen, mitzuhelfen. Dabei wird auch eine Beobachter-Position bestärkt, aus der man affektfern schwieriges Erinnerungsmaterial anschauen kann.

⤳ Die Symptome werden auf ihre Funktion innerhalb der Struktur der Persönlichkeit angeschaut.

···⟩ Nach und nach wird das Traumamaterial vorsichtig – z.B. mithilfe der Bildschirm-Technik – beäugt und erst einmal in Distanz gebracht („Film" in einen „Tresor"; innere Kinder an „sichere Orte" etc.).

Wenn das erst einmal erreicht ist, wenn die KlientIn Mut und innere Ressourcen (etwa ein inneres Ressourcen-Team, siehe Kapitel 1.10) gesammelt hat, gilt es, das Traumamaterial nicht „auf den Sankt Nimmerleinstag" zu verschieben, sondern immer wieder in kleinen Portionen das Prozessieren zu versuchen.

In „bits and pieces" prozessieren

Dieses Stück-für-Stück-Prozessieren des Traumamaterials kann man u.a. mit der verbalen „Kaskaden-Technik" versuchen (siehe Kapitel 3.9), mit EMDR (z.B. mit der CIPOS-Technik; dies für die Eingeweihten unter den TraumatherapeutInnen), mit „Traumatherapie light" (obwohl ich den Begriff unangemessen und das Schaffen einer „Geschichte mit positivem Ausgang" statt des real stattgefundenen Traumas problematisch finde) von Martin Sack et al. (siehe Kernberg, 2005) sowie mit der von mir entwickelten Affektketten-Technik (siehe Kapitel 1.10 und mein Beitrag in Vogt, 2008), um nur einige zu nennen.

Längere Phasen von prozessierender Arbeit erst nach ausreichender Stabilität

TraumatherapeutInnen, die überwiegend mit vor ihrem Trauma sehr stabilen Menschen gearbeitet haben, neigen dazu, viel zu früh längere Prozess-Phasen bei Komplextraumatisierten einzuleiten, was zu Dekompensationen führen kann. Erst wenn eine relativ gute Kohärenz (innerer Zusammenhalt) in der Struktur der KlientIn erreicht werden konnte, kann man es wagen, lange Abschnitte von Traumatisierungen im Detail zu bearbeiten – falls das überhaupt nötig ist.

Ohne Affekt keine Traumaintegration

Wer glaubt, Traumamaterial ausschließlich ohne Gefühlsbeteiligung, rein aus der Beobachterposition heraus bearbeiten zu können, irrt. Es braucht ein gewisses Maß an Affekt, also an emotionaler und körperlicher Gefühlsqualität, damit Gehirn und Körper lernen können, die Schrecken der Vergangenheit zuzuordnen und dafür das Gefühlsleben und den Körper im Heute zu entlasten. „Damals habe ich mich wirklich so gefühlt, aber heute ist eine andere Zeit." Kurz: „Es ist nicht mehr jetzt, es war damals." Wer das sagen und vor allem im Körper auch so fühlen kann, hat es geschafft. Dazu braucht unser Informationsverarbeitungssystem genügend „Daten". Und so müssen wir mit aller Kunst, die wir in traumatherapeutischen Ausbildungen vermitteln und lernen können, die richtige Dosis Affekt finden, die zu diesem Prozessieren nötig ist.

So wenig wie möglich, so viel wie nötig

Dieses Grundprinzip gilt für all unsere Vorschläge und Interventionen, auch für die Traumabearbeitung. Wir wissen heute, dass man nicht alle Traumatisierungen im Einzelnen anschauen, noch einmal durchleiden und „durcharbeiten" muss. Bei Komplextrauma würde das auch gar nicht gehen. Wie wollen wir aberhunderte verschiedener Situationen von Hochstress-Erfahrungen durcharbeiten? Daher werden wir (siehe das Beispiel der Affektketten-Technik, Kapitel 1.10) uns geschickterweise auf die Zustände konzentrieren, die von der KlientIn konkret heute im Leben als belastend empfunden werden. Dabei empfiehlt es sich, die drängendsten Symptome, Affekt- und Ichzustände zuerst zu fokussieren, die autobiografische Entstehung dieser Zustände zurückzuverfolgen und dann eine anerkennende Phase anzuschließen: „Damals war es so. Heute kann es sich verändern", verschafft der Psyche sehr viel Entlastung.

Nicht nach Traumasituation, sondern nach „hot spots" prozessieren

Nicht die Situation ist das Entscheidende, sondern die Stressspitzen während der Situation. Wenn wir uns auf diese „hot spots" oder pathogenen Kerne konzentrieren, sanieren wir die Traumaerfahrung innerhalb der Persönlichkeitsstruktur am effektivsten. Auch hier gilt: Die traumatisierte Persönlichkeit selbst wird uns anleiten. Sie wird uns zeigen, ob sie die Anteile von sich in Sicherheit bringen kann, die nicht während des Prozessierens „dabei" sein müssen und ob sie ihre Ressourcen fokussieren kann, denn es gilt auch:

Keine Traumakonfrontation ohne Ressourcen-Installation

Vor dem Prozessieren werden alle hilfreichen inneren Gestalten, Gedanken, Ermutigungen herbeigeholt. Das bedeutet: Die KlientIn muss sich nicht nur auf die Anwesenheit der TherapeutIn verlassen, sondern kann bereits auf Hilfsstrukturen aufbauen. Und auch nach dem Prozessieren werden positive Gefühle, der Bewältigung dienende Gedanken und Bewertungen gezielt noch einmal verankert, damit neue „Kanäle gegraben" werden, welche die alten Muster der Erlernten Hilflosigkeit ablösen können.

Auf diese Weise kann die Persönlichkeit der KlientIn immer stärker auf eigene Kräfte und Bewältigungsstrategien setzen, denn auch nach der Prozessarbeit wird es noch zahlreiche Themen geben:

„Wie konnten die das mit mir machen!" – „Ich habe gedacht, wenn ich mich genauer erinnere, werde ich sehen, dass mein Vater auch zärtlich zu mir war. Aber er hat sich brutal einfach genommen, was er wollte. Wie schrecklich!" – „Ich habe meine Familie verloren, und es gibt keine andere." – „Dass ich mich auch noch von der Vorstellung trennen muss, dass meine Mutter gar nichts gewusst hat, das halte ich schier nicht aus." – Viele solcher Sätze habe ich Menschen ausrufen, schluchzen hören. Der Schmerz, nicht so geliebt worden zu sein, so beschützt, wie es hätte sein sollen, ist phasenweise kaum aushaltbar. Und doch ist es wichtig, dass er zutage tritt, denn nur so kann man sich aus diesem Schmerz erheben und sich selbst ernst nehmen, lieben und achten.

Das Trauern und das Feiern dauern an

Zu feiern gibt es immer sehr viel: Der nächste Schritt! Etwas losgelassen! Etwas geschafft! An Selbstachtung gewonnen! Etwas Zartes innerlich beschützt! Einen Konflikt durchgestanden! Eine eigene/andere Wohnung! Eine gute Freundin gefunden! Sich neu verliebt in einen achtsamen Menschen!

Nicht alle schaffen alles. Viele Komplextraumatisierte denken, wenn sie ihre Traumata bearbeitet haben, werden sie doch noch ihren weißen Ritter finden, mit dem sie in den Sonnenuntergang reiten können – oder welch andere Glücksfantasie sie sonst heimlich hegen. Sich mit der Banalität des täglichen Lebens auseinandersetzen zu müssen, kann manche regelrecht enttäuschen. Bis sie sich wieder erinnern (oder von uns daran erinnert werden), wie furchtbar sie sich gefühlt haben, früher sehr oft. Heute nur noch sehr selten, nur dann noch, wenn der Stress – den sie ihr Leben lang versuchen müssen zu dosieren – eine Weile zu hoch geworden ist.

Alles wird gut? Nicht alles. Aber das meiste wird sehr, sehr viel besser. Und wer als TherapeutIn miterleben kann, wie eine Persönlichkeit in das hineinwächst, was sie an Potenzial hat, wie das aus ihr hervorkommt, was in ihr steckt und was durch die Traumageschichte geblockt oder vergraben war, wird mehr als belohnt für die Anstrengung.

Zusammenfassung

Wie alles, was ich schreibe, ist auch dies eine „Werbeveranstaltung" für die Traumatherapie bei Komplextrauma und dissoziativen Störungen.

Früh und vielfach traumatisierten Menschen möchte ich immer wieder die Ermutigung mitgeben: Kratzen Sie Ihren Willen zusammen, bleiben Sie dran, suchen Sie die beste TherapeutIn, halten Sie durch, es lohnt sich! Und (Trauma-)PsychotherapeutInnen möchte ich ermutigen, sich mit allem Ernst, allem Humor, allem inneren Reifen und äußeren Qualifikationen dieser Arbeit zu widmen. Sollten Sie ein Misanthrop sein, also Menschen eher nicht leiden können, sind Sie falsch in diesem Beruf. Wenn Sie es bequem haben, sich nicht aufregen und Ihre Stunden nach dem immergleichen Muster abziehen wollen, auch.

Doch wer ein Herz hat, nehme es in die Hand. Wer etwas gegen Unrecht tun will, das Kindern angetan wird, nehme sich ihrer an. Als Kinder, Jugendliche, Erwachsene kommen sie ja zu uns und zeigen uns ihre Not. Oft werden sie in die Hand beißen, die sie „füttert", sie werden keineswegs so „lieb" bleiben, wie sie uns am Anfang erscheinen. Die Wucht der Gewalt, die sie erlitten haben, wird uns auch streifen, wenn wir mit ihren Entwertungs- und Zerstörungstendenzen ringen, wenn sie mit uns ihre Täter – ohnmächtige Zeugen – Opfer-Reinszenierungen durchführen, bewusst oder unbewusst.

Suchen Sie sich Menschen in Ihrer Umgebung, die Sie in dieser Arbeit stützen und Ihnen beim Durchhalten helfen: Eine gute Partnerschaft, gute FreundInnen, mitfühlende KollegInnen, kompetente SupervisorInnen. Verstehen Sie sich als Bestandteil eines Helfernetzes für die KlientIn. Sie sind für sie wichtig, aber es gibt auch noch andere und anderes, was ihr helfen wird. Und auch für Sie gilt: Die Arbeit ist wichtig, aber es gibt auch noch anderes. Bewegen Sie sich viel, um den Psychostress aus dem Körper zu bekommen (und leiten Sie auch Ihre KlientInnen dazu an!). Sorgen Sie dafür, dass Musik, Theater, Kunst, Reisen – alles Schöne – Ihr Leben bereichert, Ihnen Boden unter den Füßen verleiht und Ihnen zeigt, dass es auch viel Gutes im Leben gibt.

Und dann – nur zu, machen Sie weiter!

Teil II

Von Pauline C. Frei

Einleitung

Nach dem Erscheinen des ersten Buches, das ich unter dem Titel „Leiden hängt von der Entscheidung ab" mit Michaela Huber und mit Bildern von Marlene Biberacher veröffentlicht habe, war mein größter Wunsch erfüllt. Ich hatte etwas weitergeben wollen von meinem Prozess des Suchens und Findens – in einem Leben, das sehr stark durch Schmerzen geprägt war und ist, aber in dem ein Weg sich auftat aus dem Leiden (Frei, 2006).

In der Zeit nach Erscheinen des Buches war es mir, als ob eine Tür sich öffnete: Jetzt konnte ich, im Nachhinein, mich an das Betrachten des Dunklen in meinem Leben heranwagen. Vielleicht war das möglich, weil ich mit Hilfe des ersten, positiven Buches, in dem ich von guten Gefühlen und Reichtum, Licht und Wärme, trotz erlebter Gewalt und trotz erlittener Traumatisierungen, und auch trotz unheilbarer, letztlich traumabedingter Erkrankung erzählt hatte, meinen sicheren Boden unter den Füßen noch deutlicher spüren konnte. Und vielleicht auch, weil ich nun wusste, dass dieses Wissen und Spüren von mir in der Welt war und es damit klar war, dass mir keiner diesen Schatz mehr nehmen konnte.

Wenn man so wie ich lange Zeit schwer krank ist und immer wieder an den Rand dessen was aushaltbar und lebbar ist geschwemmt wird, dann begegnet man dem Leben, und man begegnet dem Tod. Mittlerweile erscheint mir das Leben durch den Tod, der mir immer weniger fremd ist, immer vertrauter; beide sind gleichermaßen aktuell, wahr und real. Vielleicht ist es ja diese Abwechslung, ist es all das, was sich mir zeigt, zwischen dem Hiersein und dem Gehen zum Dort, was ich an Neuem erlebe und was ich an Altem erinnere und verarbeite. Vielleicht ist es die Summe und die Vielfalt all dessen, was die Situation für mich immer wieder aushaltbar macht und mich trotz aller Agonie nach wie vor neugierig sein lässt. Und dadurch am Leben erhält.

Mein Ende und mein Anfang sind häufig so nah beieinander, dass mir der Übergang schon nahezu fließend erscheint. Ebenso übergangslos wie das Hier und Dort kommen mir oft das Gestern und das Morgen vor, wäre da nicht die Chance des Moments und die Kraft des Augenblicks, die jedem Jetzt neuen Reichtum verleihen können. Doch gäbe es nicht die vielen Augenblicke, die den Tag reich und die Nacht weit machen, wären für mich die Tage – gestern, heute, morgen – kaum voneinander zu unterscheiden, sind sie doch seit langem, zumindest nach außen hin, immer gleich, weil ich seit Jahren körperlich sehr eingeschränkt lebe.

So ganz stimmt das auch wieder nicht, denn meine Tage unterscheiden sich dramatisch zwischen einem schlimmen, einem erträglichen und ab und an auch einem halbwegs guten, und wenn ich viel Glück habe, einem körperlich guten Tag. Diese Skala misst meine Verfassung; und besonders geht es darum, wie sehr die Schmerzen auszuhalten sind. Was den psychischen Bereich angeht, so haben natürlich mein jeweiliges seelisches Befinden und meine geistige Frische großen Einfluss auf meine Einschätzung der Tagesqualität. Schon nach den ersten Sätzen, die ich hier geschrieben habe, bemerke ich, dass es in meinem derzeitigen Sein, immer wieder zwischen Leben und Tod kaum, vielleicht sogar nie etwas Eindeutiges oder wirklich Beständiges gibt. Wie ich es auch betrachte: Alles hat immer zwei Seiten, mindestens zwei Ansichten und ist immer im Wandel. So bin ich im ständigen Fluss, werde hin- und hergespült zwischen dem Lebensufer und jenem anderen unbekannten, das sich mir immer mehr – und meist auf gute Weise – zu erkennen gibt.

Daher frage ich mich in letzter Zeit: Hängt Erkenntnis nicht wirklich davon ab, wie ich auf etwas schaue, wie ich es vielleicht auch sehen *will*, wie ich es jeweils sehen *kann*, welchen Ausschnitt ich wahrnehme und wie ich damit umgehe? Und so sind das Thema der jeweiligen Sichtweise und die Tatsache der ständigen Veränderung auch der rote Faden, der sich durch dieses Buch zieht.

Blicke ich zurück und betrachte mein Leben, wie es war und auch wie es jetzt ist, dann weiß ich manchmal nicht, wie das alles aushaltbar war und wie es noch weiter lebenswert sein kann, und doch lebe ich: Mit einer turbulenten Vergangenheit, einer sich mir immer mehr erschließenden Zukunft, zwischen denen der Körper seinen „Häutungs-Kampf" führt. Im Heute also lebe ich, stets das Ende dieses Lebens vor Augen und auch sehr oft im Gespür. Wie viele Schmerzen, wie viele Kämpfe und viele Qualen dieses Leben schon hatte; dabei bin ich erst Anfang 40 und nicht 105.

Mein gegenwärtiger Ist-Zustand sieht so aus:

Seit nun fast zehn Jahren leide ich an einer neurologischen, bislang unheilbaren Krankheit, die sich sichtbar und spürbar ständig fortschreitend entwickelt. Angefangen hat die Erkrankung mit muskulärer Schwäche, das Gehen fiel schwer und die Arme wurden kraftlos. Hinzu kamen neurologische Ausfälle und spastische Krämpfe, zuerst nur in den Extremitäten, dann zunehmend in der gesamten äußeren und inneren Muskulatur. Zu Beginn gehorchten mir nur meine Beine nicht richtig und ich hatte wenig Kraft beim Gehen, war schnell müde und gering belastbar.

Zur Schwäche kamen nach wenigen Monaten zunehmend Verkrampfungen der aufsteigenden Muskeln, d.h. immer öfter wurde ich starr und steif wie ein Brett; so konnte ich mich damals, für einige Zeit, kaum mehr bewegen. Nach jedem Schub blieb etwas mehr Schwäche zurück. Meine Beweglichkeit und Belastbarkeit wurde nach und nach weniger, d.h. sie ging gegen Null. Wie gut, dass ich zu dem Zeitpunkt noch nicht wusste, dass das eine Vorahnung für meinen späteren Dauerzustand sein sollte.

In der Folgezeit breitete sich die Spastik immer weiter im ganzen Körper aus. Die Krämpfe ließen nicht mehr nach, mein Leben wurde immer eingeschränkter und bewegungsärmer. Mittlerweile bin ich motorisch nahezu komplett unbeweglich. Nun liege ich seit einigen Jahren hier im Bett. Das Schlucken, Kauen und Sprechen wird beständig schwerer, die Atmung setzt in Krisen immer mal wieder aus, und auch die inneren Organe sind mittlerweile betroffen, d.h. der Darm und die Blase machen mir Probleme. Der starke Zug der Spastik und Verkrampfung lässt Wirbelkörper und Rippen einbrechen, die Schmerzspirale dreht sich ohne Unterlass.

Ich liege in meinem Bett, in meinem Zimmer, in unserm Haus und werde überwiegend von meinem Mann und meinen zwei halbwüchsigen Söhnen versorgt, und zwar nach wie vor liebevoll, ein für mich unermessliches Geschenk. Für uns alle bedeutet das ein tagtägliches Rundum-Programm: von der morgendlichen bis abendlichen Grundversorgung über Füttern, Windeln, Waschen, bis zu den medizinisch möglichen und notwendigen Basishilfen.

Es ist erstaunlich und wundervoll, wie gut ich es hier zu Hause habe und wie sicher und wohl behütet ich mich fühle – auch wenn ich meiner Familie gegenüber schon ab und an ein schlechtes Gewissen habe, weil ich wirklich viel Hilfe brauche und sie sehr belaste. Darum frage ich mich immer wieder: Hätten sie es vielleicht nicht leichter, wenn ich nicht mehr da wäre? Eine Frage, die sich natürlich nicht wirklich beantworten lässt.

Ich weiß, dass es nicht selbstverständlich ist, was meine „drei Männer" für mich tun, und ich weiß, dass ich sehr viel Glück habe, so herzlich und optimal daheim versorgt zu werden. Immer wieder muss ich auch erfahren, wie unsicher und teilweise verletzend sich hingegen Fremdhilfen, auch Ärzte oder sonstige Fachkräfte aus dem Gesundheitswesen verhalten und wie schnell ich dann, nur weil ich körperlich sehr krank bin, in eine medizinische „Rechnung" einbezogen werde, in der die Gleichung lautet: „Körperliche Krankheit ist gleich psychisches Siechtum."

So erlebe ich manchmal, dass es für manche Menschen offenbar schwer zu erkennen und zu akzeptieren ist, dass ich mich trotz Kranksein weiterentwickle und wachse, dass meine Form der Existenz auch Leben ist, dass ich in dieser Situation und in meiner Verfassung durchaus auch Sinn und Ziel gefunden habe, dass auch ich geben und nicht nur nehmen kann, und dass ich keine Ratschläge zur Sterbehilfe brauche. Wie schwierig es doch zu sein scheint, mich da abzuholen, wo ich bin; wie seltsam, dass es Menschen schwerfällt zu erkennen und zu glauben, dass mein Leben für mich trotz allem ein gutes sein kann. Dass manche mein Leben eher Vegetieren nennen würden, ist ihnen anzumerken.

Eine weitere schmerzvolle Erfahrung: Was ich auf meinem Weg erkennen und lernen durfte – sicherlich auch, weil ich aufgrund der Krankheit viel Zeit habe, mich mit mir und dem Leben zu beschäftigen und weil ich bewusst und offen meinen Weg gehe – trennt mich von vielen Menschen. Trennt es mich von ihnen, weil sie es so nicht kennen? Oder so noch nicht kennen gelernt haben? Trennt es uns, weil sie selbst Angst haben vor Krankheit und Leid? Weil sie stets darauf bedacht sind, doch etwas gegen eventuelles eigenes Leid und Schmerz tun zu müssen? Weil sie immer etwas tun, ohnehin immer viel tun, vielleicht um zu verdrängen, zu leugnen und besonders, um nicht hilflos zu sein? Weil sie denken: „Ich würde mich sofort umbringen, wenn ich so eine Krankheit hätte?" Trennt es uns, weil sie nicht verstehen können, wie ich „so" nur leben kann? Weil „man" doch so nicht leben kann? Ich weiß nicht genau warum. Das alles sind nur Vermutungen, aber ich spüre und erlebe oftmals eine Kluft zwischen mir und den meisten anderen, und das tut weh.

Und doch wünsche ich mir ab und an, besonders dann, wenn die körperliche Not eine neue Stufe erreicht hat und mein sehr fragiles Aushalt-System ins Wanken gerät, dass mich jemand an die Hand nimmt und mit mir den nächsten Schritt geht. Damit meine ich: gute Hilfe anbietet, ohne Wertung und Bewertung; mich „einfach", aber verlässlich unterstützt.

Nein, ich wünsche mir keine Wunderheilung, kein Dauerhandhalten, sicher nicht, denn ich weiß, die Wunder geschehen in mir, und immer an die Hand genommen zu sein, macht unfrei.

Aber ich frage mich schon:

Warum glaubt man, dass ich so nicht leben kann? Warum wird meist sehr hektisch gehandelt und nicht erst einmal zugehört? Wieso werde ich, nur weil ich lange sehr krank bin und – meist ohne viel Murren und Jammern – hier herumliege, entweder als bemitleidenswert betrachtet oder auf eine mehr oder weniger aggressive Art entwertet? Weshalb treibt man mich verbal in die Ecke oder zwingt mir mit Drohgebärden „handels"-übliche Maßnahmen auf und mahnt: „Wenn Sie dies oder jenes nicht tun, dann helfen wir Ihnen bei der nächsten Atemlähmung nicht"?

Und was mich fast am meisten bedrückt, weil es um pure Lebensqualität geht: Warum muss ich immer wieder um das so wichtige Schmerzmittel kämpfen (THC – der Hanf-Wirkstoff, der in Form von Marihuana oder Haschisch als illegale Droge gilt, aber gerade bei extremen Nervenschäden nicht nur mir nachweislich die Schmerzen mit am besten dämpft) – nur weil es in keiner zugelassenen Liste steht? Bei all dem fühle ich mich oft irgendwie verloren, nicht wahrgenommen, weil sich kaum einer die

Mühe macht, erst einmal zuzuhören und zu spüren: Was will diese Frau? Was ist ihr Wunsch? Was benötigt sie? Was ist ihr zuzumuten, und was nicht?

Sicherlich wird es in unserem Gesundheitssystem immer medizinische Notfallhilfe geben, aber das ist nicht alles, was ich brauche oder mir wünsche. Und ich muss erkennen, dass es schwer ist, Menschen zu finden, die wissen und spüren oder sich zumindest darauf einlassen wollen, dass körperlich Kranksein nicht gleich psychisch verzweifelt sein heißen muss. Die verstehen, dass man nicht immer alles tut, was einem angeboten oder aufgezwungen wird, weil die eigene Alternative eben eine andere ist. Dass es neben der Krankheit des Körpers auch noch etwas ganz Gesundes im kranken Menschen gibt. Und vor allem, dass selbst der Weg zum Tod würdevoll und mit Selbstachtung gegangen werden kann.

Ich musste also erkennen, dass mein Sein mich auch trennt von vielen Menschen ... Vielleicht ist das der Preis für Entwicklung und Wachstum, denke ich manchmal, wer weiß?

Was mir Mut und Hoffnung macht

Doch gebe ich die Hoffnung nicht auf und wenn meine Kraft es erlaubt, versuche ich, meine Gefühle – auch den Schmerz und das, was schmerzt – zu zeigen und darüber zu reden, und vielleicht ändert sich ja etwas, wenn ich davon erzähle, wie es sich für mich anfühlt.

Es ist ja nicht so, dass ich ganz alleine bin, ich habe ein paar liebevolle, treue Begleiter an meiner Seite. Über die Jahre haben mir viele Menschen geholfen, besonders meine langjährige Therapeutin, der ich noch einmal herzlich danken möchte. Zusätzlich ist seit mittlerweile vielen Jahren Michaela Huber mir eine treue und sichere Begleitung geworden. Im verlässlichen und liebevollen Kontakt mit ihr – meist telefonisch, aber auch per E-Mail – konnte ich meinen Weg jeweils weiter suchen und finden. Ihre ruhige Sicherheit, besonders ihr wirkliches Interesse daran, wie ich meine Zeit des Eingebundenseins in die „dunkle Welt" erlebt habe, wie ich sie heute sehe, erinnere und reflektiere und vieles mehr – alles, was ich in unserem Kontakt erlebe und geschenkt bekam, gab mir zusätzlich Mut, mich doch noch mal aus meinem heutigen Blickwinkel, in Sicherheit lebend, dieser schrecklichen und dunklen Seite meines Lebens zu nähern.

Die Gespräche mit ihr waren immer geprägt von Intensität, Offenheit und Ehrlichkeit, und nachdem wir lange Zeit viel über das Sterben und über das Entwickeln gesprochen hatten – eine Zeit, in der meine alltägliche Not oft wichtig und vorrangig war – und ich immer noch lebte, kam das Gespräch immer wieder auf meine Vergangenheit. Nach so manchem Austausch blieb ich mit einer Frage beschäftigt, die mir mit Nachdenken und Nachspüren die nächsten Tage füllte, und die ich dann, im Laufe der nächsten Zeit, zu beantworten versuchte.

Fragen über die Vergangenheit

Michaela Huber fragte mich zum Beispiel und ich dachte darüber nach, was mir beim Ausstieg aus dem Sumpf geholfen hat; wie es möglich war, mit der Komplexität der inneren vielschichtigen Wahrheiten des Viele-Seins zu leben; wie die dunklen Innenanteile auf dem Weg aus dem Schrecken mitgenommen werden konnten; mit welchen Hilfen ich das innere Dunkle annehmen und integrieren konnte, und vieles mehr. So habe ich im zweiten Teil dieses Buches versucht, einige dieser Fragen zu beantworten, habe mich daran erinnert, was mir half auf dem Weg und wie unlösbar erscheinende Probleme doch irgendwann lösbar wurden, welche äußeren Hilfen mir guttaten, auch was weniger hilfreich war, wie das Wir zu einem Ich wurde und wie das Ich stärker und größer werden konnte.

All das und mehr war plötzlich wichtig, und füllte, in guten Phasen, so manche Tage meines öden Herumliegens. Mein Denken und Fühlen war positiv beschäftigt, ich hatte eine Aufgabe neben dem Kampf ums Überleben, und das tat mir gut. Manches Mal allerdings kämpfte ich dann auch noch einmal mit alten Gefühlen, Schmerzen und vertrauten Verletzungen, aber ich konnte darauf zählen, dass alles sich wieder beruhigen würde und ich hatte keine Angst, dass mein innerer Frieden grundlegend ins Wanken kam. Gelegentlich aber stellte ich überrascht fest, dass das Beschäftigen mit dem, was ich hinter mir gelassen hatte, durchaus sehr anstrengend sein konnte.

Eines aber konnte ich deutlich spüren: Es war für mich so grundlegend wichtig, dass ich zuerst die guten Gefühle und den Schatz, den ich gefunden hatte, mit den Gedichten im „Leiden-Buch" offen und öffentlich zeigen und weitergeben konnte. Das war die Voraussetzung, um aus einer besonders für mich und hoffentlich auch für die Leser sicheren Position und positiven Perspektive – ohne das Schubladendenken: „Erlebtes Trauma ist abgründig und bodenlos, damit muss man für immer und ewig ein armes hilfloses Wesen sein" – mich dem Finstern noch einmal betrachtend und reflektierend zu nähern. Mir geht es nicht darum, von schlimmen Details zu berichten, sondern ich möchte Mut machen, dass es sich lohnt, sich aus dem Dunklen zu lösen und den Weg ins Helle, in Beziehung, Kontakt und Sicherheit zu suchen. Nach dem „Leiden-Buch" haben viele Menschen mich gefragt, was mir auf dem langen Weg wohl geholfen hat, ob ich meinen Söhnen etwas von dem Erlebten erzählt habe, wie ich vom Dunklen ins warme Helle gekommen bin und ob ich auch alles in mir mitgenommen habe auf dem Weg.

Ja, alles ist mitgekommen, und es war nicht leicht, aber jenseits meiner Krankheit – wenn auch durch sie beeinflusst, im Schlechten wie im Guten – gibt es eine Geschichte, die zu erzählen und über die nachzudenken sich vielleicht lohnen könnte. Dennoch will ich immer noch nicht von dem jahrelang erlebten Horror erzählen und schon gar nicht von einzelnen sadistischen Szenarien, sondern vielmehr davon, was es mit mir gemacht hat, besser: Was ich damit gemacht habe. Und besonders möchte ich berichten von meinem Sieg, vom Gewinnen, und möchte erzählen, wie ich den langen Weg heute sehe und erlebe und wie ich das Licht und das Wachstum in mein Inneres lassen konnte.

Wie der Weg begann

Begonnen hat dieser Weg mit Gesprächen, die ich mit meinen Söhnen geführt habe, z.B. über die verschiedenen Weisen der Zeitwahrnehmung, die klaffende Schere zwischen dem Leben des normalen, hektischen Alltagsmenschen und meinem Leben, das so oft vom ewigen Warten geprägt ist. Dann sprachen wir über „das Fliegen in die weite Welt", also über Imagination und Transzendenz. Das war gar nicht so einfach für mich und meinen damals 14-jährigen Sohn.

Erst nach und nach näherte ich mich mit meinem größeren Sohn Phil meiner Vergangenheit. Lange hatte ich große Angst und keine Ahnung, wie ich den Kindern je etwas von meiner Geschichte erzählen sollte, und dann passierte es einfach, das Thema war da und es war für mich und für sie offenbar der richtige Zeitpunkt.

Mit diesen Fragen, Gesprächen und Texten öffnete sich ein Spalt weit eine Tür, die mir einen neuen Zugang zu meiner Geschichte, dem was ich erlebt und erlitten hatte, ermöglichte. Bis zu diesem Zeitpunkt wollte ich nicht noch mal hin zu dem, was all die Jahre passiert war, denn ich hatte zum einen Angst, das dünne Eis, auf dem ich mich befand, könnte einbrechen. Zum anderen war mir der Gedanke noch nicht gekommen, dass eine positive Reflexion dessen, was mir geholfen und mich gerettet hatte, denen, die noch leiden und den Helfern, die den Weg begleiten, vielleicht etwas bedeuten könnte.

Worüber ich reden werde

An dieser Stelle möchte ich in kurz erzählen, worüber ich reden werde und was ich mit erlebtem Horror, Gewalt und Trauma meine (ohne dass ich Details erwähne, über die es ohnehin genug Literatur gibt). Ich möchte nur knapp den Rahmen abstecken, um Spekulationen zu begrenzen und um die Leser mitzunehmen auf den Weg. Viele Jahre lang lebte ich streng eingebunden, auf Schritt und Tritt kontrolliert, in einer sadistischen Gruppe von Menschen. Dort gab es keine Liebe und keine Wärme, weder Halt noch Fürsorge, dafür aber viele Zwänge, viel Dunkles, Machtvolles und Gewalt in jeder Form. Ein ganzheitliches Ich konnte in mir auf diese Weise nicht wachsen. Wie auch? Das wurde nie gefördert, sondern sogar bewusst nicht zugelassen. Es entstand ein Viele-Sein. Dissoziation rettete mir das Leben.

Es folgte ein jahrelanger Kampf um jeden noch so kleinen Fetzen Kontrolle und ums reine Überleben, was nicht ohne Zerstörung und große Verzweiflung einherging. Die Aufspaltung wurde im Übrigen von den Tätern benutzt, um sich in mir innere loyale Helfer zu sichern (dazu mehr in Kapitel 8: „Zu den dunklen Innenanteilen").

Nach den vielen eingesperrt und ausgeliefert zugebrachten Höllen-Jahren und dem tagtäglichen Kampf ums Überleben folgte ein mindestens noch einmal so langer, schwerer und steiniger Weg, bis auch nur ansatzweise von innerer und äußerer Freiheit gesprochen werden konnte, und bis – über das Zwischenstadium des „Wir-Gefühls" – das kleine Ich-Pflänzchen sich zögerlich und ängstlich traute, ganz langsam, und mit großen Portionen äußeren liebevollem Halts und Schutzes, die nie genug, aber immer zu viel waren (dieses Ja und Nein, das Hin und Her waren ja typische Zeichen der inneren Zerrissenheit und Ambivalenz), bis also das Pflänzchen „Ich" selbstständig und mit Achtung zu wachsen beginnen konnte. Zuerst stand Befreiung, Distanzierung, Lösen aus der dunklen Szene an. Doch sich zu lösen von dem, was jahrelang das Zuhause war und von dem, was – wenn auch nur gewaltvoll und böswillig, aber dennoch wenigstens irgendeinen – äußeren Rahmen und Halt bot, war alles andere als einfach, zumal diese Menschen viel daran setzten, mich im Bann des Dunklen zu halten.

Ich musste also, sollte und wollte mich lösen und befreien von diesen Kontakten und der dunklen Welt. Aber wie hätte ich irgendjemandem anderen trauen können? Woran sollte ich erkennen, wer es wirklich gut mit mir meinte? Wie sollten alle Innenanteile diesen Weg mitgehen? Wie konnte Vertrauen möglich sein, wenn man das Wort nicht einmal kannte und erst recht nie einen Hauch des dazugehörigen Gefühls gespürt hatte?

Letztlich waren es menschliche Begegnungen, manche hilfreich, manche unzulänglich, aber immerhin gutwillig, die mir halfen. All diesen Menschen, die mich sahen, mir ihre Hand reichten und mich ein Stück meines Weges begleiteten, bin ich heute noch unendlich dankbar.

Letztlich müssen wir Menschen unseren Weg allein gehen. Doch so verlassen im Dunklen, wie ich mich als Kind gefühlt habe, werde ich nie wieder sein. Nicht im Äußeren, und nicht im Inneren, denn ich habe gelernt, alles in mir wertzuschätzen und das Verletzliche und Verletzte in mir liebevoll anzunehmen. Was auch immer dies möglich gemacht hat, ein Wunder ist es allemal.

In meiner äußersten Not habe ich gelernt, auch auf das „Gute jenseits von uns" zu hoffen, meine Blicke dorthin zu richten. Ich sehnte mich danach, es zu spüren, und ich
bekam eine Antwort. Dieses Geschenk ist vielleicht das Schönste von allen: das Gefühl, wohin es für mich auch immer geht – es geht ins Licht.

Im Spätsommer 2008
Pauline C. Frei

1. Warum lebt sie denn noch?

Wer lange „ausfällt", schwerkrank ist oder eine tiefe Krise durchmacht, wird in unserer Gesellschaft schnell ausgegrenzt. Pauline Frei beschreibt dies aus eigener Anschauung: Seit sie eine unheilbare Krankheit hat, und je länger sie damit weiterlebt, desto erstaunter reagiert die Umwelt. Nicht unbedingt nur freundlich, sondern manchmal auch geradezu indigniert, nach dem Motto: „Sie hat oft unerträgliche Schmerzen? Das muss doch nicht sein, es gibt ja Sterbehilfe!" Statt eines dezenten Abgangs macht sich Pauline Frei ihre eigenen Gedanken zu diesem Thema. – *Michaela Huber*

Immer wieder begegnet mir die Frage: „Warum lebt sie denn noch? Warum kann sie nicht endlich sterben, wo doch die körperliche Qual und Last so groß ist?" Ob da auch die Frage nach Aufgeben, Loslassen oder gar aktiver Sterbehilfe mitschwingt, vermag ich nicht zu sagen. Manchmal fühlt sich für mich die Frage jedenfalls geradezu vorwurfsvoll an: „Warum lebt sie noch! Kann sie nicht aufgeben, was klammert sie so?" Und ich muss sagen, ich verstehe diese Frage nicht!

Man stellt sie mir logischerweise nicht persönlich, vielleicht aus Gründen der Pietät, aus Rücksichtnahme oder auch aus Angst vor meiner Reaktion. Doch spüre ich, wie sie manchmal unausgesprochen mitschwingt. Oder sie erreicht mich vorsichtig verpackt, neugierig, kritisch und durchaus unsicher über Dritte, die wiederum auch so recht keine Antwort wussten. Egal wie oder warum, ich verstehe sie nicht.

Denke ich zurück, dann kann ich mich nicht erinnern, dass man mich jemals sonst in meinem Leben gefragt hätte, ob ich denn weiterleben will oder nicht. Und es hätte genügend Gründe und Situationen in den vielen Jahren und unbeschreiblichen Zuständen gegeben, in denen man das hätte fragen können. Man fragte ...
... nicht in der Zeit, als ich in den dunklen, kalten Löchern saß und gequält wurde und es niemand weit und breit zur Rettung gab.
... nicht, als ich im tiefen, haltlosen und verzweifelten Seelentief saß und drohte, mich aufzulösen.
... auch nicht in der schlimmen Zeit, als ich dachte, verrückt zu werden und glaubte, keine Minute länger all das, was in mir und um mich war, auszuhalten zu können.
... ebenfalls nicht im endlos scheinenden Kampf danach, als ich fürchtete, nie mehr lachen zu können und keinerlei Licht oder Wärme spürte.
In all diesen Zeiten fragt mich keiner: „Warum lebst du noch?"

In der Zeit der großen Verzweiflung, als Gewalt und Todesangst meinen Tag und meine Nacht bestimmten, war es den Menschen, die mich „besaßen", egal, ob ich lebte oder nicht. Na ja nicht ganz. Denn ich wurde ja gebraucht und benutzt. Darum sollte ich, wenn, dann „mit Ansage" sterben, also geplant. Kein Außenstehender sollte misstrauisch werden; die Inszenierung eingebaut sein in die perversen Spiele der Täter, und meine „Entsorgung" sollte stimmen. (Es gibt im Grunde keine Form, darüber zu reden oder zu sprechen. Es ist einfach ein namenloses Entsetzen, das mir, wie vielen anderen Kindern und Frauen zugefügt wurde.) Ich war über viele Jahre in der Hand der Sadisten, und sie ließen mich nicht sterben – auch wenn ich es manchmal gewollt hätte. Sadisten spielen ja mit der Todesangst des Opfers und weiden sich daran.

Der Tod war mir also mein Leben lang allgegenwärtig und oft Thema Nummer eins. Ich hatte viele Jahre lang eigentlich keinen Grund zu leben und keine Chance zu sterben. Aber man fragte mich nicht: „Warum lebst du noch?"

In der enorm harten und ebenfalls unerträglichen Zeit, als ich mit blanker Verzweiflung um den Ausstieg aus der satanistischen Szene kämpfte, als ich stunden-, tage-, monate- und jahrelang mit großer Hilflosigkeit und unbeschreiblicher Not um mich und um jeden Fetzen meines Seins kämpfte, wollte man – in diesem Fall die mich begleitenden Therapeut/innen und Ärzte unbedingt, dass ich lebe. Ob es wirkliches Interesse an mir oder ob es professionelle Pflicht war, konnte ich nicht immer spüren, aber leben sollte ich. Mich umzubringen wurde mit persönlicher Schuld beladen. Dabei „zog" bei mir immer, dass ich zwei kleine Kinder hatte, und diese Schuldgedanken wogen schwer. Dennoch war mir viel, viel mehr und oft danach, tot zu sein und besonders danach, endlich Frieden zu haben, als diesen endlos scheinenden furchtbaren Weg weiterzugehen. Ich unterschrieb Verträge und musste Abmachungen strikt einhalten. Das war wichtig für die Sicherheit der Helfer. Wie viel Halt mir das wirklich gab, weiß ich nicht mehr. Aber ich hatte keine Wahl, denn hinter jedem Verstoß stand die Drohung geschlossene Psychiatrie oder Hilfsentzug.

Nein, so ganz stimmt es nicht, ich hätte mich sicherlich umbringen können, denn wirklich abhalten oder schützen können hätte mich keiner, aber drei Dinge hielten mich tatsächlich davon ab und schützten mich so vor dem Selbstmord: Erstens, meine Kinder. Zweitens ahnte ich tief in mir einen Schatz, den ich bergen musste, um mich zu befreien. Und drittens wollte ich gewinnen; ich wollte der Sieger sein und nicht diejenigen, die mir all das angetan hatten. Dennoch gab es insgesamt in meinem Leben viele Situationen, Phasen, ja ganze Jahre, in denen ich dem Tod viel näher war als dem Leben. Und es waren nicht nur die äußeren Tatsachen, die den Schritt in die andere Welt gerechtfertigt und ihn somit für Außenstehende nachvollziehbar gemacht hätten (sogar irgendwann für meine Söhne nachvollziehbar, denn ich hatte schon früh für sie einen Brief geschrieben, den sie lesen sollten, wenn sie größer waren). Es war besonders meine innere Not, die lange Zeit meines Lebens die Tage und Nächte unerträglich machte. Mein Sein, meine inneren Wesen, das viele Zerrissene in mir auszuhalten, ohne ein wirkliches ICH zu haben, ohne mich tatsächlich zu spüren und schon gar nicht halten zu können, war die Hölle auf Erden. Es schien mir, als müsste ich nach der durchlittenen Gewalt das zweite Mal durch die Hölle gehen.

In meinem Inneren tobte der Wahnsinn; oft konnte ich nicht mehr wahrnehmen, was richtig oder falsch war; ich konnte nicht entscheiden, ob ich nach rechts oder links gehen sollte, und vor allem fühlte ich mich ganz und gar verlassen. Ich hasste das Gefühl, wieder so ausgeliefert und hilflos zu sein, und doch gab es nichts in mir, das diese Not nur eine Spur lindern konnte. Meine Innenkinder schrien nach Halt und Geborgenheit, und ich, die erwachsene Frau und Mutter, konnte nichts dagegen oder dafür tun. Ich wusste, dass ich diese Verluste niemals auffüllen, die Sehnsüchte niemals wirklich befriedigen konnte. Aber ich spürte auch, dass ich sie aushalten musste, denn ganz tief in mir hatte ich die Ahnung, und das war mein Rettungsanker, dass es besser werden würde.

Nur wann? Glücklicherweise konnte ich immer wieder das Ende des roten Fadens, der mich zu meinem Lebensschatz führen würde, ansatzweise zu fassen bekommen. Dieses Vertrauensfädchen habe ich nie mehr losgelassen, und mit der Zeit entwickelte es sich in meinen Händen zu einem festen Tau.

Unterwegs waren die Tage lang wie Wochen, der Monat so lang wie ein Jahr und viele Abende dachte ich: „Wenn es morgen wieder so unerträglich ist, dann bringe ich mich um." Aber auch damals fragte mich keiner: „Warum lebst du noch?"

Heute weiß ich: Es brauchte Zeit, es dauerte Jahre. Der endlos erscheinende Kampf, von dem ich heute nicht mehr weiß, wie ich ihn überstanden habe, veränderte sich allmählich: Es wurde tatsächlich anders, und es wurde vor allem besser. Ganz langsam, Schritt für Schritt konnte ich den dünnen, aber immerhin minimal sicheren Boden unter meinen Füßen spüren. Und es wuchs etwas in mir, das mich selbst ganz vorsichtig halten und Stück für Stück sichern konnte: Ich spürte das Wachsen meines Ichs. In fast unsichtbaren Abschnitten erlebte ich zeitlupenartig, wie ich anfing, mir selbst zu vertrauen, mich zu spüren, und ein Hauch von Ruhe machte sich genüsslich in mir breit. Ich begann, mir selbst zu genügen und mich zu halten – ich begann ganz offenbar, ein Selbst zu entwickeln.

Dann wurde ich krank. Das ist bitter. Aber das Wachsen und Reifen, die Entwicklung und die Veränderung hörten deswegen nicht auf. Mein Körper ist krank. Er häutet sich und dabei geht es ihm oft verdammt schlecht. Daran kann ich leider nichts ändern. Aber darum hören doch meine Seele, mein Geist, mein Ich nicht auf zu reifen und ihren Weg zu gehen. Die wundervolle, unbeschreibliche Pracht eines Lebens in Freiheit wurde und wird mir in immer deutlicherem Ausmaß zugänglich. Endlich kann ich mein Leben leben, mit mir und in mir, ohne Kampf, ohne Hass und Wut, mit Liebe und Wärme und mit Licht und Zauber. – Was will ich mehr?

Welch Wunder, dass in mir überhaupt Vertrauen wachsen konnte. Dass ich Verbindung spüren kann, wo es in meinem Leben davor doch nichts gab, das diese Frucht genährt hätte und es lange schien, als ob Öde und Dunkelheit in mir sich ausbreiteten und kein Wachsen zuließen. Und doch konnte sich irgendwie der Spross des Vertrauen-Könnens in mir retten; ich hütete ihn, so gut es irgend möglich war, und er reifte heran bis zur vollen Blüte. Er hatte überlebt, auch wenn es lange Zeit kein Licht und keine Wärme zum Wachsen gab; offenbar war er sicher und beschützt gewesen wie in einem Kokon, und als die Hülle sich öffnete, konnte er sich entfalten (egal wie krank mein Körper und egal wie groß die Qualen sind). Das Wachsen und Reifen meines Ichs ist das, was mich so reich sein lässt und mir vor allem Sicherheit gibt, was mir das erste Mal in meinem Leben, ob krank oder gesund, eigenen Halt schenkt. Es hält mich jetzt am Leben und ich wünsche mir, dieses Glück noch eine Weile genießen zu dürfen.

Und jetzt, wo ich das erste Mal wirklich lebe, wo ich Sicherheit und Halt habe, wo ich mich spüre und all das Reiche und Glückliche des Lebens erlebe und geschenkt bekomme, werde ich gefragt: „Warum lebst du noch?"

Dass ich das nicht verstehe, sei mir verziehen. Ansonsten verstehe ich die Menschen, die das fragen, durchaus. Ich glaube zu ahnen, was sie eigentlich meinen und was sie vielleicht sprachlos macht: „Wie hält sie die ganze körperliche Not aus und will bzw. kann dabei immer noch Lebensqualität entdecken?" Wenn Menschen, die so fragen, meine Antwort lesen, können sie mich vielleicht auch verstehen.

Auf die sicherlich berechtigte Frage, warum ich noch lebe, bei all dem was war und was ist, was mein Körper aushalten muss, würde ich heute antworten: „Weil das Leben so toll ist. Weil es für mich, wenn ich offen bin, jeden Tag ein neues Wunder parat hält. Weil frei zu leben wundervoll ist. Weil ich immer wieder Liebe, Lachen und Wärme geschenkt bekomme. Und weil ich weiß, dass mein Weg dann endet bzw. in ein Jenseits führt, wenn meine Zeit da ist. Weil ich darauf vertrauen kann: Alles wird gut.

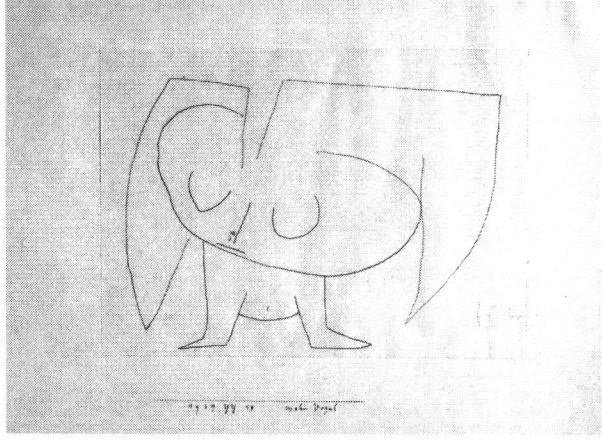

2. Warten

Warten – wer kennt das nicht. Schrecklich ist Warten für Menschen,
die bettlägerig, abhängig und schwerkrank sind.

Einerseits möchte ich mit diesem Text bewirken, dass Gesunde, dass Begleiter, die Kranke versorgen, mal einen Einblick in die „Wartesicht", das oft grausame, endlose Warten von Kranken bekommen. Und andererseits kommt mir persönlich das Warten wie eine besondere Prüfung vor und seltsamerweise hat dieses Warten geradezu einen eigenen Rhythmus, den ich im folgenden Text versucht habe einzufangen.

Warten. Warten, dass etwas aufhört, dass etwas anfängt, dass etwas angeht, dass etwas ausgeht, dass jemand kommt, dass jemand geht ...

Beim Atmen warten. Beim Einatmen aufs Ausatmen warten, bei jedem Atemzug darauf warten, dass er vorbeigeht und am Schluss jedes Seufzers auf den nächsten warten. Beim Warten, warten auf den Warte-Zustand und darauf, dass das Warten endet. Dabei soll es ja nicht enden. Denn im Warten auf das Warten atme ich noch. Höre ich auf zu warten, dann höre ich auf zu atmen.

Dennoch bin ich es so leid, und ich warte darauf, es besser zu können, das Warten. Ewig zu früh und immer zu spät, immer davor und ewig danach. Ich warte darauf, nicht mehr warten zu müssen und trotzdem zu leben. Ich warte auf Geduld und Gelassenheit, warte aufs Ende der Hungersnot, auf Gleichberechtigung und aufs Klingeln des Telefons, ich warte auf die Morgenröte und die Morgenpost, auf den Mittagstisch und den Nachmittagsschlaf, auf das Abendbrot und das Abendrot. Ich warte auf dich.

Immerzu warten. Immerzu diese Unruhe, immer in der Warteschleife. Wie eine Schallplatte mit einem Kratzer: „Immer wieder Sonntag, ... immer wieder Sonntag, ... immer wieder Sonntag, ... kommt die Erinnerung."

So wiederholt sich das Wartegefühl, bis der Apparat – bis meine Apparate abgeschaltet werden. Bis ich aufhöre zu atmen.

Wenn es mich juckt: Wie lang ist die Stunde des Wartens, bis eine hilfreiche Hand die Stelle erreicht und kratzt? Noch länger ist danach das Warten auf das Unabwendbare:

Darauf, dass die Stelle wieder juckt und dass das Warten aufs Kratzen wieder von vorne anfängt. Und dann wird aus dem Warten ein Bangen, ein Grauen, weil das Jucken zur Qual und weil aus der Stelle, die juckt, ein Loch wird. Banales Jucken wird zu Folter und eine Stelle, die juckt, zum Schmerz, weil das Warten so endlos ist.

Wie immer an jedem Ende, so folgt auf das Ende der Anfang, so fängt nach dem alten Warten gleich das neue Warten wieder an.

Ich liege hier. Und ich liege immer noch hier. Mal mit Blick zur Tür, mal mit dem Blick zum Fenster, mal auf dem Rücken, mal auf der Seite, vorsichtig gewendet wie ein Stück Fleisch auf dem Grill. Und dauert das Warten aufs Wenden zu lange, dann werde ich schier wahnsinnig und mein Hals wird steif vom einseitigen Blick aus dem Fenster.

Bestenfalls sitzt du neben mir, viel öfter stehst du, und meistens gehst du. Wenn du sitzt, dann stehst du schon, und wenn du stehst, dann gehst du schon. Und ich liege hier und schaue dir beim Sitzen, Stehen und Gehen zu und beneide dich um deine Bewegungen. Du wippst mit den Füßen, wenn du sitzt, und deine Beine warten drauf, endlich aufstehen zu können. Und wenn du stehst, dann trippelst du auf der Stelle wie ein aufgeregter Hund und wartest drauf, endlich loszugehen, wenn die Leine vom Hals genommen, nachdem du tschüss gesagt hast. Und ich liege immer noch hier und neide dir deinen Sprung in die weite Welt und sage dir Ade.

Ich liege immer noch hier, warte aufs Kratzen, warte aufs Kraulen, auf die Stelle, die juckt und das Loch im Rücken. Und im Warten sah ich dich sitzen und wippen, trippeln und springen. Ich wartete, bis dein Sitzen ins Aufstehen wechselte, wartete, bis aus deinem Stehen Trippeln wurde, und wartete, bis dein Tänzeln das Gehen einleitete.

Das Warten hat ein Ende; ich spüre, aus der juckenden Stelle wurde ein Loch, das Kitzeln hört auf.

Ich warte darauf, dass einer kommt, und ich könnte schreien, weil ich es nicht aushalte, solange zu warten. Und schon gar nicht geduldig darauf zu warten, dass du wiederkehrst, nachdem du gegangen bist.

Ich warte darauf, dass der Wasserkocher anfängt zu gurgeln und zu pfeifen, dass er endlich wieder aufhört mit dem beklemmenden Gurgeln und Pfeifen und der Tee dann endlich fertig ist. Und dann darauf, dass er verflixt noch mal etwas abgekühlt ist, um ihn aus der Schnabeltasse trinken zu können. Ich warte auf den warmen Tee, warte, bis aus heißem Tee warmer Tee geworden ist. Ich warte auf dich.

Unterwegs werden deine zielstrebigen Schritte auf der Treppe unterbrochen und ich höre deine sanfte Stimme am Telefon. „Wart, wart, ich komme gleich", rufst du, und ich warte, warte auf den heißen, den warmen oder wenn's sein muss auf den kalten Tee – aber gerade nicht auf das verdammte Klingeln des Telefons.

Immerzu warten und immerzu warten aufs Warten.

Ich warte darauf, dass du kommst, und manchmal möchte ich nach dir schreien, weil ich es nicht ertrage, solange zu warten. Und dann könnte ich weinen, weil es weh tut, darauf zu warten, bis du wiederkommst.

Ob ich dich wiedersehe, ob das Warten aufs Warten, ob das Warten auf dich Sinn macht? Oder sollte ich nicht besser planlos, ziellos warten, einfach warten aufs Warten, warten auf den nächsten Atemzug, als schier verzweifelt lautlos zu toben, weil die Zeit so langsam vergeht? Soll ich warten auf dich oder warten, bis das Atmen endet?

Über alle Maße allein und verlassen und sehnsüchtig wartend auf den nächsten Besuch, auf die Blumen, den Löffelbiskuit, den Sprüche-Kalender im Sommer fürs nächste Jahr ... auf all die Dinge in der Besucherhand, die euch und mir Halt geben sollen.

Ich will nicht warten, bis die Kinder erwachsen sind, ich will nicht darauf warten, blass und blasser zu werden und jeden Knochen einzeln zu spüren und will schon gar nicht auf irgendein Wunder oder auf den Tod warten. Ich will das Leben jetzt, genau jetzt. Ich will jetzt losgehen, dabei kann ich schon lange nicht mehr gehen, und augenblicklich ankommen, ohne losgelaufen zu sein.

Ich will jetzt frischen und schon abgekühlten Tee, ich will jetzt den Frühlingsanfang und die Sommerwende, jetzt das bunte Herbstleuchten und die knisternden Winterabende. Ich will jetzt anfangen richtig zu leben, das Leben genießen, tanzen und singen, ohne dabei zu ersticken. Und ich will jetzt einfach so fertig sein mit dem Tanz, dem Lied und dem Leben. Du sollst jetzt da sein und jetzt wiederkommen, dieser Atemzug soll jetzt anfangen und genau jetzt aufhören und ja nicht der letzte sein.

Ich lebe jetzt und ich habe jetzt Zeit, so viel Zeit, dass ich damit einen florierenden Handel aufmachen könnte; ich habe endlos Zeit, und du hast kaum eine Minute zum Durchschnaufen, hast diesen gehetzten Blick; und ich warte tagelang.

Ich liege zwölf Stunden lang am Tag hier, von morgens um sieben bis abends um sieben, ich warte auf einen Witz und ich warte auf die nächsten Wahlen, ich warte auf die Vögel, die noch im Süden sind und ich warte, bis sie sich wieder sammeln im Herbst.

Ich warte auf Gäste zu Ostern, Pfingsten und Weihnachten, auf den Schornsteinfeger; er muss auch wiederkommen, ein halbes Jahr ist um, ich warte und warte.

Doch habe ich so viel Zeit zum Warten?

Ich bin reich. Zeit-reich.

Habe Zeit ohne Ende, und ich warte auf die nächste Sekunde, warte unzählige Stunden lang. Aber wie viel Zeit habe ich noch?

Ich weiß, dass du nicht kommen kannst, dass du willst, aber nicht kannst, du hast keine Zeit, kannst nicht warten, aufs Bummeln der Bummelbahn, nicht auf den nächsten oder übernächsten Urlaubstag. Da ist schon der Zahnarzt dran, der Zahn wartet schon so lang, ich warte und du hast keine Zeit.

Wetten, an meiner Beerdigung sehen wir uns.

Habe ich Zeit zum Warten? Heute ist wie morgen, aber morgen ist es vielleicht zu spät. Gestern ist schon morgen vorgestern, und übermorgen kann schon alles vorbei sein.

Ich warte auf das Einschlafen, ich halte es nicht mehr aus und ich sehne den Morgen herbei, um wieder zu warten, um zu warten auf das Warten, um zu sehen, ob ich wieder aufwache, um zu hören ob mein Atem noch im steten Rhythmus des Keuchens kommt und geht.

Keine Zeit zu haben, wenn der Tag vierundzwanzig Stunden und die Nacht ebenso viele Zeigerrunden hat, ist wie Frieren in brütender Sommerhitze.

Ich habe keine Zeit im endlosen Warten. Es ist wie jung sein und das ganze Leben vor sich haben und zugleich das Grab schon ausgesucht, weil die Zeit des Wartens vielleicht jäh ein Ende hat.

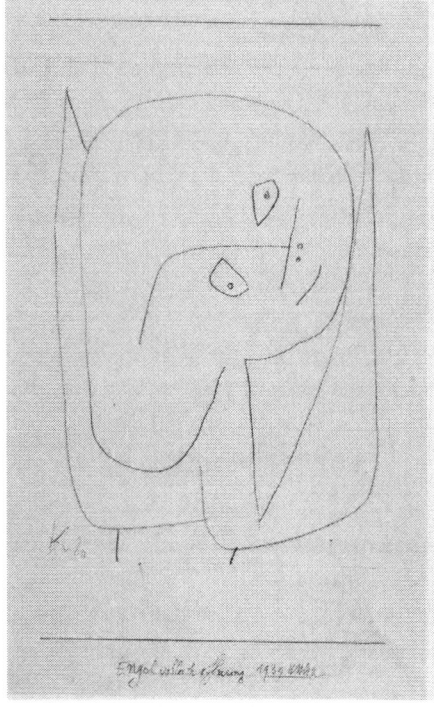

3. Wachstumsschmerz und zugefügter Schmerz

Kommt Schmerz vom Aufbrechen?
Wie der Stein einer Frucht sich öffnen muss,
damit sein Innerstes Wärme spürt?
Kommt Schmerz vom Verdrängen?
Wie der Morgen das Dunkel wegschieben muss,
damit das Licht Raum gewinnt?

Lebensschmerz – ihm ist nicht zu entkommen.
Er ist nicht schicksalhaft, nicht ohne Disziplin.
Er bringt Neues mit sich.

Ziehen lassen, was nicht zu halten ist,
Kommen lassen, was sich zeigt,
Ertasten, was da ist.

Aus meinen klammernden Händen das Festgehaltene lösen,
damit sich die Hände neu füllen können.

Schmerz zwingt mich, auch gegen meinen Willen, zur Veränderung.
Die schneller eintritt, wenn ich einverstanden bin.

Schmerz bestimmt mein Leben, daneben ist Lebensfreude.
Kann ich die ebenfalls wahrnehmen, überwiegt die Freude.

Kann ich mir das Wundern über mein Leben erhalten, erscheint mir mein Schmerz nicht weniger skurril als mein Glück.

Schmerzen sind keineswegs immer gut und lehrreich; Schmerzen haben mich auch nicht immer in meinem Leben weitergebracht. Das Gefühl der Bereicherung auch durch den Schmerz habe ich erst seit einigen Jahren gewonnen. In den ersten ca. 30 Jahren meines Lebens hingegen gab es viele Schmerzen, die eine ganz andere Bedeutung hatten.

Wenn ich Schmerz einteilen sollte, dann würde ich ihn einteilen in „Wachstumsschmerzen", die ich als entwicklungsfördernd erlebe, und in „Fremdschmerz", der mir von quälenden Menschen zugefügt wurde und an dem ganz und gar nichts gut ist. Es gibt ja kranke, krank machende Menschen, die auf sadistische Weise Schmerzen zufügen und andere Lebewesen zerstören wollen. Solche „Fremdschmerzen" verursachen großes Leid, reißen tiefe Wunden in die Seele, und es bedarf sehr viel Arbeit, Mut und Kraft, diese Verletzungen heilen zu lassen.

Sadisten „spielen" mit den Schmerzen und dem Leid, die sie ihren Opfern zufügen. Sie fühlen sich dadurch mächtig, dass sie andere leiden lassen und sie niemand daran hindert, und wenn sie zu mehreren sind, feuern sie sich auch noch gegenseitig darin an. Sadismus ist eine Perversion des Menschseins, die eine Gesellschaft nicht dulden darf. Dennoch existiert sie, und wer Sadisten in die Hände fällt, erlebt todesnahes Entsetzen – genau darauf haben sie es abgesehen.

Sadistische Menschen wissen um ihre Macht und deren Wirkung. Sie rechnen mit dem Unterwerfen, dem Klammern und Hoffen des Opfers, sie fordern immer wieder das Einlassen auf die nächste Stufe, das neue „schmerzvolle Spiel", und setzen auf das verzweifelte Suchen nach Schmerz-Erlösung in ihrem Opfer. Oft fügen die Täter ihrem Opfer nach einem bestimmten Muster Leid zu. Dieses Muster zu erkennen und sich dagegen zu wappnen, ist dem Opfer jedoch so gut wie unmöglich, weil die Täter ihre Strategie immer wieder rasch und für das Opfer unberechenbar verändern. Sie spielen mit dem Opfer und fordern es auf, nach einem Ausweg zu suchen, das Spiel zu durchschauen, vielleicht zu entkommen. – Gleichzeitig behalten sie die Fäden in der Hand und weiden sich an den Versuchen des Opfers, verzweifelt eine Regel, ein Muster, eine Berechenbarkeit, einen Ausweg zu finden.

Die verschiedenen Schmerz- und Qualmuster kommen mal als Rituale von „Strafe" oder „Prüfung" daher, mal werden sie als „völlig normal" dargestellt, mal als lebensgefährliches „Ausrasten", dann wieder als „Spaß", als „tolles Spiel" oder auch als Bestandteil einer systematischen Zurichtung (Programmierung). Dieselbe Situation wird nach Belieben, also nach Laune oder Strategie der jeweiligen Täter oder Tätergruppe, dem einen oder anderen Muster zugeordnet. In jedem Fall wird auf das Opfer keinerlei Rücksicht genommen; es ist nur das Spielzeug in diesem „Spiel".

Da ich viele Jahre solchen Menschen ausgeliefert war, gab es immer wieder Situationen, in denen ich den –zum Überleben wichtigen – kindlichen Glauben hatte: „Nun habe ich das Muster durchschaut. Ich weiß, was sie von mir wollen. Ich habe eine Idee, wie ich mich verhalten muss, was von mir verlangt wird". Und ich dachte: „Wenn du nur das oder jenes tust; das oder jenes nicht tust; so oder so bist; so oder so nicht bist ..., dann wird es besser, dann lässt die Qual nach, dann lassen sie von dir ab."

Und immer dann, wenn ich das glaubte, wenn ich hoffte, den Faden, der mich retten sollte, in der Hand zu haben, wenn ich anfing, ganz vorsichtig zu denken: „Ich weiß nun, wie die ‚Spielregeln' sind", wenn ich dachte, ich hätte die Strategie der sadistischen Spinne durchschaut, dann änderte sie erneut ihr perfides Muster, mein mir als rettend erschienenes Gedankengebilde brach in sich zusammen und ich saß wieder, wie am Anfang, im tiefen, dunklen Loch.

Oder man bot mir den nächsten Schmerz, das Nächste, was es auszuhalten galt, die nächste abscheuliche „Prüfung" als neue und letzte Chance an: „Wenn du diese Stufe auch noch nimmst, wenn du diese schmerzvolle Prüfung überlebst, dann wächst du; dann ist es das Zeichen dafür, dass du auserwählt bist; dann gehörst du zu uns." Oder auch: „Dann kannst du dich befreien." Und da es nichts Stärkeres gab als den sehnlichsten Wunsch, befreit zu werden, erlöst zu sein von der Qual und den Schmerzen, da war auch der Preis des gedanklichen „Frontenwechsels" nicht ausgeschlossen: das nächste Leid in Kauf zu nehmen, der nächsten Runde des „Spiels" angeblich „freiwillig" zuzustimmen, die Täter für Erlöser zu halten, sich zu unterwerfen.

So ließ ich mich immer wieder ein – zumal es ohnehin keine Alternative gab – auf das scheinbare Angebot, auserwählt und frei zu werden. Es kam als „Deal" daher, doch es war keiner. Sondern es war immer aufs Neue ein unbeschreiblich verrücktes, kranken Hirnen entsprungenes Szenario, in dem weitere grenzenlose Schmerzen zugefügt wurden. Die sadistischen Handlungsmuster wurden zwar unterschiedlich benannt, hatten aber das gleiche Ziel, zerstörerische Energie einzusetzen und zu gewinnen, mit immer derselben Bilanz für das Opfer: wieder und wieder verletzt zu werden.

Das letzte Schmerzmartyrium wurde als „Meilenstein" und „Triumph" angeboten: „Du kannst selbst entscheiden, aber wenn du das noch einmal aushältst und diesen Weg, diesen nächsten Schritt noch einmal gehst, dann wird alles gut." Doch nie war es genug, nie gab es Befreiung und Erlösung, nie eine allerletzte Tat, immer war es nur die nächste ...

Welche Gedankenfreiheit, welche Handlungsmöglichkeiten hat ein Kind, wenn es solchen Perversionen, verbunden mit den verwirrenden und verworrenen Gedanken und Denkmustern, immer wieder ausgesetzt wird? Keine.

Lebensrettend war da die Dissoziation, das Zersplittern der Seele, auch wenn das neue Probleme mit sich brachte. Denn durch die Aufspaltung der Seele in viele Bewusstseins-, Gefühls- und Handlungszustände, verbunden mit „nicht mehr wissen, was eben war", konnte das Inferno zwar immer wieder überlebt werden, doch ohne durchgängiges Erleben und Mitbekommen des Geschehens. Von dem, was die Täter mit dem einen Zustand oder Anteil, kurz der einen „Innenperson", die sie teilweise selbst geschaffen und benannt hatten, besprachen und scheinbar aushandelten, wussten die anderen Anteile nichts. Oft musste der Nächste das aushalten, was der vorher im Bewusstsein gewesene Anteil mit dem Tätern „ausgehandelt" hatte.

Der Tatsache, dass es verschiedene Anteile gab, waren sich die sadistischen Tätergruppen stets sehr wohl bewusst. Sie spielten sogar damit und berechneten ganz gezielt neue Aufspaltungen, kalkulierten mit der inneren Verwirrung, der Ambivalenz in mir und waren sich sicher, dass es dadurch erst recht keine wirkliche Opposition gegen sie geben würde. Im Gegenteil: Sie wussten um die innere Loyalität zu ihnen auf einer bestimmten Ebene meiner Persönlichkeit und konnten diese konkret ansprechen, einsetzen und benutzen. Das hatte auch zur Folge, dass diese täterloyalen Innenpersonen (die es gab, weil diese Anteile nichts anderes kannten und darin ihr Heil und ihre Rettung sahen) den eigentlichen „Kuhhandel" nie wirklich erkannten. Sie bekamen durch das Switchen, also durch den häufig gezielt durch die Täter ausgelösten Wechsel der Persönlichkeitsanteile nicht mit, dass auch sie betrogen und belogen wurden und dass es nie um Befreiung oder Auserwählt-Sein ging.

Auf der anderen Seite war die Dissoziation lebensrettend, da das, was auszuhalten war, ohne diese Aufspaltung nicht zu überleben gewesen wäre. Wenn das, was über die vielen Jahre passiert ist, nur eine sich stets ihrer selbst bewusste Persönlichkeit hätte ertragen müssen, wäre das unmöglich gewesen. Vermutlich wäre ich vor Entsetzen oder an den Folgen der heftigen Schmerzen gestorben.

Wie aber sollte bei einer so komplexen Aufspaltung in den verschiedenen Ecken und Winkeln meiner Persönlichkeit, in der nun viele Innenanteile lebten, die sich häufig nicht einmal selbst, geschweige denn sich untereinander kannten, durchschaut werden, was gut und richtig, was wahr und wirklich sei? Wie sollten die Vielen, aus denen ich damals bestand, erkennen, was aus der Qual und nicht in sie zurückführen würde, was frei und nicht noch abhängiger machen, Schmerz und Entsetzen beenden, statt sie fortsetzen würde? Es gab kein gemeinsames Erkennen. Damals nicht.

Was hat mich, wie habe ich mich dann befreit? Sicher war das alles andere als einfach. Rückblickend sehe ich: Es waren Schritte, Stufen, Stationen, die ich gegangen bin und die mich dahin brachten, wo ich heute bin – in der Freiheit und in der glücklichen Lage, Schmerzen, wenn es „Wachstumsschmerzen" sind, häufig transzendieren zu können.

Der erste Schritt damals bestand darin, mich physisch zu entfernen und buchstäblich Distanz zu halten zu den sadistischen Menschen. Selbstverständlich lassen solche Täter ihr Opfer nicht gern freiwillig gehen. Also begann ein Kampf darum, wer über mich bestimmen kann: Sie oder ich – damals bestehend aus vielen Ichs. Ein Kampf, der erneut Schmerzen und Verzweiflung bedeutete, der enorm viel Kraft und Beharrlichkeit forderte und – wie meist, wenn man sich aus einem komplexen Geflecht befreien muss – auch einige „Rückfälle" beinhaltete.

Nicht nur das Kämpfen und Ziehen der Täter schmerzte, auch das Ziehen auf der anderen Seite, wenn hilfreiche Menschen an mir zogen und mich fortziehen wollten aus dem Bann des Täterkreises, auch das war schmerzhaft. An der einen Seite zogen und zerrten die dunklen Mächte. Sie lockten und drohten, sie forderten und drohten, sie verlangten und drohten und sie verletzten immer wieder – und drohten. Auf der andern Seite zogen die „Befreier", die Helfer, die es immer gut meinten und die sich manchmal sogar mit ihrem Einsatz selbst in Gefahr brachten.

Leider tut auch gut gemeintes Ziehen manchmal weh. An zwei Seiten auseinandergezogen zu werden, schmerzte doppelt. Immer wieder dachte ich, wenn das Zerren besonders schmerzte, an die Geschichte vom „Kaukasischen Kreidekreis". Ich wusste, es gab in meinem Fall keinen Richter, der zum Wohl des Kindes entschied, und doch hoffte ich, die Guten, die Helfer – Menschen, die es zum ersten Mal in meinem Leben wirklich gut mit mir meinten – ließen nicht los. Und welch Glück, sie ließen nicht los!

Der zweite Schritt bestand im Erkennen, Spüren und Verinnerlichen, sodass die grausamen Erlebnisse von der Gegenwart in die Vergangenheit wechselten. Die sadistische Welt ist, welch große Erleichterung, nichts von heute, sondern etwas, das zum grausamen Gestern meiner Lebensgeschichte gehört. Die schrecklichen Erlebnisse von damals, mit ihren schlimmen Schmerzen, haben tiefe Wunden in die Seele gerissen, die ich nie vergessen werde, aber es sind „alte Fremd-Schmerzen", die heilen dürfen. Das Wichtigste dabei: Heute habe ich die Wahl, heute bin ich frei.

Nach rigorosem Lösen und kompromisslosem Bruch mit dem Alten folgte der dritte Schritt: Ich beschloss, mich nicht mehr wehrlos verletzen zu lassen. Niemandem wollte ich mehr gestatten, mir wehzutun; niemand darf mir je wieder verletzend zu nahe treten. Das hieß aufzupassen auf das zarte Ich-Pflänzchen, das langsam wuchs und so verletzlich war. Und es hieß auch neue Wege zu gehen, neue Muster in dem noch fremden Leben, das Freiheit versprach, auszuprobieren, mich auf Neues einzulassen und meinem Ich eine Chance zum Wachsen und Starkwerden zu geben.

Parallel habe ich mir aber erlaubt – und auch das war ein entscheidender Schritt – ganz im Heute genussvoll zu leben. Mich ab sofort nicht länger über Zugefügtes „als Opfer" zu definieren, denn ich wollte nicht den Rest meines Lebens mit diesen Wundenschmerzen leben. Also setzte ich alles daran, die Wunden heilen zu lassen. Nach und nach bildete sich eine dünne Schicht über den Wunden. Der Heilungsprozess war lang und wieder schmerzhaft und oft brachen schon fast vernarbte Wunden wieder auf. Aber ich ließ nicht nach, ließ die Wunden anschauen, schaute sie mir selbst an, ließ sie versorgen, versorgte sie selbst. Bei allem musste ich unendlich viel Geduld und Ausdauer aufbringen, aber – und das war ein wesentlicher Unterschied – dieses Mal war ich nicht allein.

Wunden platzten immer wieder dann auf, wenn ich erneut, unbeabsichtigt oder auch beabsichtigt, in eine Falle des Dunklen getreten war oder wenn ich meinem tiefen Schmerz zu nahe kam. Ja, das war stets aufs Neue sehr gefährlich, sehr schmerzhaft, aber ich hatte mittlerweile Erfahrungen gesammelt und wusste, dass es Wundheilung gibt. Und was ganz wichtig war: Es gab keine Täter mehr in meiner unmittelbaren Nähe, keine neuen Verletzungen mehr, und ich konnte mich frei entscheiden.

In der Folge musste ich über viele Jahre – das war der nächste Schritt – immer wieder mit gutem Abstand, sicher und gründlich hinschauen und hinfühlen zu den erlittenen Schrecken, musste erkennen, was verletzt hat und noch schmerzt, und hinschauen zu dem, was genau passiert war. Was gleichzeitig genauso wichtig war: Mich davon wieder ganz bewusst zu entfernen, Neues zuzulassen, neue Erfahrungen zu sammeln, und mir zu erlauben, ein neues, gutes Leben zu leben.

Heute ist es für mich selbstverständlich, mich dem Guten zuzuwenden, ohne nur einen Teil dieser Qual zu ignorieren oder gar zu beschönigen. Heute sehe ich die ersten Jahrzehnte meines Lebens als eine Art verlängerten Geburtsschmerz, der mich gequält hat, mich aber nicht daran hindern konnte, ins Helle und Warme zu gelangen – äußerlich und in meinem Innern.

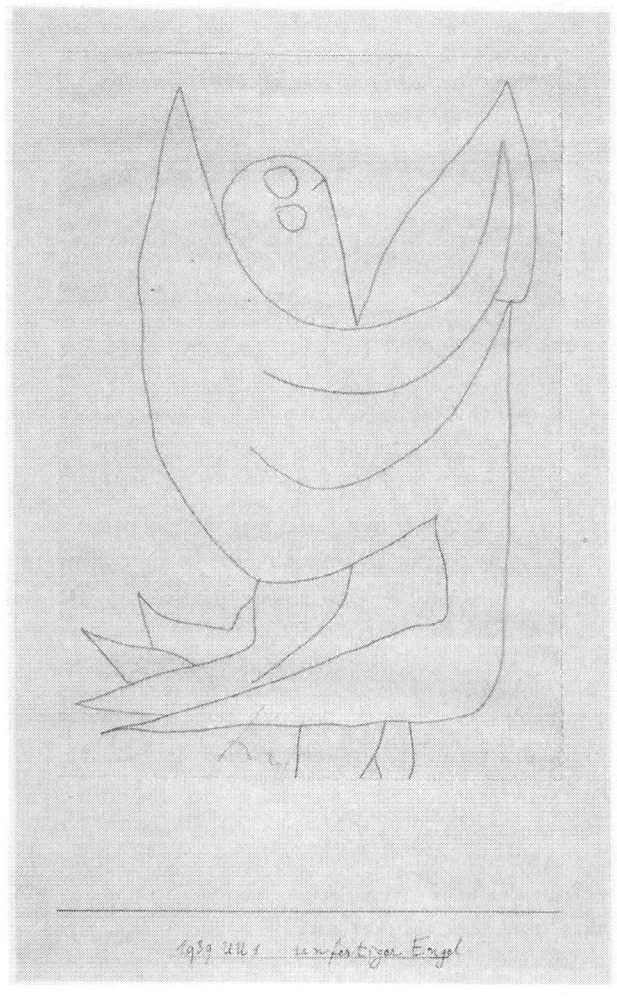

4. Vergangenheitsgespräche mit meinem Sohn

Wie kann man mit dem eigenen heranwachsenden Sohn darüber sprechen, welche Ungeheuerlichkeiten einem als Kind und später im Leben angetan wurden? Was hat der heute Jugendliche damals als Kind schon mitbekommen vom Ausstieg aus den zerstörerischen Bindungen, aus denen sich seine Mutter befreien musste? Hat er ihre Angst bemerkt, ihre Unsicherheit? Was will er von ihren Traumatisierungen wirklich wissen? Pauline Frei fasst hier eine Reihe von Gesprächen mit ihrem ältesten Sohn zusammen.
– *Michaela Huber*

Gestern und Heute

Gestern ist Andenken an Heute.
Morgen ist Träumerei im Jetzt.

Gestern – vorbei, gewesene Zeit.
Vergangenes will bewältigt sein.

Hoffnung will einen neuen Tag.

Heute ist ein neuer Tag, ein neuer Anfang.
Er ist mein Feind,
ist mein Freund.

Jede Zeit ist meine Zeit.

Ich höre, wie die S-Bahn ins Tal einfährt und höre, wie sie wieder mit einem leichten Ruckeln losfährt. Sie kommt immer zur vollen Stunde an. Dann dauert es etwa zehn Minuten. Der leichte Pfuff, ein Geräusch, das vom Luftzug der Zimmertür erzeugt wird. Ich weiß, nun ist Phil zu Hause. Er wohnt im Parterre und hat einen eigenen Eingang.

Ich warte. Meist kommt mein ältester Sohn als nächstes zu mir ins Zimmer; es kann nur etwas dauern, denn erst muss er, wie er einmal gesagt hat, „ankommen und etwas Ruhe finden". Er sagt: „Das ist so wichtig wie Jacke und Schuhe ausziehen – ankommen, um dann auch richtig bei dir zu sein." Jetzt höre ich ihn dynamisch die Treppe hinaufspringen und mit seiner fröhlichen, mittlerweile männlichen Stimme rufen: „Hey, alles klar?" Jetzt streckt er den Kopf ins Zimmer. So beginnt unsere Zeit, die ich genieße und liebe – und ich glaube, er auch.

Oft denke ich, wenn ich ihn so sehe, was für ein großer, stattlicher junger Mann er geworden ist. Dann bin ich stolz auf ihn, nicht nur, weil er der Schwarm vieler Mädchen ist, sondern vor allem, weil er einen liebevollen und feinfühligen Charakter hat. Gelassen und zufrieden ruht er in sich, zugleich verfügt er über eine große Portion Lebensfreude und Witz. Wenn ich bedenke, wie sein Leben begann ... Als er noch in meinem Bauch war, mussten wir – es war meine Zeit des Ausstiegs aus der schwarzen Szene – viele Turbulenzen überwinden. Auch nach seiner Geburt war es nicht leicht, auch wenn es pathetisch klingt, die Klauen des Bösen abzuwehren. Es dauerte Jahre, bis mein Leben ruhiger wurde, bis ich mich gelöst hatte von der dunklen Macht und ihrem Einfluss; entsprechend vorbelastet war sein Lebensbeginn. Oft machte ich mir Vorwürfe, hatte große Sorge, fragte mich, ob ich ihm nicht zu viel zumutete, ob ich und mein früherer Lebenswandel ihm nicht schadeten. Zu diesem Zeitpunkt hatte ich jedoch keine wirkliche Wahl – und er erst recht nicht. Doch versuchte ich, so gut ich konnte, das Beste daraus zu machen, nahm Hilfe an, organisierte für uns alle Schutz und Sicherheit und arbeitete mit aller Kraft an meinem Ausstieg und meinem Weg ins freie Leben.

All die Jahre tröstete mich, dass er immer ein ausgeglichenes und fröhliches Kind war und es keinerlei Anzeichen für Auffälligkeiten gab. So wurstelten wir uns, zusammen mit meinem Mann und später mit unserem zweiten Sohn durch die ersten harten Jahre. Heute weiß und spüre ich, es ist alles o.k. mit Phil. Welch eine tiefe Beruhigung.

Unsere Zeit am Tag ist ein lieb gewordenes Ritual. Wir reden dann offen, ich überlasse ihm, was er erzählen will, wobei er sicher bestimmte Themen für sich behält – ich muss nicht alles wissen, bin ja schließlich nur seine Mutter. Grenzen und gegenseitiger Respekt sind mir in meinem „freien Leben" sehr wichtig, und genau das steht ihm selbstverständlich auch zu.

Derzeit taucht Phil mit seinen 16 Jahren allmählich ein ins Erwachsenenleben, wozu natürlich auch Partys, Musikveranstaltungen, Sport-Events, Kino, Theater, Städtereisen ... gehören. Neulich sprudelten einige Fragen aus ihm heraus: „Was hast du früher, als du so alt warst wie ich, gerne getan? Und später, was hast du da gemocht? Und wie lange ist es her, dass du alles nicht mehr tun kannst; und was vermisst du am meisten?"

Eine Menge Fragen gleichzeitig. Ich hatte sie schon lange erwartet und wusste: „Jetzt ist es soweit." Im Plauderton waren diese Fragen jedenfalls nicht zu beantworten, denn mein früheres Leben war in unserer Familie immer ein heikles Thema gewesen. In ungefähr seinem Alter war ich gefangen und streng eingebunden in das dunkle Leben der Sekte. Da gab es keine Freizeitveranstaltungen und schon gar keinen harmlosen Spaß. In den Jahren danach war ich dann sehr beschäftigt mit dem Ausstieg, mit meinem und seinem Überleben und dem Kampf um ein halbwegs normales Leben. Der Weg hin zur freien erwachsenen Frau war lang und mühsam, und als ich das endlich geschafft hatte und dachte: „Leben, jetzt kannst du kommen", – kam nicht nur das neue Leben, auf das ich schon so neugierig und gespannt war, sondern es kam vor allem die schwere Krankheit.

Aber konnte ich ihm das so sagen? fragte ich mich. Wie würde er damit umgehen? Auf die Schnelle konnte ich nicht entscheiden, was wohl gut war zu sagen und was nicht, also begann ich mit Banalitäten. „Ich war lange nicht so viel unterwegs, wie du es heute bist. Ich hatte kaum Freiheiten, war fast nur daheim. Außerdem war ich ein ängstliches, unsicheres Mädchen, ich traute mich wenig und hatte auch wenig Freunde. Ich bewundere dich, wie selbstverständlich und locker du dein Leben lebst, wie selbstsicher und offen du bist; ich war da viel verkrampfter und besonders ängstlich. Na ja, kein Wunder, wenn man immer wieder eingesperrt wurde.“

Der letzte Halbsatz war mir so heraus gerutscht. Gleichzeitig dachte ich an die endlos langen Stunden; an die Tage, Monate und Jahre der inneren und äußeren Gefangenschaft. Wie lang war der Weg gewesen, wie schlimm die Zeit, und wie sehr sehnte ich mich damals nach einem normalen Leben und wie groß war meine Angst davor, weil ich doch gar nichts anderes kannte? Erst mit dem Schritt hin zu einer eigenen Familie und raus aus der unfreiwilligen Enge begann für mich so etwas wie Normalität.

Dennoch wollte ich Phil von dem Wort „eingesperrt“ ablenken und erzählte weiter: „Mit deiner Geburt und der Familiengründung habe ich ein neues Leben angefangen. Es war schön, wirklich befreiend, aber auch ganz fremd und verunsichernd, neben der Sorge um ein kleines Wesen, wie du es warst.“

Ich sah ihm an, dass mein Ablenkungsversuch fehlgeschlagen hatte. Das Wort „eingesperrt“ wirkte in ihm nach; er war verstört, ja aufgebracht, konnte es nicht verstehen. Wie auch? Daher polterte er los: „Aber warum hast du dich nicht gewehrt? Wie konnte das passieren, warum hat dir keiner geholfen? Wieso bist du nicht weggelaufen? Man konnte dich doch nicht einfach so einsperren!“

So, dachte ich, er will es also wissen, und ich sah in seinen Augen und hörte seiner Stimme an, dass er es ernst meinte und sich nicht mit Kindergeschichtchen abspeisen lassen würde. Zunächst schwieg ich und bekämpfte die aufkommende Verzweiflung. All die Jahre hatte ich Angst davor gehabt, dass meine Söhne mir eines Tages diese, und weitere Fragen stellen würden. Viele Male hatte ich mir innerlich Antworten zurecht gelegt und dabei immer gehofft, dass die Jungs alt genug wären, wenn sie mich Genaueres fragten. War Phil nun mit 16 Jahren alt genug? fragte ich mich. Konnte so ein junger Mensch verstehen, was in satanischen Sekten passiert? Sicher nicht. Wie viel Schaden könnte ich anrichten, wenn ich ihm jetzt von all dem Horror erzählte?

So beschloss ich, meine Antworten einzuteilen. Schließlich gab es ja keine Veranlassung, ihm jetzt sofort zahlreiche Einzelheiten aus meiner Vergangenheit zu erzählen und erst recht nicht von der Gefahr, die auch damals für ihn bestanden hatte. In diesem Augenblick spürte ich ganz deutlich, und dafür war ich besonders dankbar, dass mir jetzt unsere wechselseitig akzeptierten Grenzen und der Respekt beim Erklären und Eingrenzen helfen würden. Denn es war in unserer Familie immer in Ordnung gewesen, dass jeder seine kleinen und großen Geheimnisse hatte; dadurch änderte sich nie etwas an unserer Beziehung oder am grundsätzlichen Vertrauen. Also konnte ich ihm ohne Umschweife sagen, und ich wusste, dass er es verstehen würde: „Ich weiß, dass du wissen willst, was war. Aber ich weiß auch, dass du es heute nicht verstehen kannst; zudem brauch auch ich etwas Zeit für die Antworten. Daher möchte ich, dass wir es aufteilen, das heißt Schritt für Schritt darüber sprechen. Von mir aus können wir es vorübergehend auch ‚das Familiengeheimnis auf Zeit‘ nennen. Es ist nicht weggeschlossen und nichts ist tabu. Es ist nur wie in einzelne Etappen eingeteilt.“

Es war meinen Kindern nicht fremd, so etwas wie Familiengeheimnisse zu haben (kein Wunder, bei meiner Geschichte!), aber es war nichts, wovor sie erkennbar Angst hatten, denn sie konnten sich sicher sein, ernst genommen zu werden, und sie durften immer wieder nachfragen, bis es o.k. für sie war. So fügte ich erklärend hinzu: „Ich will mich nicht um die Antwort drücken und sie auch nicht auf ewig verschieben, sondern es geht nur um den richtigen Zeitpunkt für dich und um etwas Zeit zum Nachdenken für mich.“ Dabei dachte ich: „Gibt es überhaupt einen richtigen Zeitpunkt, um von so einem Horror zu erzählen?“ Laut fügte ich hinzu: „So machst du das ja auch. Manches erzählst du mir erst, wenn es schon vorbei ist oder wenn du es verarbeitet hast, stimmt's?“

„Ja o.k.“, erwiderte er zögernd, „aber bei dir geht es doch um etwas, das schon lange her ist.“ Es entstand eine kleine unbehagliche Pause, aber ich war mir jetzt sicher, in diesem Moment keine Details erzählen zu wollen. Daher sagte ich nur freundlich aber bestimmt: „Lass uns etwas Zeit!“

„Also gut“, meinte er, nachdem er mich lange angesehen hatte, „ich will auch gar nicht weiterbohren. Ich weiß, dass du mich nicht anschwindelst und dass du Versprechen einhältst, also muss ich wohl warten.“ Es fiel ihm erkennbar nicht leicht, und ich war trotzdem froh, denn ich hatte das Gefühl, jetzt in gewisser Weise die Ernte einzufahren von den vielen Jahren vertrauensvollen Miteinanders. Er konnte meinem Wort vertrauen, er konnte abwarten.

Aber es war kein plumpes Vertrösten oder Aufschieben, es war ein fairer Deal, den wir wie zwei Erwachsene trafen. – Jetzt brauchte ich erst mal eine Pause. Kaum hatte ich das gedacht, nahm sich mein Körper ohne zu fragen eine Auszeit: Der Kreislauf fiel ab, das Herz raste, die Lunge krampfte – es war eine der vielen Grenzsituationen, bei der man im Vorfeld nicht wusste, wie wieder Stabilisierung erreicht und wie der Zustand danach sein würde. Phil sprang auf, mir zu helfen.

Mittlerweile sind die Jungs nahezu Spezialisten für solche Notfälle geworden, wenn auch Spezialisten wider Willen. Phil träufelte mir das Kreislaufmittel ein, kippte das Bett, sodass meine Beine höher lagen als der Kopf, und riss das Fenster auf. Er weiß, dass er maximal eine Viertelstunde warten kann, ob Besserung eintritt, sonst muss er den Arzt anrufen. Diesmal schaffte es mein Körper, schafften wir beide es allein. Und so verrückt sich das anhören mag, jede Krise schweißt uns ein Stück mehr zusammen. Doch wir könnten alle natürlich gut auf so etwas Bedrohliches verzichten.

Das erste Vergangenheitsgespräch

Einige Tage später, nachdem wir uns miteinander darauf eingestimmt hatten, begann ich wie versprochen zu erzählen: „Wenn ich manchmal in schlimmen Zeiten dachte, nichts geht mehr, wenn ich mich in tiefer Verzweiflung und großer Not befand und keinen Ausweg sah, dann blieb mir oft nichts anderes übrig, als Sicherheit und Halt, den ich zum Überleben so nötig brauchte, im fließenden Wandel und in der Vergänglichkeit der Zeit zu suchen; und ich fand sie auch dort. So erlebe ich die Erkenntnis, dass sich zum Glück alles immer wieder ändert, dass im Leben alles im ständigen Fluss ist, als Rettung. Oftmals war es nicht ich, war es nicht meine Leistung, so sehe ich es heute, sondern es war die Zeit, die mit ihrer fortwährenden Veränderung mir Befreiung, Erlösung, Überleben, Weiterleben geschenkt hat.

Manchmal war es in mir, als ob ein Sandkorn sich löste und so eine Lawine ins Rutschen brachte; diese innere Massenverschiebung machte den Zugang zu tieferen inneren Schichten frei. Dieses kleine Körnchen wurde nicht immer von mir losgetreten. Es konnte auch etwas sein wie der Sonnenstrahl auf einer Blume, ein Stern am Himmel der, so empfand ich es damals, mich persönlich anstrahlte. Oder es war ein Vogel, der sich selbstverständlich und sicher aus einer Baumkrone löste und in die Weite des Himmels schwebte. Wenn es mir, trotz aller Not, möglich war, solche Dinge zu sehen und die erlösende Veränderung zuzulassen, war immer das Nächste möglich oder zumindest das Vorherige überstanden."

„Oje", dachte ich nebenbei, „ob er irgendetwas damit anfangen kann?" Zum Glück antwortete er mit spürbarer Gelassenheit: „Gut. Ich kann spüren und andeutungsweise verstehen, dass du von schlimmen Dingen und Gefühlen sprichst. O.k., das ist dein Geheimnis. Dann sind da drum herum schöne Worte und Bilder, die dir geholfen haben. Das schreckliche Geheimnis ist dadurch nicht weg, aber es fühlt sich an, als wärest du gerettet. Du hast dich so gerettet oder?"

Ich war so erleichtert, dass er das fühlen konnte, denn er hätte sich auch zurückziehen können (das hätte ich verstanden); schließlich sprach ich nur in Andeutungen. „Ja, das stimmt, mit schönen, hellen Bildern habe ich mich oft retten können. Vielleicht ist das auch manchmal die einzige Wahl, die man hat, wenn man in einer tiefen Höhle sitzt und den Ausgang nicht findet. Sich an das Licht zu erinnern, das draußen ist, an die Musik, die die Vögel machen, und fest daran glauben, dass es einen Ausweg gibt.

Findest du das überzogen oder abgehoben? Oder kannst du damit etwas anfangen?", fragte ich vorsichtig. „Oder soll ich besser damit aufhören?"

„Nein, rede bitte weiter. Was schlimm war, ist ja nicht weg, das höre ich inzwischen schon heraus. Aber du hast dich offenbar entschieden, das Schöne zu sehen und dem mehr Kraft zu geben als dem anderen, und das ist das, was ich oft von dir lerne. Wenn etwas bei mir schlecht läuft, dann reden wir darüber und wenn ich danach weggehe von dir, ist das, was mich drückt, nicht ausradiert. Aber daneben ist noch etwas anderes, das mir Mut macht und Kraft gibt."

Vor lauter Freude – für ein geschädigtes Nervensystem ist auch positiver Stress eben Stress – krampften meine Muskeln und brauchten Zeit zur Entspannung. Das Umbetten vom Rücken auf die Seite, gelang Phil leicht; mittlerweile ist er darin ziemlich geübt. Ich finde es manchmal belastend, dass er und sein Bruder diesen Teil der Pflege übernehmen müssen und wünschte mir, dass ich es ihnen ersparen könnte. Er selbst geht die Sache eher cool an und sagt gern: „Was soll's? Es muss sein, du kannst es nicht selbst und sonst ist keiner da. Es muss sein und fertig. Passt schon."

Ich dachte nach: Auch wenn es besonders in dramatischen Phasen meines Lebens nichts mehr gab, das mich hielt oder an das ich mich halten konnte, so drehte sich die Erde natürlich trotzdem weiter und ganz gewiss kam der nächste Morgen. Auch dann, wenn ich nichts mehr fürchtete als den nächsten Morgen, er kam. Aber es kam auch der Abend, so sicher wie der nächste Morgen.

Viele Jahre sah ich jeden neuen Tag, jede nächste Nacht mit Panik auf mich zukommen, und es wäre mir damals kein Trost gewesen zu hören, dass die Erde sich weiterdreht, weil ich mir nichts mehr wünschte, als dass die Zeit stehen blieb. Doch wäre damals die Zeit stehen geblieben, dann säße ich noch immer im dunklen Loch. Konnte, sollte ich Phil von all dem Schrecklichen, das sich in der Satanisten-Szene abspielte, erzählen? Musste ich das überhaupt? Gab es nicht auch einen anderen Weg, ihn an meiner Vergangenheit verstehend teilhaben zu lassen – ohne in Details zu gehen? Ich wusste es nicht, aber ich glaubte fest daran.

Er hatte und er hat ein Recht darauf, etwas über meine Vergangenheit zu erfahren, und es ist wichtig, dass „Familien-Geheimnisse" möglichst gelüftet werden. Ich entschied mich, ihm vor allem etwas von meinem Lebenswillen zu erzählen, wie ich mich aus der Sadisten-Szene herausgekämpft habe, was mir half, besonders was ich heute fühle und weiß und nicht so sehr von dem, was ich erleben musste, wenn ich mich – wie so oft – vollkommen hilflos fühlte. Außerdem, was würde es bringen, wenn ich ihm in allen Farben und Tönen von den Schreckensszenarien erzählen würde? Würde sich dadurch etwas ändern? – Das glaubte ich nicht.

Leider ging es mir gerade in der Zeit körperlich sehr schlecht. Immer wieder geriet ich in Grenzsituationen, wurde Stufe um Stufe an die äußerste Lebens-Schwelle hinabgeweht. Wir alle mussten mit der Unsicherheit leben, ob es jeweils für mich ein Morgen geben würde. Unbedingt aber wollte ich mein Versprechen einlösen. Bei nächster Gelegenheit wollte ich mit ihm den weiteren Schritt wagen, und ich wünschte mir sehr die ausreichende körperliche Kraft dafür.

Doch es kam wie so oft ganz anders. Es fügte sich wie von allein, als ich bereit dazu war. Schon öfters hatte ich erlebt, wenn ich dem Leben Zeit gegeben hatte und offen war, hatte sich das Nötige scheinbar wie von selbst ergeben. Phil erzählte mir nämlich kurz nach unseren ersten Gesprächen von einem Buch, das er in der Schule las und in dem es um Gewalt und Missbrauch an Kindern ging. Für einen Moment blieb mir die Luft weg, denn ich spürte: „Jetzt ist es soweit." Ich machte mich innerlich bereit und sprach mir Mut zu: „Mach das Beste draus und sei vorsichtig!"

„Stimmt's, das ist auch dir passiert? Das ist es, was du mir nicht erzählen wolltest?", fragte mein Ältester mich, äußerlich sicher und gelassen, aber mit einem kleinen Flackern im Blick. „Ja, das ist ein Teil meiner Geschichte, meiner Vergangenheit", sagte ich mit belegter Stimme. „Ich wusste nicht, wie ich es dir erzählen soll und noch mehr hatte ich Angst davor, wie du dich fühlen würdest."

Phil reagierte ganz anderes, als ich gedacht und befürchtet hatte, denn er brach weder in Tränen aus noch war er erkennbar verzweifelt, sondern sagte, fast erleichtert: „Das dachte ich mir." – Pause – „Hab's eigentlich irgendwie geahnt." Wieder Pause. – „Und jedes Mal, wenn ich diese Ahnung hatte, wünschte ich mir, dass es nicht wahr ist, denn immer wenn ich versucht habe es zu denken, ging das gar nicht." Nun schluckte er doch einmal trocken, holte tief Luft und sagte: „Das ist also der eine Teil deiner schlimmen Geschichte. Und der andere hat wohl mit den schwarzen Kleidern zu tun, oder?"

Es war keine wirkliche Frage, ich spürte, da war noch mehr bei ihm. Erst mal nur zuhören und bei ihm sein, das war jetzt gefragt, spürte ich. Es war nicht nötig und wäre auch nicht gut gewesen, jetzt dazwischen zu reden. Er wollte von seinen Wahrnehmungen erzählen, und das galt es zu respektieren.

„Du warst früher immer so besonders vorsichtig und auch ängstlich, schon damals, als ich im Kindergarten und dann in der Grundschule war, hast immer ganz genau nachgefragt, hast niemandem wirklich getraut. Deine Angst und dein Misstrauen sind, glaube ich, jedem aufgefallen." – Pause. Ich nickte ihm aufmunternd zu. „Ich weiß auch noch, dass du lange Zeit, als wir noch klein waren, immer ganz schwarz angezogen warst. Du sahst so total anders aus als die anderen Mütter und ich wusste nicht wieso", fügte er mit etwas Bitterkeit hinzu. „Aber Gott sei Dank warst du irgendwie nur außen schwarz, sonst war alles normal. Und später dann, weißt du noch, so in der 5. oder 6. Klasse, hatte ich viel Angst vor den Gruftis. In der Schule gab es ein paar von denen. Und weißt du auch noch, wenn es darüber etwas im Fernsehen oder in einer Zeitung gab, machte mir das immer Angst. Wir haben auch oft darüber gesprochen, erinnerst du dich?", fragte er, jetzt doch unsicher und aufgeregt.

„Ja, ich erinnere mich gut", sagte ich. „Es war damals für mich eine echte Gratwanderung. Ich wollte dich stärken und schützen, und zugleich war ich so unsicher und wusste nicht, was ich dir sagen und wie viel ich dir erklären sollte". Wir beide schwiegen eine Weile, in Gedanken versunken, bis er wieder ansetzte: „Irgendwie war's aber immer o.k., denn wenn ich dich manchmal etwas zu den dunklen Gestalten gefragt habe, warum die das machen, was das heißt und ob die gefährlich sind … und dir meine Angst gezeigt habe, war ich einerseits schon nach jedem Gespräch froh, dass du mir nichts direkt davon erzählt hast, auch wenn ich spürte, dass du dich auskennst. Und andererseits hat es mir sehr geholfen, dass du trotzdem irgendwie klar und wirklich warst und mich nicht abgewürgt hast. Da war es gar nicht so wichtig, Einzelheiten zu erfahren. Im Gegenteil, ich wollte damals nur wissen, dass nichts Schlimmes mit uns passiert. Wichtig war, dass du mir die Sicherheit gegeben hast, dass du mit allem hinter mir standest und wie eine Löwin für mich gekämpft hast. Das war das einzige, das zählte, das gab mir ein sicheres Gefühl."

Wieder nickte ich nur und spürte, wie nah wir uns waren. Jetzt auch beide aufgeregt. „Außerdem hätte ich damals auch gar nicht mehr hören wollen", versicherte er mir. „Es hätte mir nur noch mehr Angst gemacht, und verstanden hätte ich es zu dem Zeitpunkt, glaube ich, auch nicht. Ich war ja auch erst zwölf oder so. Du hast mir immer zugehört und hattest, so fand ich, erstaunlich viel Wissen zu dem Zeug. Oder war es gar Erfahrung? Das fragte ich mich schon, aber du warst stark und sicher, besonders wenn du mir gesagt hast, dass ich keine Angst haben muss. Das hat mir immer sehr geholfen, mehr wollte ich nicht wissen." – In die Pause hinein fragte ich vorsichtig: „Und war es gut für dich und richtig, dass ich die Berichte über mein Leben aufgeteilt habe, oder fühlst du dich jetzt belogen?"

„Du hast doch nie gelogen", protestierte er, „du hast immer darauf geachtet, wann was gut ist, wann was dran ist und ich glaube, das war gut so." Seine Worte klangen nach einem unausgesprochenen „Stopp", und er fügte auch nur noch knapp hinzu: „Ich weiß jetzt so weit Bescheid. Das war mir wichtig und ist erst mal genug!"

Ich erkannte das Signal. Je älter meine Jungs wurden, umso deutlicher signalisierten sie mir, wenn es ihnen reichte. „Nichts ist nervender als eine nervende Mutter", hatte Phil einmal gefeixt. Also galt es besonders die Grenzen zu respektieren, und daran hielt ich mich. Daran wollte ich mich besonders bei diesem Thema halten. Dennoch: Mir fiel ein Stein vom Herzen, nachdem nun das lange Unausgesprochene vorläufig formuliert war. Der erste Knoten hatte sich gelöst. Und es war nichts passiert, er war nicht aus den Schuhen gekippt und ich war nicht aus dem Bett gefallen. Nichts war wirklich anders, außer dass wir nun nahezu auf Augenhöhe waren. „Er verachtet mich nicht", dachte ich erleichtert, „er zweifelt nichts an und er bemitleidet mich nicht". Wie gut.

Und ich spürte, wie sich eine neue Tür zwischen uns öffnete.

Weitere Gespräche

In der Folgezeit erzählte ich ihm immer mal wieder, wenn er nachfragte, von verschiedenen Stationen meines Weges. Und er wurde nicht müde zuzuhören und es war interessant für mich zu bemerken, dass der starke und coole, kraftstrotzende Phil nicht viel von den dunklen Tagen und den schlimmen Taten wissen wollte. Viel wichtiger war ihm zu hören, wie ich da herausgekommen bin. Das wiederum kam mir sehr entgegen.

Bei so manchem Gespräch merkte ich, dass es möglich ist, von dunklen Momenten des Lebens zu erzählen, ohne Angst zu machen und ohne Panik zu schüren. Ich glaube, das lag daran, weil ich jetzt dem Leben zugewandt bin und meine Geschichte zur Vergangenheit gehört. Vielleicht kamen meine Söhne genau deswegen immer wieder mit ihren Sorgen und Nöten zu mir, weil sie ahnten, ich kenne mich aus, und sie vertrauten darauf, dass ich sie verstehen würde. Zu Zeiten, als es mir noch körperlich halbwegs gut ging, haben sie des Öfteren Freunde mit besonderen Problemen mit nach Hause gebracht. Sie betrachteten mich offensichtlich als die Fachfrau, die helfen sollte.

Wieder ein paar Tage später führten Phil und ich unser Gespräch fort, und ich erzählte ihm: „Viele Jahre lang wusste ich nicht, wie ich überhaupt weiterleben sollte. In mir waren Verzweiflung und große Not, besonders in der Zeit, als ich keinen inneren Halt hatte. Ihr zwei wart meist unbeschwert, sozusagen zeitlos neben mir, und ich war froh, dieses Positive und Leichte als Gegenpol um mich zu wissen und neben mir zu spüren. Das Leben mit euch, in einer Familie, war für mich die ganzen Jahre über eine große Hilfe, obwohl der Weg, die Zeit und auch die Aufgabe, Mutter zu sein, bei meiner Vergangenheit und während ich noch mit den Folgen kämpfte, oft so schwer und kaum aushaltbar war. Wegen euch und für euch, und wegen allem, was tagtäglich anfiel und erledigt werden musste, war ich gezwungen, immer irgendwie zu ‚funktionieren‘, und das war gut so. Zum Beispiel war ich froh, wenn ich nach einer Therapiesitzung, in der die Therapeutin und ich versuchten mir zu helfen, die schreckliche Vergangenheit zu verarbeiten, in das ‚normale‘ Leben zurückkehren konnte.

Der funktionierende Teil in mir, die Mutter, also der Teil, der den Alltag regeln musste, bot der gesamten Persönlichkeit mit dem normalen Leben einen Anker, um Dazugehörigkeit zu spüren. Ich konnte – naja, damals war es meist eher ein Müssen – mich trotz der schlimmen Gefühle und tiefen Ängste über mein so anderes Sein und darüber, dass mir die Menschen oft fremd waren, an einen Fetzen normales Leben klammern. Diesen ‚Deal mit meinem Alltags-Ich‘ mussten die anderen inneren Anteile in mir akzeptieren. Ohne den wäre schließlich ganz viel nicht möglich gewesen. Es wäre noch viel schlimmer und chaotischer gewesen."

Das Thema mit den verschiedenen inneren Anteilen, aus denen ich früher bestanden hatte, war verständlicherweise schwer für ihn. Immer wieder tastete ich mich zu dieser Frage vor, aber vielleicht war es auch noch nicht der richtige Zeitpunkt. Ich wusste es nicht. Einmal habe ich ihm als Erklärungsversuch zum Multipel-Sein gesagt, dass es innere Kinder und andere Anteile gab und dass ich darum mal so und mal so war, dass sich die Stimme oder auch mein Verhalten geändert hatten. Und das schien ihm eine ganze Weile als Erklärung zu genügen. Als Heranwachsender selbst noch nicht ganz gefestigt in seiner Identität, konnte er manches nachvollziehen: „Mal fühle ich mich noch kindlich, und dann schon fast erwachsen." Natürlich war das Multipel-Sein noch etwas ganz anders, aber ich beließ es dabei.

Später erzählte er ein ums andere Mal: „Ich weiß noch, dass deine Stimme sich immer geändert hat. Mir war das vertraut und fiel es oft nicht mehr auf, aber manchmal fragten mich Freunde: ‚Wo ist eigentlich deine Schwester, die, die manchmal am Telefon ist?' Und erst jetzt weiß ich, was die damit gemeint haben. Für mich war das damals nicht wirklich schlimm, denn ich kannte es nicht anders und passiert ist mir ja auch nichts. Es gab an dem kindlichen, oder wie ich es nennen soll, auch etwas Schönes. Toll war, dass du in dieser Zeit mit uns ganz viel gespielt hast, Riesen-Türme und tolle Schlösser haben wir gebaut. Weißt du noch, wie wir alle Lego- Steine verbaut hatten und nicht mehr aus der Zimmertür kamen?" Das war immer die Stelle für einen herzhaften Lacher.

Doch in mir gab es auch den Erinnerungsschmerz. Natürlich ist es gut, dass die schlimme Zeit für ihn und seinen Bruder ohne erkennbaren Schaden vorbeigegangen ist, aber für mich war es lange Zeit alles andere als lustig. Nur ungern denke ich an die vielen Jahre, in denen ich den Wechsel der Persönlichkeitsanteile nicht beeinflussen konnte und hin- und her-switchte. Als mich unendlich viele Auslöser in Flashbacks schleudern konnten und ich dann oft Stunden, manchmal auch Tage brauchte, um wieder ein vorläufiges Gleichgewicht zu erreichen.

Vor meinem inneren Auge sehe ich manchmal noch Szenen, etwa wie ich (bzw. eine Innenperson) lautlos weinend und verzweifelt im Bad stehe, die Kinder wartend an die Tür klopfen und ich mich so zerrissen und schlecht fühle, aber keinen Weg sehe, im Moment diese Starre zu durchbrechen. Oder wie ich an manchen Abenden, wenn mein Mann zu Hause war, verzweifelt ziellos durch die Gegend fuhr, ohne zu wissen, ob ich unbeschadet wieder zu Hause ankommen würde. Oder wie unsere Familie aus Sicherheitsgründen durch ganz Deutschland „gekarrt" wurde und es durchaus nicht klar war, ob wir jemals ein „normales" Leben führen könnten.

Auch sehe ich manchmal einige der vielen Stationen der langen mühsamen Arbeit mit den Innenpersonen vor mir, bis zu dem Zeitpunkt, an dem es überhaupt möglich war, ein gemeinsames Ziel anzustreben, nämlich leben zu wollen. Dann war es noch einmal ein Weg, dahin zu kommen, auch leben zu können. Nicht zu vergessen der Kampf gegen die Sekte und ihre Macht, die ihrerseits alles daransetzte, meine Entwicklung zu boykottieren.

All das oder zumindest einiges davon zu erzählen, würde noch eine Zeit brauchen; noch waren es meine persönlichen Bilder und Erinnerungen.

Wie es mit den Vergangenheitsgesprächen weiterging

Die Gespräche mit Phil über meine Vergangenheit zogen sich über eine längere Zeit hin, immer wieder unterbrochen von Zwischenfällen und Notfällen, von Tagen und Wochen der Qual und großer Schmerzen. Und oft war das, was der Tag forderte, was mein Körper brauchte und in äußerster Krankheits-Not verlangte, so sehr im Vordergrund, dass an andere Dinge, wie solche Vergangenheitsgespräche, nicht zu denken war. Sobald wieder eine vergleichsweise ruhigere Phase eingetreten war, setzten wir die Gespräche fort. Einmal erzählte ich ihm: „Erst mit den Jahren und der Zeit der Entwicklung konnte ich erkennen, wie gut sich alles im Leben fügt und dass kaum etwas so sicher ist wie die Tatsache, dass alles, was uns geschieht, einen Sinn hat. Doch wenn man im tiefen Loch sitzt und keine Ahnung hat, wie man da herauskommen könnte, kann man meist nicht an einen Sinn glauben.

Vor allem hatte ich Angst, dass ich euch schaden könnte. Diese quälenden Gedanken, dass es euch vielleicht nicht guttat, mit mir zu leben und dass ich vielleicht nicht gut genug auf euch aufpassen könnte, waren schrecklich für mich. Ich war froh, immer wieder zu erleben und auch von außen zu hören, dass ich für euch absolut zuverlässig und sicher da sein konnte, dass die Mutter in mir so stark und führend war, dass zu keiner Zeit für euch durch mich eine ernsthafte Gefahr bestanden hätte. Gut und hilfreich war dabei, dass euer Vater immer ein besonders wachsames Auge auf uns alle hatte und mir so gut wie möglich Freiräume schaffte."

Ich sah, dass Phil nachdachte, dann sagte er knapp: „Ich kann nicht klagen, es war immer super o.k. mit dir. Ich weiß nicht, warum du dir Sorgen gemacht hast."

„Kannst du sagen, ob es etwas gibt, das du mit deiner heutigen Erfahrung anders machen würdest?", fragte er mich ein andermal. Ich überlegte eine Weile, mein Leben lief vor meinem inneren Auge ab, wie im Schnelldurchlauf. Schließlich sagte ich: „Ich würde den Weg genauso gehen, nur würde ich mir wünschen, etwas mehr Zeit für den gesunden Lebensteil zu haben."

Mit diesen Gesprächen haben Phil und ich einen Anfang in der Vergangenheitsbewältigung gemacht und ich glaube, uns beiden war klar, dass noch ein langer Weg vor uns lag. Schon vor vielen Jahren habe ich an einem sicheren Ort ausführliche Aufzeichnungen hinterlegt. Das war und ist gut so, denn mit diesem Wissen im Rücken konnte ich mich mit Behutsamkeit, tastend und vorsichtig dem Thema in den persönlichen Gesprächen nähern. Ich wusste ja, nichts geht verloren. Die Jungs können später, wenn sie das wollen und wenn es für sie an der Zeit ist, diese Unterlagen lesen.

Es ist nicht gut, wenn die nächste Generation keine Chance hat, das, was war, aufzuarbeiten. Im Gegenteil: Ihrem jeweiligen Alter entsprechend werden meine beiden Söhne wissen wollen, was für Geheimnisse ihre Mutter hatte. Und sie haben ein Recht darauf zu erfahren, was sie wissen wollen. Doch ich möchte sie nicht überfordern, nicht überfluten mit Einzelheiten. Bis jetzt bekommen wir es zusammen ganz gut hin, das richtige Maß zu finden. Dass es überhaupt möglich ist, eine Sprache für das Unsägliche zu finden, entlässt mich zu einem guten Teil aus der Einsamkeit, diese Erfahrungen allein zu hüten. Schon dafür bin ich äußerst dankbar. Dankbar bin ich auch, dass meine Kinder und mein Mann selbst auf ihre Grenzen achten und mir zu verstehen geben, was sie wissen wollen und was nicht. Da haben wir sehr großes Glück miteinander.

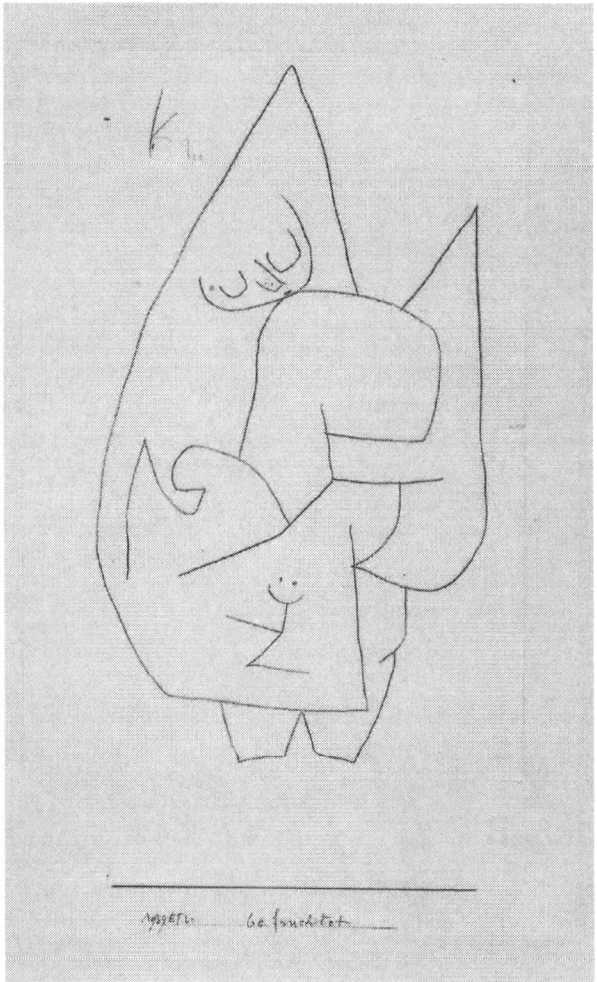

5. Was half auf dem Weg?

Sicheres Sein
Das Sein ist sicher.

Getragen von Sonnenstrahlen
flieg ich hinaus.

Beschützt vor wilden Stürmen
schlaf ich im Schoß der Weide.

Geduldet vom wilden Meer
Lass ich mich tragen von Wellen zum Strand.

Begleitet im Dunklen
führen mich Wanderer sicher heim.

Gerettet von Engelsträumen
spür ich den Schatz in mir ruhen.

Jetzt geliebt
wart ich aufs Licht.

Folge gelassen dem Pfad.
Begegne dem Zauber.

Was half auf dem Weg? Wie wurde aus dem Gefühl, dass an mir gezerrt und gezogen wird, sicher erlebte Begleitung? Auf Anhieb fallen mir Begriffe ein wie:
- Glauben und Wissen,
- Sicherheit, Ehrlichkeit, Beständigkeit,
- Grenzen und Regeln,
- Wärme und Da-Sein,
- Halten und Loslassen.

Heute sehe und erinnere ich mich an die zurückliegende Zeit aus gutem, sicherem Abstand; so entstand eine zurückblickende Draufsicht. Aus dieser Perspektive sehe ich heute vieles anders, als es mir damals, in der Notsituation, erschienen ist.

Mein Weg aus dem Dunkel liegt inzwischen viele Jahre zurück, und ich glaube, dass es heute mehr Wissen und Erfahrung über den Ausstieg aus zerstörerischen Bindungen gibt, als das vor mehr als 15 Jahren der Fall war. Uns – den vielen Teilen, aus denen ich damals bestand, und den helfenden Menschen um uns herum – blieb damals kaum etwas anderes, als, so gut es ging, gemeinsam einen Schritt nach dem anderen zu tun und dabei zu beobachten, was wie wirkt und was passiert, um dann festzustellen, was geht und was wirklich hilft.

Zudem hatte ich viel Glück, denn ich hatte meinen Mann und meine Kinder, meine treuen Hilfen und den liebevollen, sehr beständigen therapeutischen Beistand. Sonst hätte ich es vielleicht nicht geschafft.

Nun möchte ich auf die oben genannten Begriffe im Einzelnen eingehen:

Glauben und Wissen

Was mir am wichtigsten war, was ich von anderen Menschen brauchte, wonach es in mir verlangte, was die Grundvoraussetzung für das Einlassen überhaupt war, um mit der Zeit vielleicht Vertrauen aufbauen zu können, waren zwei klare Äußerungen der Menschen, die mir helfen wollten. Und hier stand an erster Stelle: „Ich glaube dir." In allen Variationen war dieser Kernsatz von entscheidender Bedeutung. Ihn immer wieder zu hören, war für mich am Anfang überlebensnotwendig.

Die zweitwichtigste war: „Ich weiß, dass es ganz schlimm ist/war" – die Bestätigung dafür, dass mein Gegenüber verstand, dass ich gelitten hatte und noch immer litt. Jahrelang konnte ich diese Bestätigung nicht oft genug hören, wurde von ihr nicht satt.

Beide Sätze waren deswegen so wichtig, weil die Menschen, die mir Leid zugefügt hatten, alles dafür getan hatten, mich als Schuldige, als Lügnerin, als diejenige hinzustellen, die es nicht besser verdient hatte. Und sie hatten mir zu verstehen gegeben, dass mir das Leid, das sie mir zufügten, auf jeden Fall zustand, dass es im Übrigen überhaupt nicht schlimm war und ich mich nicht so anstellen solle. Hat man so etwas über viele Jahre verinnerlicht, hungert man sehr danach, dass einem jemand glaubt und wahrnimmt, dass man Schmerzen hat – und dass er es schlimm findet, wenn das so ist.

Noch eines war mir in den Jahren meines Ausstieges wichtig: Viele Jahre lang hoffte ich inständig, dass ich den Zeitpunkt selbst bestimmen dürfe zu sagen: „Jetzt wird es langsam besser." Schon die Ahnung, mein Gegenüber erwarte ungeduldig, dass es nun endlich besser sein solle, löste die Angst in mir aus, er oder sie (oder ich bzw. etwas in mir) könne prompt vergessen, wie schlimm es davor gewesen war.

Denn es gab in mir alte Denkmuster, gelerntes Fühlen, antrainiertes und durch Dissoziation erzwungenes Spalten, das so funktionierte: Sobald das Allerschlimmste vorbei war, begann ich oder irgendetwas in mir zu zweifeln, auszuradieren, mich der Lüge zu bezichtigen, mich zu bestrafen etc. Und da ich es nicht anders kannte, dachte ich, so würde das jeder machen. Ich wusste ja nicht, dass Menschen ohne diese Geschichte sehr wohl in der Lage waren, das Schreckliche meiner Erlebnisse nicht zu „vergessen" bzw. zu verdrängen oder zu dissoziieren, sobald für mich einen Moment lang das Leben eine Spur „besser" (im Sinne von erträglicher) war. Immer wieder musste ich fragen: „Sie wissen, dass es schlimm war?" – „Sie wissen, dass es wahr ist?" Solche Fragen stellte ich unzählige Male, immer wieder musste ich die Antworten hören und erfahren und dann allmählich wissen. Um diese wenigen Sätze, die Fragen und die Antworten, rankte sich für mich eine ganze Weile fast mein ganzes Denken, Fühlen, Glauben und Sein.

Das zunächst ganz vorsichtige und dann langsam tiefer werdende Vertrauen auf dieses Wissen und die Zusicherung, es jederzeit aufs Neue abrufen und einfordern zu dürfen, bildeten ein wichtiges Fundament der hilfreichen Beziehung; einen sicheren Boden für den weiteren Weg heraus aus dem Grauen und ermöglichten nach und nach, ein hilfreiches Netz zu knüpfen, das mich eine ganze Zeit lang immer wieder auffangen musste. Erst als ich spürte und auf allen Ebenen in mir das Gefühl hatte, dass mir geglaubt wurde, dass um das Leid gewusst wurde, konnte ich mich einlassen und mich trauen, die ersten kleinen Schritte zu tun.

Erst jetzt beim Schreiben merke ich, wie wenig (im Grunde zwei Sätze) und zugleich wie viel (unendlich viele „Ja") ich brauchte, um an ein Weiterleben zu glauben. Trotz noch so großem Engagement und aller Hilfe der Therapeut/innen geriet diese vorsichtig gebaute und immer von mir und ihnen geschützte Basis dennoch regelmäßig ins Schwanken. Dafür genügte ein banaler Nebensatz, wie z.B.: „Das wird schon wieder ...", der aufmuntern und mir Mut zusprechen, mich keineswegs klein machen oder gar bagatellisieren sollte, was geschehen war. Traf er mich aber zu einem Zeitpunkt, als ich innerlich im tiefen Loch saß, konnte das mein mühsam aufgebautes Vertrauen fast wieder zerstören. Für mich fühlte es sich nämlich so an, als ob etwas „wieder" werden könnte – wieder furchtbar. Oft genug war ich so verzweifelt, dass ich dachte, nichts würde jemals gut; schon gar nicht „wieder gut", was es für mich doch noch gar nicht gab. Es gab nichts, so schien es mir, auf das ich zurückgreifen, an das ich anknüpfen konnte. In meiner unbeschreiblichen Not, in der es sich so schrecklich in mir anfühlte, so dunkel war, konnte es, davon war etwas in mir lange felsenfest überzeugt, niemals gut, geschweige denn „wieder gut" werden.

Stattdessen löste ein solcher Satz Grundsatzfragen in mir aus, große Zweifel, die immer größer wurden, bis sie schließlich wie Orkane in mir wüteten und mich erzittern ließen: „Wie kann man so etwas nur denken, geschweige denn sagen? Wenn sie das glaubt, dann kann sie nicht wirklich wissen, wie schlimm es war und nicht spüren, wie schlecht es mir geht. Und wenn sie keine Ahnung hat – dann hat doch alles keinen Zweck!"

Doch sie konnten ahnen und wissen, denn meine Begleiter/Therapeuten, konnten – neben dem für sie spürbaren Schlimmen und den Schmerzen – noch etwas anderes sehen, fühlen und zulassen. Weil sie gesund waren und ganz andere Voraussetzungen und auch Gedanken- und Gefühlsmöglichkeiten hatten als ich. Sie konnten meine

Fähigkeiten und Stärken sehen, forderten mich auf, mich daran zu erinnern, daran anzuknüpfen. Damals konnte ich das aber oft noch nicht; für mich gab es, wenn ich innerlich „im Loch saß", nur dieses Schreckliche und sonst nichts. Oder es kam zu einem Wechsel der Teilpersönlichkeiten in mir, weil Panik ausbrach, weil etwas als bedrohlich erschien. Und wenn dann zum Beispiel das verzweifelte Kind an die Oberfläche kam, war es heillos überfordert mit diesem „Es wird schon wieder".

Das weiß ich heute. Damals spürte ich nur: Ich war/wir waren verzweifelt und in großer Not. Zudem wurde ich oft hin und her geworfen zwischen zwei unbedingten Wünschen: Einerseits wollte ich, dass meine Helfer (auch mein Mann und meine Therapeutin) alles, einfach alles, was ich sagte bzw. mein Körper zeigte, so glaubten wie es da war, es unbestreitbar stehen ließen, auf keinen Fall anzweifelten und an nichts rüttelten. Andererseits sollten sie erkennen: Es waren ja „nur" Bilder, die mich quälten, „nur" unerträgliche Gefühle. Sie sollten mich bitte niemals auf die „Wahrheit" dieser Empfindungen festnageln, denn ich hatte ja keine Beweise, außer meinen Körper und mein Wissen. „Wie grotesk", denke ich heute, „was kann mehr Wahrheit transportieren als Körper und Wissen?" Damals jedoch hatte das eine eigene Logik.

Auch dieses Dilemma hatte mit den Vielen in mir zu tun: Was die eine Teilpersönlichkeit wusste und erlebt hatte, war für die andere Lüge und Verrat. Die Bilder eines verzweifelten Kindes in mir waren für die erwachsene Frau im Innern eine peinliche, bodenlose Lügerei ... Es war ungeheuer schwer, von dem, was passiert war, zu erzählen und es war ein Kampf, auch nur ernsthaft innerlich zuzuhören und zu glauben, dass da etwas in mir etwas wusste, das zu meiner inneren Wahrheit gehörte.

Lange, lange gab es keinerlei inneren Kontakt, keine Möglichkeit zum Konsens. Also wurde eine erste Regel aufgestellt: unzensiert innere Bilder stehen lassen und glauben, dass die schon irgendeine Bedeutung haben. Schon diese Minimalregel löste oft im Innern ein Toben aus, was hieß: Mehr ging zunächst überhaupt nicht.

Was allein war das für ein langer Kampf, bis wir bei diesen zwei so einfachen und eindeutig erscheinenden Sätzen: „Es ist wahr" und: „Es war schlimm" ohne Wenn und Aber, ohne Angst und Panik, ohne Wut und Hass, ohne Strafe und Schläge auf einer sicheren Ebene waren!

Sicherheit, Ehrlichkeit und Beständigkeit

Riesig groß waren die Angst und der Schmerz, dass mein Zustand, der oft einfach unaushaltbar war, nie besser werden würde. Ähnlich groß war die Furcht, dass kein Mensch es so lange mit mir aushalten könnte bzw. mich je so lange, so sorgfältig begleiten würde.

Ich brauchte Zeit, ganz viel Zeit, bis ich nur ansatzweise glauben konnte, dass meine Begleiter sicher neben mir und bei mir waren, sich nicht von meiner Seite entfernten, egal was geschah. Weiter als bis zur nächsten Sitzung konnte ich ohnehin nicht denken und fühlen. Dennoch wollte ich es immer wieder hören: „Ich bin da, ich gehe nicht weg."

Das alte Muster in mir, das auf konkreten Erfahrungen basierte, dass es niemand mit mir wirklich gut meinte, dass keiner dablieb und durchhielt, ließ mich wie auf der Lauer sein, auf Fehler warten und darauf, wieder verletzt und verlassen zu werden, vermeintlich oder tatsächlich. Jede kleine menschliche Schwäche oder ganz normale Panne waren für mich Anlass zu großer Verzweiflung oder führten zu einem Rückfall, erschienen sie mir doch wie der längst erwartete Beweis: „Keiner bleibt wirklich bei mir und meint es tatsächlich gut mit mir. Allen ist es egal, was mit mir geschieht."

Tatsächlich ist es vollkommen normal, mal einen Termin zu verschusseln, ist es nur menschlich, einen Rückruf in der Alltagshektik zu vergessen, das weiß ich heute. Damals brach jedes Mal erneut eine Welt für mich zusammen. Über viele Jahre konnte ich faktisch aber nichts anderes, als mich rettend ans Denken „Dann hast du den Termin, dann kannst du mit ihm/ihr sprechen!" zu klammern. Und was noch wichtiger war: Ich konnte mich nur so schützen bzw. in Sicherheit bringen, indem ich auf den nächsten Termin oder den versprochenen Anruf im Minutentakt wartete.

Darum dachte es in mir, in der Not des Wartens und der Verzweiflung des vermeintlichen wieder Verlassenseins zum Beispiel : „Sie (die Therapeutin) weiß doch, dass es nichts in mir gibt, das mich hält und dass mich derzeit einzig die Verankerungen an die Abmachungen und Versprechungen retten, dass ich keine andere Kraft mobilisieren kann! Aber das weiß sie doch!" Und kam kein Anruf, scheiterte ein Termin, ließ das kurzfristig nur einen Schluss zu: „Das ist der Beweis, dass auch sie mich fallen lässt. Auch sie ist nicht anders als all die anderen zuvor, die mir nur wehtun wollten und mir wehgetan haben."

Und schon waren das Zweifeln, Grübeln und alle möglichen Automatismen angestoßen, die mich aufzufressen drohten. In mir kreiste es: „Dann lass ich es, ich geh weg von ihr, ich kann nicht mehr, ich gehe …"

In mir tobte es: „Das kann ich nicht. Lieber habe ich keine Hilfe, als wieder diese Schmerzen. Lieber sollen die Täter mich umbringen, als erneut die Enttäuschung aushalten zu müssen."

In mir besänftigte es: „Das kann nicht stimmen, ich weiß, dass sie mich mag, dass ich ihr wichtig bin."

In mir war Wut: „Wie kann sie das tun, wie kann das passieren? Der zeig ich's!"

In mir versuchte es zu beruhigen: „Vielleicht ist doch alles ganz anders? Es klärt sich bestimmt auf!"

Und in mir war tiefe Verzweiflung: „Ich bring mich um, ich kann nicht mehr, ich halte diese Schmerzen nicht aus."

Meist behielt in dieser Phase meine unbeschreibliche Not die Oberhand und manchmal wusste ich hinterher nicht, wie ich so ein banales Ereignis wie eine Termin-Verschusselung überlebt hatte. Doch irgendwie schafften wir es immer wieder, den Bogen zur erneuten Annäherung zu schlagen, auch wenn ich oft genug länger in meiner Schmollecke sitzen blieb und mich auch nicht traute, von meinen („von ihr verursachten") Schmerzen zu erzählen. Außer, wenn die Verzweiflung aus mir herausbrach. Dann schaute ich in zwei verständnislos dreinblickende Augen, und das war wieder ein Tiefschlag, denn ich dachte hinter verdrückten Tränen: „Sie hat es nicht einmal gemerkt!" Ich hatte mir alles Mögliche ausgemalt, wie sie sich entschuldigen würde. Tatsächlich war ich einfach nur vergessen worden.

Meist waren es meine inneren Kinder, die solche Missgeschicke in große Not brachten. Sie waren in ihren damaligen Erfahrungen gefangen und hilflos und sie konnten kaum etwas anderes denken oder spüren. Alles neue äußere Leben war ihnen fremd und neue Enttäuschungen waren mit dem erwachsenen Menschenverstand kaum zu beruhigen. Ich hasste mich dafür und ich grollte der Therapeutin, dass es wieder so war.

Aber selbst wenn es in mir tobte, erlaubte ich mir nicht, offen wütend oder sauer zu sein, denn darauf stand innere „Höchststrafe": Mein Innenleben reagierte mit Selbstbestrafung. Daher dauerte es oft lange, bis ich z.B. vorsichtig sagen konnte: „Aber wir hatten doch eine Abmachung, ich habe gewartet." Traute ich mich das endlich, brach zum Glück nicht die Welt zusammen. Weder fiel ich auseinander noch wurde ich verlassen. Manchmal ging ich aus der nachfolgenden kleinen Auseinandersetzung sogar gestärkt hervor, aber das gab ich nicht gerne zu.

Irgendwie habe ich es überlebt, irgendwie ging es weiter, und irgendwann wurde es besser. Ich erlebte und lernte aber auch, dass ein vergessener Anruf, ein verschusselter Termin ... erstens eigentlich nie böse gemeint waren, dass solche Vorkommnisse zweitens immer geklärt werden konnten und dass es drittens ganz banale Missverständnisse und Situationen gab, die einfach dumm laufen konnten.

Dennoch sorgten diese – wenn auch unbeabsichtigten – Verletzungen immer für viel Unruhe, die zu erleben und in mir zu spüren ganz schwer für mich war. Ich litt sehr lange darunter. Wie oft wünschte ich mir, großzügiger und erwachsener mit so einer eigentlich banalen Situation umgehen zu können, doch ich konnte es nicht. Denn in meinem Innern war es ja auch alles andere als banal, bzw. es gab immer irgendeine Innenperson, die so sehr litt oder verzweifelt war. Wie sollte ich es da besser können? Immerhin: Ich durfte bzw. wir durften es lernen.

So schmerzhaft diese „Rückfälle" auch waren (das waren sie, besonders in mir), so enthielten sie auch einen Funken ganz normale menschliche Interaktion. Und das war das einzig Gute, so sehe ich es heute. Damals habe ich das nicht so erlebt und hätte gut darauf verzichten können. Ich glaub zumindest nicht, dass ich diesen positiven Aspekt zugegeben hätte, denn für die Anteile, die in mir litten, war es dafür zu ernst, zu lebensbedrohlich und zu verletzend. Doch gerade aufgrund all der „Anomalität" und der so unrealen, unwirklichen Welt, in der ich lange gelebt hatte, war es im neuen Heute wichtig, dass die Menschen um mich „normal menschlich" waren, mit all ihren Stärken und auch mit all ihren Schwächen. Denn genau das wollte und musste ich doch lernen: Im normalen Leben zu leben, auch wenn ich lange dachte, das niemals zu schaffen.

> Es dauerte ewig,
> bis ich mich traute, mich ganz vorsichtig einzulassen,
> bis ich glaubte, dass ich nicht wieder verlassen würde,
> bis ich spürte, dass mir nichts passierte und
> bis ich wahrnahm, dass man es tatsächlich gut mit mir meinte.

> Und mindestens doppelt so lange dauerte es, bis ich das erste Mal wagte, etwas Positives zu sehen und zu spüren, ohne von der verzweifelten Panik überrollt zu werden und das eingebrannte Denken zu aktivieren, dass jetzt gleich etwas ganz Furchtbares geschieht.

Nach der sadistischen Logik durfte es mir ja nie gutgehen. Manchmal sorgten die Täter gezielt dafür, dass es mir gutging – und dann passierte immer etwas besonders Abscheuliches. Außerdem war die Panik allgegenwärtig, dass man mich beim ersten Funken der Besserung allein lassen würde. Ohne das größtmögliche allseitige innere Spüren (das ich aber als Realität erst lange Zeit später verinnerlichte, bis dahin führte mich mehr eine Art Instinkt), dass das Angebot, mich zu begleiten, wirklich ernst und wahrhaftig gemeint war, hätte ich mich auf keine noch so kleinen Schritte eingelassen.

Als ich so weit „erwachsen" geworden war, menschliche Fehler und normale kleine Pannen unbeschadet zu überleben, war ich erleichtert und mindestens fünf Meter weiter auf meinem Weg. Mein Kopf wusste eigentlich schon lange, dass es so hätte sein sollen, nur konnte ich es innerlich nicht, gab es in mir doch zu viele unintegrierte Not leidende Bereiche. Wie unendlich dankbar und stolz war ich, als ich es dann schließlich ganz groß sagen und es auch so spüren konnte: „Kann ja jedem mal passieren!"

Regeln und Grenzen

Regeln und Grenzen halfen mir, mich zu spüren, mich zu begrenzen. Sie gaben mir einen klaren Rahmen, auf den ich mich das erste Mal in meinem Leben verlassen konnte und auch musste. Was man mir angeboten hatte, sagte und gab, war wahr und so gemeint, wie es gesagt wurde (ebenso zählte man auf mein Wort/unsere Worte, d.h. ich/wir musste/n es irgendwie hinbekommen, dass auch meinerseits/unsererseits die Regeln eingehalten wurden).

Besonders wichtig war die Erfahrung, dass ich mich einlassen konnte, einlassen durfte und dass, wenn ich diesen Schritt der Nähe zuließ, nichts Schreckliches geschah, zumindest sicher nicht vonseiten der guten Außenbegleitungen. Weniger sicher, eher sehr fragil, war noch eine ganz lange Zeit das, was in meinem Innern durch diese Veränderung ausgelöst wurde, und es dauerte ewig, so schien es mir, bis ein Hauch von der neu erfahrenen Sicherheit überall in mir ankam (von den Anteilen, die es auch gab, die damals jede Hilfe boykottieren wollten und sie mindestens schlechtredeten, ganz zu schweigen; ausführlichere Gedanken dazu im Kapitel 8 über die dunklen Innenanteile).

Und überhaupt nicht sicher war das Verhalten der Täter, denn sie versuchten, jede Hilfe und jeden neuen Einfluss mindestens zu ächten, mich stattdessen weiter zu manipulieren und zu steuern. Es war ihnen keine Drohung und keine Perversität zu schrecklich, um die Helfer in mir in Verruf zu bringen. Kein Versuch war ihnen zu gemein, wieder zu zerstören, was es bereits an Veränderungen gab.

Die neuen positiven Kräfte an meiner Seite mussten also einerseits sehr stark sein, um das Wirrwarr und die Boykottversuche in mir zu überstehen, und andererseits enorm verlockend, um als Gegenpol gegen die inneren und äußeren Widerstände zu wirken.

Es war erleichternd zu erfahren: Wenn wir im Helfersystem Regeln und Grenzen ausgehandelt hatten, dann waren sie nicht nur für mich o.k., sondern – was genauso wichtig war – ich konnte meinen Begleitern zutrauen, dass die Regeln für sie dann auch o.k. waren. So hatte ich immer weniger ein schlechtes Gewissen und seltener Angst, ein maßloses Monster zu sein – auch wenn ich ständig fürchtete, mit meiner Leere und meinen endlosen Bedürfnissen einfach nur „zu viel" zu sein und dass es nie möglich sein würde, mein inneres Drängen und meine Sehnsucht zu stillen.

Überhaupt waren „maßlos" und alles, was in diese Wort- und „Gefühlsfamilie" gehörte, lange Zeit sehr schlimme Urteile für mich. Die kleinsten Andeutungen in diese Richtung, die meist nur ich hörte und als besonders verletzend spürte, „gierig", „maßlos" oder „unverschämt" zu sein, warfen mich komplett um. Zutiefst getroffen brauchte ich Wochen oder Monate, um mich wieder auf dem Weg zu machen. Allein diese Worte waren Auslöser, also Trigger: Wie auf Knopfdruck liefen dann Bilder vor meinem inneren Auge ab, und ich wurde in eine andere Welt gezogen, in die Welt der Täter und der dunklen Mächte, sodass ich selbst dann, als ich mich tatsächlich schon gelöst und entfernt hatte von der äußeren dunklen Welt, immer noch durch diese automatisch ablaufenden Schrecken steuer- und manipulierbar war. Die Täter wussten das. Schließlich hatten sie es ja so eingerichtet und versuchten es immer wieder auszunutzen und für ihre Zwecke zu gebrauchen. Ich erkannte diesen Mechanismus erst viel später.

Es gab eine ganze Menge solcher Worte (oft hatte jede Innenperson ihre eigenen Trigger) und es dauerte lange, bis wir (und jeder für sich) diese überhaupt erkannten und uns (jeder sich) ein klein wenig davor schützen konnten. Erst viel später war es uns möglich, sie zu deuten und irgendwann fingen wir damit an, sie von ihrer Macht zu lösen, damit sie mich/uns nicht mehr so peinigten.

Aber zurück zu den Regeln: Mein Part war, mich so gut wie irgend möglich an das Abgesprochene zu halten, und ich erlebte dieselbe Konsequenz und Zusicherung auch auf der anderen Seite bei meiner Therapeutin. Die Regeln bezogen sich auf alte Verhaltensmuster, Täterkontakte, Selbstverletzung, Therapietermine … Leider gab es unendlich viele Notsituationen, wegen derer es nicht möglich war, die Absprachen und Regeln zu Terminen oder Bedürftigkeiten einzuhalten; dafür war die Lage oft zu bedrohlich und zu ernst.

Ausnahmen bestätigen wohl immer die Regel und so war ausgesprochen und auch unausgesprochen klar, dass meine/unsere Not immer ernst genommen und ich nie mit Schuldgefühlen belastet wurde, wenn ich mehr Hilfe brauchte als zuvor abgesprochen. Ich bekam viel, sehr viel Zeit und Da-Sein, und oft fühlte ich mich tatsächlich als dieses gierige Monster, das drohte, nie satt zu werden, oder als unglückseliges Wesen, das fürchtete, niemals alleine leben zu können.

Wie hasste ich dieses Gefühl, mich in meiner Not nicht alleine halten zu können. Aber ich spürte immer wieder, dass nur ich selbst mich deswegen verachtete, mich verloren fühlte.

Hektische Vorgaben, panisch errichtete Grenzen hingegen halfen nicht bzw. waren weniger hilfreich auf dem Weg, dessen Ziel das Bearbeiten der inneren Kämpfe und der erlittenen Not war. Überstürzte und übergriffige Aktionen, in Panik und verständlicher Sorge der begleitenden Therapeuten geboren, waren nur erneut verletzend und überstülpend. Spürte ich hingegen – wenn auch noch so widerwillig –, dass ich das zerbrechliche System nicht mehr ausbalancieren konnte, war ich fast erleichtert, wenn mir Entscheidungen abgenommen oder zu meinem Schutz alternative Übergangslösungen gesucht und fast diskussionslos umgesetzt wurden.

Heute ist mir klar, welch eine Arbeit es für die Therapeutin und andere hilfreiche Personen gewesen sein muss, möglichst intuitiv die richtige Intervention und den richtigen Vorschlag zur rechten Zeit zu machen. Und ich bin sehr dankbar dafür.

Wärme und Da-Sein

Lange drohte ich, an meiner Haltlosigkeit zu zerbrechen. Gleichzeitig fürchtete ich, die Helfer mit meinem Klammern einzuengen, zu viel zu sein und womöglich das, was ich so dringend brauchte, nämlich Wärme und Da-Sein, aufs Spiel zu setzen. „Irgendwann muss sie/müssen sie es doch leid sein und Erfolge erwarten", befürchtete ich. Doch an Aufgeben dachte mein Gegenüber noch lange nicht.

In diesem Zerrissensein auf der einen Seite, dem drohenden Selbstverlust auf der anderen, war meine Therapeutin mir eine große Hilfe. Sie schenkte mir die achtsame Wärme und ihr Da-Sein, ohne mir das Gefühl zu vermitteln, ich sei (nur) ein kleines, hilfloses Kind, auch wenn ich genau das ja oft genug war.

Besonders das Spüren und Erkennen, dass ich mich mit meiner ganzen Not letztendlich alleine tragen muss, waren mir schier unerträglich. Nichts wünschte ich mir mehr, nein ich glaubte sogar, es müsse so und könne nicht anders sein, als dass mich jemand an die Hand nehmen und mit mir (noch lieber für mich) die nächste Stunde, den folgenden Tag oder auch die kommenden Wochen überstehen würde. Dass so etwas in diesem Ausmaß nicht möglich war, war uns allen (allen in mir und allen außen) bewusst und doch wurde es nie ausgesprochen. Daher blieb es mir erspart, das hören und sagen zu müssen. Und so versuchte ich, so gut wie mir das möglich war, das Da-Sein der anderen im Jetzt zu spüren und zu genießen und der Angst, mich nicht tragen und selbst nicht genug sein zu können, möglichst wenig Raum zu lassen – was natürlich oft mehr schlecht als recht gelang.

Zugleich verabscheute ich das Gefühl und das Erleben, wieder so ausgeliefert und hilflos zu sein. Meine Innenkinder wollten Halt und Liebe und ich, die erwachsene Frau, konnte noch nicht wirklich etwas anbieten. Ich wusste, dass ich diese Sehnsüchte niemals wirklich befriedigen würde und musste es dennoch alles aushalten, denn ganz tief in mir hatte ich die Hoffnung, es müsse besser werden.

Die inneren Kinder sehnten sich nach mütterlichem Halten und Geborgenheit, aber ich wusste: Dieses tiefe „Bedürftigkeits-Loch" ist nicht zu füllen. Zudem fühlte ich mich wie bei einem Drahtseilakt, denn niemals sollte es wieder Grenzüberschreitungen geben, das hatte ich mir versprochen. Um so schmaler war der Grat zwischen möglichst viel Wärme tanken, sodass die Bedürftigsten sich gehalten fühlten und genügend respektvollen Abstand für die Selbstständigsten in uns zu halten, sodass die Erwachsenen es nicht als Grenzüberschreitung erlebten. Beides musste vorsichtig ausbalanciert werden.

Körperliche Berührungsängste gab es zwar nicht, dennoch war es o.k., dass wir mit Berührungen eher zurückhaltend und vorsichtig umgingen. Damals fand ich (fanden die Innenkinder) das hin und wieder schmerzlich, andere Anteile hingegen erlebten Berührungen als normal, denn schließlich war mein Körper erwachsen.

Ich fokussierte mich schließlich mehr auf wärmende Worte und wohltuende Gesten und begnügte mich mit Träumen und Wunschfantasien nach Gehalten-Werden, derer ich mich auch ab und an schämte. Gott sei Dank verschwand diese Scham auch wieder, wie sie gekommen war, vielleicht weil ich die Fantasien heimlich zuließ und genoss oder weil ich spürte, dass sie in bestimmten Entwicklungsphasen für die Innenkinder wichtig und auch normal sind bzw. waren.

Mit der Herzlichkeit, die mir geschenkt wurde, konnte ich die schmerzhaften Defizite und die große Hilflosigkeit irgendwie ertragen und auch ganz langsam anfangen, mich ein wenig selbst zu halten, mir selbst zu trauen und mir auch etwas zuzutrauen.

In jeder noch so sorgfältigen und vorsichtigen Beziehung gibt es Verletzungen, die meist unabsichtlich passieren. Das tut immer weh und oft allen Beteiligten leid, aber ist nie ganz zu vermeiden, auszuschließen oder zu umgehen. Das weiß ich heute, doch früher war dieses Wissen in mir an keinem Ort auffindbar. Immer wieder kämpfte ich mit den Schmerzen der „Beziehungs-Verletzungen". Lange brauchte ich, bis ich damit umgehen konnte. Ich versuchte zu verstehen, was beim „Verletzungs-Schmerz" passierte, und ich wollte wissen, wie ich lernen konnte, mit der Wut und der Verzweiflung umzugehen, die wie mit einem Paukenschlag kamen, wenn ich verletzt wurde.

Auch das war ein langer, steiniger Weg, und in der ersten Phase gab es bei mir keine Nachsicht, Vorsicht oder Gnade. Alle Schmerzen wurde in einen Topf geworfen, und zwar in den, den ich schon so gut kannte: Alles ist Absicht, man will es so, keiner ist sicher, nirgends ist es sicher. Und es brauchte nahezu ähnlich viele positive Erfahrungen wie bereits erlittene Verletzungen, bis ich nicht bei jedem noch so kleinen Kratzer alles in Zweifel zog und ebenso wild und bedrohlich „um mich schlug". Im Gegensatz zum Rückzug und zur Distanzierung waren die „Schläge" jedoch immer nur imaginär, denn wild schlagen war nicht meins (Gott sei Dank, so denke ich heute). Als Reaktion und Aktion gab es aber selbstverletzende Handlungen, die mir eine Spur von Erleichterung brachten, mich letztendlich jedoch wieder bestraften.

Dieses erlernte Muster, das lange funktioniert hatte, setzte ich auch bei allem Neuen ein. Neues war fremd und Angst machend (Angst machte mir so ziemlich alles). Wenn ich also etwas Neues erlebte, lernen musste, sollte, durfte, waren oftmals die ersten Reaktionen überschießend – und ich fiel in alte Muster zurück. Erst mit der Zeit war mir ein „normaler" Umgang mit Neuem und Fremdem möglich.

Bis dahin war es, als würde ein Ventil geöffnet, egal was geschah, egal was mir begegnete. Und es musste getan werden, was getan werden musste, was bekannt und vertraut war, egal ob der Grund, der Auslöser etwas Gutes oder etwas Schlechtes war. Zu diesem Zeitpunkt gab es keine Unterscheidung (wie auch?): Das Ventil war offen und die Reaktion lief ab.

Der Weg war schwer, nicht nur für mich. Auch meine Begleiter bewegten sich ständig auf sehr dünnem Eis. Und heute kann ich sagen, dass es kein Rezept gegeben hat, das eine zu stoppen oder das andere zu fördern. Es war „einfach" ein langer, langer Lern- und Erfahrungsprozess, der gemeinsam gegangen werden musste.

Halten und Loslassen

Auch wenn ich lange glaubte, dass Hilfe mir nicht zustand, wusste ich, wusste etwas in mir, dass es eines starken helfenden Gegengewichtes bedurfte, um mich aus dem Sumpf zu befreien.

Halten, halten und noch mal halten, zu mir stehen und mich annehmen, das brauchte meine zerrissene Seele, wie eine trockene Pflanze in der Wüste das Wasser braucht. Und genau dieser positive, tragende Halt kam an, wurde bis nach tief innen gefühlt, sprach sich in mir bis in die hintersten Winkel herum.

Auch die noch so strengen Teile und selbst die täterzugewandten Anteile im Innern konnten das gute Gefühl des Haltes und der Sicherheit nicht leugnen, auch wenn sie das lange versuchten und unzählige Boykotts dagegen (mindestens innere Unruhe, schreckliche Gegenbilder oder auch Täterkontakte und Selbstverletzung) anzettelten. Die Akzeptanz der meisten Teile in mir, dass Hilfe nötig war, „sprach" sich innen herum. Selbst die hartgesottenen Anteile in mir konnten das nicht übersehen. Es imponierte ihnen, zwar mit deutlicher Verzögerung, aber immerhin. Lange wollten sie diese Gefühle, die sie ja gar nicht kannten, nicht zugeben.

Und trotz ihrer aufmüpfigen und provokanten Art erfuhren sie, dass auch ihnen Hilfe angeboten wurde und dass ihnen ihre Bedeutsamkeit für das System respektvoll gezeigt wurde (sie trugen enorme Kraft in sich). Nach und nach ließen sie sich zumindest erreichen und mit ins Boot ziehen – oder kamen wenigstens in Verbindung mit dem „Boot".

Das Gegengewicht zum Halten, nämlich das Loslassen ebenso sicher zu erfahren und zu spüren, war von Anfang an wichtig. Zu lange hatte ich in der absoluten Enge gelebt; da musste die „lange Leine", die mit Vertrauen und Trauen gehalten wurde, deutlich, aber dennoch locker, spürbar sein.

Die so schwierige Balance zwischen Halten und Loslassen, Stütze und Selbstständigkeit, Regeln und Toleranz, zwischen Strenge und Freiheit, ja und auch zwischen Veränderung oder Verharren war wie ein empfindliches Spiel mit den Waagschalen, die allzu schnell abstürzen oder in die Höhe schießen konnten, je nach Überhang. Mit den inneren Anteilen, die sich ängstlich gegen jede Veränderung sträubten, war es schwer, einen Deal zu finden, um sie aus der Starre zu lösen. Und fast unmöglich schien es, mit den täterloyalen Teilen, die am Besonders-Sein festhielten. Lange war jeder innere Verhandlungsversuch unmöglich. Alles war o.k. wie es war, vertraut, bekannt, außerordentlich und besonders. Da wäre es doch in deren Augen dumm gewesen, daran etwas zu ändern.

Hier waren also Kämpfe, war ein Ziehen und Zerren unumgänglich. Ohne grundlegende Veränderungen auf der den Tätern zugewandten Seite hätte es nie Befreiung und letztendlich auch keine Freiheit gegeben.

Lange war mein Sein und das Sein mit den Menschen ein wackeliges, auf minimale Sicherheiten hin ausbalanciertes System und jeder Fehltritt löste Katastrophen aus. Aber es wurde immer besser, das Netz wurde sicherer, die Taue kräftiger und der Boden fester. Mit der Zeit konnte Vertrauen wachsen und die Knoten wurden immer belastbarer, erst für kleine und dann auch für größere Pannen. Das erleichterte unser aller Arbeit und den weiteren Weg.

Altes und Neues

Leider war es wichtig (ich schreibe leider, weil es schmerzvoll und anstrengend war), das, was passiert war und tief verletzt hatte, noch einmal anzuschauen, im geschützten Rahmen, an einem sichern Ort, mit guter Hilfe. Es war wichtig, das, was jeweils dran war, zu erspüren, hinzusehen, vielleicht zu verstehen und so gut wie möglich zu verarbeiten. Alles mit dem Ziel, irgendwann den Horror hinter mir zu lassen.

Oft waren es immer und immer wieder dieselben bitteren Erinnerungen in den verschiedensten Facetten und auf den verschiedensten Ebenen, die mich/die einen von uns nicht losließen und quälten. Jahrelang drohte/n ich/wir an den dazugehörigen Gefühlen und Gedanken, die mich/uns bis zur Verzweiflung quälten, verrückt zu werden.

An dieser Stelle muss ich kurz erklären, dass es in mir viele „Zweifler" und „Lügner" gab. Das waren Anteile, die zweifelten an dem, was erzählt wurde. Und es gab Anteile, die Angst davor hatten zu lügen bzw. dass das, was ich oder irgendein Teil über Erlebtes, Vergangenes erzählten, gelogen sei. Später erkannten wir: Das war ein Programm in uns und es sollte genau diese Angst schüren. Wir nannten es das Lügenprogramm. Es war etwas, das absichtlich von den Sadisten so installiert worden war, das die Täter davor schützen sollte, dass wir etwas sagten oder verrieten. Und wenn es doch geschah, sollten so große Verwirrung und innere Kämpfe ausgelöst werden, dass das Erzählte, Verratene wieder zurückgenommen werden musste und der oder die „Lügner/Verräter" schlimme Sanktionen ertragen mussten.

Manchmal war alles so klar und eindeutig, es gab kein Argument, das wirklich zählte, es war einfach wahr. Und dann wieder erschien mir oder irgendeiner Innenperson alles, was bis dahin gesagt oder gefühlt worden war, als eine einzige abartige, böswillige Lüge meinerseits, als Unverschämtheit. Im Inneren forderte man mich/uns auf, die so genannte Reset-Taste zu drücken, d.h. alles neu Erzählte zu löschen, um somit den alten Zustand (nämlich zu allem zu schweigen) wieder herzustellen. Das schien sicherer und wurde so auch von dem Programm gefordert.

Dieses „Spiel" – erst hin zu den schrecklichen Bildern, sie aushalten und ertragen, dann der innere Aufruf, der zwingende Appell, sie wieder zu löschen – war enorm kräftezehrend und lief immer und immer wieder nach demselben Programmmuster ab.

Für mich/für uns war es einerseits unmöglich, mit diesem drängenden, mich/uns förmlich zerreißenden Lügengebilde nur einen Tag länger zu leben; andererseits war es mindestens genauso unmöglich, mit dem Gedanken zu leben, dass nur ein Hauch von all dem, was gesagt und gefühlt wurde, wahr gewesen sein könnte. Dabei gab es im Innern eine Fülle von Gefühlen und Körperwahrheiten; also war Leugnen eigentlich sinnlos.

Dennoch funktionierte das Programm lange Zeit wunderbar – zu meinem/unserem Leidwesen und zur Freude des inneren und äußeren Dunklen. Dies hatte zur aufreibenden Folge, dass immer wieder nahezu von vorne angefangen werden musste. Einen Schritt vor, zwei Schritte zurück – so kam es mir manchmal vor. Ein wahrlich aufreibender „Tanz".

Das ging bis zu dem Moment, an dem mir/uns der Gedanke an Albträume half, um dieses immer wiederkehrende Kreisen um den Reset-Knopf, um Glaubwürdigkeit, Wahrheit und Lüge, zu stoppen. Mein „Albtraum-Hilfsgedanke" lautete in etwa so: Nach einem schlimmen Unfall beispielsweise kann man immer wieder schreckliche Albträume haben. Das was passiert ist, wirkt im Unterbewussten und man „sieht" es erneut im Schlaf. Ein Traum kann also helfen, die erlebte Situation zu verarbeiten. Das waren Fakten, denen niemand widersprechen würde. Bei einem Albtraum würde man nicht erwarten, dass in der Realität alles genau so passiert sein muss, wie es im Schlaf gesehen wird. Dennoch würde niemand sagen, dass ein Traum unwahr oder gelogen ist. Auf diese Weise konnte/n ich/wir meine/unsere Bilder und Filme, die wir wieder und wieder sahen und erlebten, für eine Weile wie schlimme Träume stehen lassen – mit der Erleichterung, dass sie nicht zu 100 % wahr sein mussten und dennoch keine Lüge waren. Dieses Denken half ungemein.

Nicht alles, was gesagt und erinnert wird, muss eins zu eins stimmen; darum ging es auch gar nicht. Die helfende Traum-Gedankenidee schaffte mir jedoch Raum zum Verschnaufen und Zeit, um die Bilder und Filme zuzulassen, die mich ohnehin begleiteten, ob gewollt oder nicht. Aber zum ersten Mal, unzensiert und ohne die Angst, sofort von der „Lügenkeule" erschlagen zu werden, durften sie da sein und genauer unter die Lupe genommen werden. Es war eine Chance, mich dem, was war, zu nähern. Dass in jedem Traum etwas Wahrheit steckt und dass Träume „Reaktionen" aus unserm Innern sind, daran habe ich zu diesem Zeitpunkt nicht gedacht, zumindest nicht bewusst.

Manche Innenanteile brauchten diese „Traum-Hintertür", dieses „Als ob", um sich einlassen zu können. Und ich brauchte sie, um aufhören zu können, ständig nach Beweisen zu suchen. Endlos lang hatte ich in alten Unterlagen oder Fotoalben nach dem ultimativen Beweis gesucht, hatte in jedem Fetzen, den ich von früher fand, den fassbaren Beleg sehen wollen. Apropos Beweise: Mein Körper sprach sowieso seine eigene und dazu eindeutige Sprache, das war mehr als Beweis und Beleg (für das, an dem ohnehin nur ich als Alltagsperson zweifelte).

Einerseits gab es also den Versuch, Altes aufzuarbeiten und daneben das Ziel, mir Neues aufzubauen. Altes und Neues, beides war so wichtig.

Es wäre nicht gut gewesen, in all dem dunklen und finsteren Bilder- und Gefühls-Müll zu verharren und mich dem, was in der Gegenwart genauso wahr war, nämlich der möglichen Freiheit, zu verschließen. Wie froh und unendlich dankbar war ich über jeden Moment, in dem ich mich von den Qualen lösen konnte. Welch Luxus, mal einen halben Tag lang etwas anderes als Leid und Verzweiflung spüren zu dürfen. Wie großartig die Erfahrung, einmal zwei Stunden mit meinen ganzen Gefühlen bei meinen Kindern zu sein oder für eine wirkliche halbe Stunde einen Ansatz von dem, was man autonomes Leben nennt, zu spüren. Wie unendlich viel war das!!

Als ich das Schlimmste hinter mir hatte, als ich mich aus den tiefsten Tiefen der Ausweglosigkeit und Verzweiflung befreit hatte und den dünnen Anfangsfaden dessen, was man freies Leben nennt, in der Hand hielt und begann, einen Hauch vom Genuss zu spüren, wie gut sich eigener Halt anfühlt, konnte ich aus sicherer Entfernung mich und mein bisheriges Leben anschauen und auch darüber reden. Reden ohne panische Angst davor, sogleich von meinen Gefühlen und vom Lügenprogramm überrannt und eingenommen zu werden.

Doch Vorsicht war weiter geboten, denn das Ich-Pflänzchen war noch so zart. Ich erinnere mich so gut daran, wie ich meine mir mühsam erkämpften Zwischenziele und Erfolge von niemandem nehmen lassen wollte und große Furcht hatte, als die Pflänzchen, die Sicherheit und Vertrauen hießen, noch sehr klein und zart waren, dass jemand vielleicht auch unbeabsichtigt drauftreten könnte. Am liebsten hätte ich mir ein Schild mit „Bitte nicht berühren!" umgehängt.

Und wie gut tat es, als ich mit der Zeit das eigene getragene und gehaltene Sein besser und beständiger fühlen konnte. So wuchs auch die Pflanze meines lebendigen neuen Ich. Ihr Stängel wurde robuster, die Wurzeln stärker und nicht jeder kleine Wind konnte ihr gleich etwas anhaben. Auch das reiche Gefühl des gefundenen Schatzes von Licht und Wärme machte sich in meinem Herzen breit.

Die Kraft und die Helligkeit dessen, was sich in meinem Herzen und in meiner Seele eingenistet hat, haben nie wieder nachgelassen. Im Gegenteil, sie wachsen stets weiter.

6. Komplexität der inneren Wahrheiten

Ich wurde oft gebeten zu sagen, wie es war, als vielfach aufgespaltener Mensch zu leben und den Weg aus dem Dunkel und dem Gespinst grausamer Menschen heraus zu schaffen. Für mich brauche ich es nicht, das noch einmal in Worte zu fassen, aber ich möchte, so gut ich kann, Zeugnis ablegen von dem, was war und wie es war, ohne in die Details der Grausamkeiten zu gehen. Ich möchte damit Menschen, die noch ihren Weg aus dem Dunkel suchen, ermutigen, genauso wie HelferInnen, die verstehen wollen.

So viel vorab zu diesem Kapitel, das sich mit meinem „Viele-Sein" auseinandersetzt.

Wir, du, ich ...
Durchs WIR gelitten und durchs UNS getaumelt,
durchs DU getragen und durchs ICH gegangen.

Immer suchend nach dem Ziel: Wohin?
Immer mit der Frage: Warum?

Heißt Leben nur: aushalten und erdulden
und warten und warten ...

Das ewig auffordernde: Du musst und du sollst!
Das endlos dauernde: Hab Geduld!

Alles erblüht und verbleicht,
die Zeit kommt und geht ...

Gibt es nur zwei Sicherheiten:
das Nichts und das sterbliche Ich?

Das Wir trägt, das UNS festigt, das DU sagt,
einzig das ICH ist sicher.

Vielleicht bin ich unwissend, hier in meinem Zimmer und sicherlich kann ich mir vieles von dem, was da draußen in der Welt geschieht, noch nicht einmal vorstellen. Dennoch glaube ich, dass von sadistischen Tätergruppen gequält und verletzt zu werden eine der schlimmsten Gewalttaten ist. Mit besonders schlimm meine ich das, was mit der Seele der Menschen (Kinder) geschieht und welch komplexe innere Verletzungen und große innere Gegensätze sich daraus ergeben.

Von dieser komplexen umfassenden Zerrissenheit der Seele versuche ich zu erzählen.

Gerade zögere ich und frage mich: „Warum fällt es mir nur so schwer, von dieser Vielfalt in mir, in einem Menschen mit vielschichtiger Aufspaltung, zu erzählen?" Ich glaube, es gibt drei Gründe dafür:

···⟩ Weil es viele verschiedene Anteile und innere Verstrickungen gibt, die oft kaum zu deuten waren und nun kaum zu beschreiben sind.

···⟩ Weil ich nichts übersehen möchte.

···⟩ Und besonders weil ich fürchte, dass meine Worte nicht ausreichen, dieses Wirrwarr und diese Komplexität einem gesunden Menschen, der mit einem Kopf denkt und mit einem Bauch fühlt, zu erklären.

Mein Ich und mein ehemaliges Wir können es aber versuchen und sich bemühen. Daher und auch zum Selbst-Schutz werden an verschiedenen Stellen die Pronomen „man" bzw. „wir" für „ich" eingefügt.

Zur Vielfalt der inneren Landkarte

Meine Lebenserinnerungen beginnen bei all dem Schrecklichen, was auszuhalten war. Vielleicht weil es so dominant war, vielleicht weil es nichts anders gab? Oft wird man auch in diesen „Sumpf" der dunklen, sadistischen Welt hineingeboren, d.h. man wächst (nicht wie andere Gewaltopfer mit gesundem Familienhintergrund, die menschliche Grausamkeiten erleben mussten und überlebt haben, z.B. Holocaust-Opfer, Kriegsopfer, Gefangene ...) in keiner nur annähernd „normalen" Kindheit auf. Stattdessen erlebt man eine Kindheit ohne Liebe, ohne gegenseitiges Vertrauen und ohne Wärme.

So sehr verschiedenartig sind die inneren Welten, ungleich und unterschiedlich ist das Sein im Innern, wenn man Viele ist und sich in den Fängen der Täter befindet. Abscheulich fühlt es sich an, wenn man kämpft und zappelt, wenn man strampelt und schreit, wenn man sich befreien will, befreit werden will, wenn man nicht weiß, was sicher ist und man niemandem trauen kann. Unerträglich ist es, wenn Qual und Ängste das Leben steuern und verwirrend ist das Leben, wenn kein Gefühl und kein Gedanke zu greifen ist, weil alles im Kopf immer durcheinander ist. Und erst recht unbegreiflich ist, wenn man spürt und hört, dass manches im eigenen Inneren vielleicht gar nicht weg will aus der Gefangenschaft, weil die Gewalt vertraut und bekannt und alles andere fremd und bedrohlich ist.

Und wieder zögere ich: Kann sich das ein Leser, eine Leserin überhaupt vorstellen, wenn er/sie nicht dasselbe erlebt hat? Wie kann man so viel Verschiedenes, das sich in einem solchen Umfeld entwickelt, gleichzeitig denken, fühlen, sehen, spüren, riechen, hören ..?

Die innere Vielfalt

Damals gab es (und so, wie es damals gegenwärtig war, will ich es beschreiben) die Kleinen. Und jetzt, als Erwachsene, sage ich liebevoll: Es gibt die *armen kleinen inneren Kinder*, die laut jammern und schreien, die klammern und betteln, die irgendeine nächstbeste Hand suchen und die keine Sekunde länger in dem dunklen Loch bleiben können. Kinder, die Missbrauch und Gewalt erlebt und Entsetzliches gesehen haben.

Und es gibt auch die *inneren Kinder, die reglos im Eck sitzen* und vor sich hinstarren, mit gleichmäßigen Schaukelbewegungen sich einlullen, um nichts mehr spüren zu müssen. Kinder, die gefoltert wurden und die den Tod gesehen haben.

Dann sind da *die etwas größeren inneren Kinder*, die ebenso verletzt und ausgebeutet wurden, die keine einzige liebevolle Berührung erfahren haben, die nicht wissen, was sie wollen: Liebe oder Schläge? Nur irgendeine Form von Kontakt oder gar keinen? Kinder, die gedemütigt und benutzt wurden und die viel Leid sahen.

Es gibt *innere Jugendliche*, in den verschiedensten Facetten, deren Wünsche und Fragen so vielfältig sind wie ihre schlimmen Erfahrungen, die von Abwehr bis Sehnsucht und auch von Frühreife bis kleinkindlicher Retardierung alles zeigen. Jugendliche, deren Seele jahrelang erniedrigt und deren Körper verletzt wurde. Sie haben andere Opfer sterben sehen.

Es gibt die *mütterlichen Anteile*, Beschützerinnen, die das Beste für alle wollen, die fürsorglich und aufopfernd immer wieder versuchen, das sinkende Schiff zu halten, und die bemüht sind, die großen inneren Sehnsüchte irgendwie zu stillen. Frauen, die Kinder auf die Welt gebracht, die großes Leid gesehen haben und nicht helfen können.

Es gibt die *waghalsigen inneren Frauen oder Männer*, die sich „verkaufen" und versuchen, aus der Not eine Tugend zu machen, die ihre Körper nicht spüren, sondern nur hassen und mit derselben Aggression um sich schlagen. Persönlichkeitsanteile, die sich als eigene Personen fühlen, die perverse Spiele mitspielen, weil sie nichts anderes kennen; die ebenfalls viel Leid erlebt und mit angesehen haben.

Und dann gibt es auch noch die *täterloyalen Anteile*, dazu geschaffen, das ganze System aufrechtzuhalten, die teilweise wissen, was passiert, und die schlimmstenfalls genötigt werden, mitzumachen. Einzelwesen, so kommen sie sich vor, die aus dem Dunklen „stammen" und die sich das Denken der Täter zu eigen machen.

Und es gibt noch jede Menge weiterer „Zwischennuancen" ...

Jetzt wünsche ich mir, die LeserIn würde einmal kurz innehalten und versuchen, sich diese Vielfalt (von Gefühlen und von Gedanken, von Hoffen und Bangen, von Wünschen und Abscheu, von Sehnsüchten und Ekel, von Ziehen und Zerren, von Entsetzt- und Gelähmt-Sein, von Verharren und Wegrennen-Wollen bis hin zur absoluten Gleichgültigkeit) einmal vorzustellen. Also einen Versuch zu starten, dieses Verwirrende und Gewaltige, stets äußerst Bedrohliche annähernd zeitgleich, nacheinander, nebeneinander, versetzt oder überlappend zu spüren, zumindest zu denken oder wenigstens als wahr stehen zu lassen.

Denn alles ist wahr gewesen und alles ist da gewesen. Fast immer so oder so ähnlich ist die schlimme innere Wahrheit und auch die schreckliche äußere Wirklichkeit von sadistisch gequälten Opfern. Oftmals ist sogar alles irgendwie gleichzeitig da. Man will wegrennen, sterben, kotzen, sich opfern, will, dass es aufhört, will nichts mehr hören, nichts mehr sehen und nichts mehr spüren; die Beine scharren, die Arme schlagen, der Körper ist gelähmt, Gedanken sind „ver-rückt", Gebrüll zerreißt das Trommelfell, der Blick ist starr, die Augen suchen nach Halt, das Herz wird kalt und die Seele ist schon lange übervoll und zugleich vor Entsetzen leer. Und neben all dem frohlocken die Täter, sie streicheln und schlagen, sie brüllen und flüstern, sie fordern und geben, sie bringen und holen den Körper ab; sie lassen leben oder auch nicht ...

Niemand weiß, wann was dran ist!

Keiner weiß, wann wer dran ist!

Mitten in dem ganzen Wirrwarr, wenn nichts und niemand sicher ist, und man nichts anderes kennt als diese ver-rückte Wahrheit, will man einzig weg (oder doch nicht?). Will, dass es aufhört – egal wie (und dennoch bleibt man sitzen, warum nur?).

Vielleicht erkennt man das Chaotische, vielleicht spürt man aber auch nichts. Man weiß nicht, was man tun soll und man weiß nicht, wohin man muss, will oder kann, denn man kennt nichts anderes und traut niemandem. Bis zu diesem Zeitpunkt im Leben gab es kaum einen Blick, keine Geste und keine Hand, die einem gereicht wurde, um wenigstens aufstehen zu können und sich „nur" einmal umzudrehen.

Wie gut und voll Hoffnung, wie beängstigend und voll Misstrauen – und doch wie wichtig und lebensrettend, wenn einem zum ersten Mal die Hand gereicht wird (... und wie soll es anders sein? Die innere Ambivalenz will sich an der Hilfe festhalten und will sie wegschlagen. Wie immer ist beides zugleich da.).

Auch wenn es lange her ist – hier muss ich selbst erst einmal tief durchatmen.

Innere Konflikte

Nun möchte ich versuchen zu beschreiben, wie diese inneren Leidensgenossen, diese „Gegner" (denn das waren sie auch – was sonst? – wenn die einen dringend wegwollten und mindestens einer sich ans Bleiben klammerte), diese so verschiedenen Notleidenden (Not hatten alle da innen, wenn auch manch eine/r das nicht sofort zugeben oder sehen konnte) dennoch an einen gemeinsamen Ausgangspunkt zu bringen waren.

Dazu muss man erstmal die inneren und äußeren Fronten und Kampfplätze beachten. Im Innern gibt es anfangs Oppositionen und Seilschaften, denn es gibt Sympathisanten und Mitläufer, es gibt die Teile, die sich nichts mehr wünschen als wegzukommen, und es gibt auch mindestens den Teil, der um das vertraute Dunkel kämpft, weil das bisher sein Leben war. Dieser Kampf der Gegensätze – hier weg, dort bleiben wollen – war allein schon Zerreißprobe und große Anstrengung.

Auch nach außen hin bildeten sich während der Phase des Ausstiegs aus dem Täterkreis verschiedene Fronten, die an mir und in mir auf ihre Art und Weise zogen und zerrten. Da waren auf der einen Seite die inneren Opfer und ihre Helfer, die sich verbündeten, um ein gemeinsames Ziel, die Befreiung, anzupeilen. Auf der anderen Seite waren die Täter; auf ihrer Seite war mindestens ein loyaler innerer Helfer. Auch sie bildeten eine zugkräftige Verbindung.

Innere „dunkle Helfer", bewusst von den Täter geschaffen, arbeiteten also nun im eigenen Innern gegen die Befreiung der – meiner – Persönlichkeit. Wie sollte man das denken oder gar bewältigen können? Wie eine Lösung finden?

Was passierte, was musste passieren?

Zu Beginn dieser neuen, lebenswichtigen Entwicklung war es wohl nicht anders möglich, als dass die eine Seite (die mit der äußeren Helferunterstützung) den inneren „Gegen-Teil" die ersten Meter gegen seinen Willen weg- bzw. mitziehen musste und ihn damit auch verletzte – leider.

Dass das Gegenwehr zur Folge hatte, bedarf keiner Erklärung. Ein so „starker Kerl" im Innern lässt sich nicht ziehen und schon gar nicht verletzen. Also zog er erstmal zurück und schlug um sich. Er koalierte nun erst recht mit den Tätern, stellte sich gegen die Helfer und war bereit, alles zu tun, auch sich zu opfern.

Das war eine ganz heiße Phase während des Ausstiegs. Diesem „noch dunklen Teil" musste – wieder leider! – erbarmungslos der Spiegel vorgehalten werden. So konnte und musste er erkennen, was die dunklen Mächte wirklich taten und tatsächlich mit ihm planten. Er musste erkennen – und das tat heftig weh –, wie sehr er ausgenutzt wurde und wie wenig „besonders" er war und dass von den Versprechungen der Täter, von wegen auserwählt zu sein und befreit zu werden, nichts, aber auch gar nichts wahr war.

Im Gegenteil: Er wurde für die schlimmsten Taten benutzt und sollte zum Schluss auch nur „ganz gewöhnlich" geopfert werden; das war der Plan. Und dann, als ihm, dem „Alt-Verbündeten", in der inneren Diskussion dies alles nach und nach gezeigt wurde, weil nun im Innern die Informationen besser flossen und er es tatsächlich erkannte, saß dieser am Boden zerstörte, ehemals loyale Teil nicht nur vor einem großen Scherbenhaufen, sondern inmitten der schneidend scharfen Splitter des Dunklen und konnte sich nicht mehr rühren.

Wie denkt man diese ganze Komplexität zu Ende? All das war in einer Person aktiv!

Die Helfer und die inneren Anteile, die dazu in der Lage waren, mussten nun dem eigentlich so kräftigen Teil, der jetzt nur ein Häufchen Elend war, die Hand reichen, dass er wieder aufstehen konnte, ohne sich dabei zu sehr zu verletzen. Aber dunkle Taten und ein Sich-Lösen von der Finsternis bleiben nicht ohne fühlbare und sichtbare Wunden.

Unbeschreiblich schlimm sind die Gefühle, wenn man sich selbst in die noch finsteren Augen sieht und wenn man nicht ahnen, geschweige denn wissen will, was die Hände, die man sieht, getan haben – wozu sie gezwungen wurden. Und doch war in dieser schier unerträglichen Phase des Ausstiegs genau dies der erste so wichtige Schritt in Richtung Befreiung und auch hin zur inneren Versöhnung.

Ab jetzt ging es in *eine* Richtung, langsam zwar und mit Schmerzen und Rückschlägen, aber es ging in eine gemeinsame Richtung. Dabei muss man berücksichtigen: Viele Anteile kannten sich gegenseitig noch kaum oder gar nicht, alle waren zunächst mit sich selbst beschäftigt und die anderen erschienen fremd. Zudem war jeder Schritt, der gegangen werden musste, neu.

Zunächst war am wichtigsten, den größten Schmerz des zutiefst verletzten „Ex-Loyalen" mitzutragen, seine Verzweiflung so gut wie möglich zu lindern, ihn spüren zu lassen, dass er angenommen wird. Unbedingt musste er spüren, dass die Helfer auch auf seiner Seite waren, dass auch er akzeptiert und gewollt war in der neuen hilfreichen „Verbündung" (mein Wort für eine Kombination von Verbindung und Bündnis). Als das geschafft war, als er erahnen konnte, dass dieses Bündnis, diese Verbindung halten würde, konnte man ganz langsam anfangen, sich auf ihn zu stützen. Seine Kraft war immens, das ahnten alle. Wie sonst hätte er so lange alles aushalten und das System tragen können?

So ließen die Schmerzen der tiefen Verletzung und auch die der eigenen Schuldgefühle ganz langsam nach. Die Wunden konnten Schicht für Schicht heilen, vor allem nachdem alle peu à peu erkannt hatten, dass niemand zu keinem Zeitpunkt eine tatsächliche Wahl gehabt hatte:
⤳ Wenn man wegrennen wollte, waren die Beine gelähmt.
⤳ Wenn man nein sagte, hörte das keiner.
⤳ Wenn man sich wehrte, wurde alles noch schlimmer.
⤳ Wenn man sich opfern wollte, war der Überlebenstrieb im Weg.

···⟩ Und man hatte nie die Entscheidungsgewalt, sich als nächstes Opfer anzubieten. Dafür war der Plan der Sadisten zu perfide: eine unter Todesdrohung erzwungene „Wahl".

Eine sehr schmerzhafte Phase muss der Vollständigkeit halber hier noch erwähnt werden: Der Moment, als die Gesamtpersönlichkeit im vollen Ausmaß erkannte, dass alle Facetten, alle der „Vielen" Teile von ihr bzw. in ihr sind und dass alles (auch alle Taten) zu ihrem Körper, zu ihrer Seele gehören.

Dieses Aufheben der Dissoziation, dieses Auflösen der multiplen Persönlichkeit, löste wiederum zunächst unerträgliche Gefühle aus – denn das Viele-Sein hatte gerettet und geschützt. Ab jetzt aber musste man die brutalen Wahrheiten aushalten, ob das möglich schien oder nicht, ob man das denken konnte oder nicht, ob einen die Gefühle zerrissen oder nicht. Denn: Es ist *ein* Körper (wenn auch die Seele zersplittert war). Ob es dabei wirklich Hilfe gibt? Vielleicht nur Zeit und Güte, das Verzeihen und sich selbst Vergeben-Lernen.

Gemeinsamer Weg

Welche Erleichterung für alle in mir, als zu spüren war, dass auch die Helfer lernten, mit den dunklen Seiten umzugehen und Vorverurteilungen in allseitige Verarbeitung mündeten. Dass helfende Menschen nicht mehr ablehnend oder mit Angst reagierten, sondern erkannten, dass diese Teile so gemacht wurden und letztendlich auch Opfer waren. (Mir war nur allzu gut verständlich, dass die Helfer anfänglich geschockt waren und dass die „nachtschwarzen" Seiten in mir ihnen Angst machten. So ging es mir als Alltagsperson ja auch. Um wie viel mehr mussten meine Erfahrungen und Erlebnisse den Menschen, die mich mochten, schrecklich erscheinen? Außerdem koaliert es sich leichter mit Opfern als mit täterzugewandten Anteilen.)

Der banale Satz, „gemeinsam stark sein", hatte in der ersten Zeit in meinem Innern eine sehr große Bedeutung. Auch wenn es immer wieder zu Ausbrüchen und Rückfällen kam, weil die einzelne Not so groß war oder es Enttäuschungen gab, konnten alle spüren, dass es nur möglich war, sich zu befreien und zu leben, wenn jeder innen mithelfen würde und die gemeinsame Richtung stimmte.

Die gemeinsame Geste, als dem „starken Häufchen Elend" des ehemals mit den Tätern verbündeten Anteils, der nach dem Wahrheitsschock in den Scherben seiner dunklen Welt saß, innerlich die Hand gereicht wurde, war das Schlüsselerlebnis, der Ausgangspunkt für diese neue Richtung. Es war der absolute Tiefpunkt, aber auch der Neuanfang. Von hier an konnte immer wieder weitergemacht werden, wenn auch oft im mühsamem Krebsgang. Doch irgendwann waren alle auf ein und demselben Weg – und nur das zählte.

Fazit

Ich weiß nun nicht, ob es mir gelungen ist, ansatzweise die Komplexität und Viel-schichtigkeit zu beschreiben. Sicherlich habe ich auch einige der vielen verdrehten „Spiele" und Gedanken- bzw. Gefühlsgebilde vergessen oder auch verdrängt. Aber ich wünsche mir,

⟶ dass deutlich wurde, wie unüberschaubar und schauerlich das innere Knäuel eines solchen Viele-Seins sein kann,

⟶ dass ebenso deutlich wurde: Es kann einen gemeinsamen Ausweg geben und

⟶ dass deutlich gemacht werden konnte: Es ist möglich, sich aus den äußeren Fängen der Täter und der inneren Verwirrung zu lösen.

Mit welchem Ergebnis? Es geht ja um nichts weniger als um ein neues, besseres Leben, in dem Vertrauen und Liebe eine große Rolle spielen. Und das trotz des miserablen Starts ins Leben: Es ist ein Kampf, der sich lohnt und der gelingen kann.

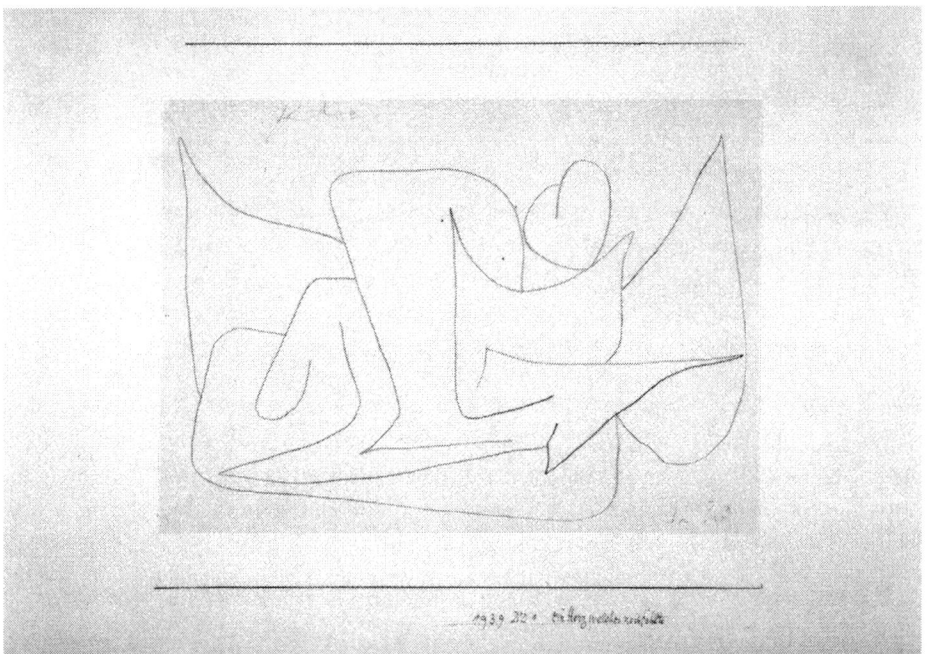

7. Ein Programm

Hier beschreibt Pauline Frei ein Beispiel für eine der unter Gewalt erzwungenen posthypnotischen Suggestionen, die man im Zusammenhang mit destruktiven Kulten und Zwangsprostitution „Programm" nennt. – *Michaela Huber*

Schicksalsweg

Manche Wege muss ich gehen,
weil ich Sehnen in mir trage,
weil die eine Schicksalsfrage
mich noch lebenskräftig hält.

Manche Wege darf ich fließen,
wie der Bach in seinem Lauf
zwischen Bergen noch und Wiesen
mich zu finden in der Welt.

Manche Wege kann ich fliegen,
wie die Wolken mit dem Wind
die den Gipfel überstiegen
und doch heil geblieben sind.

Manche Wege muss ich gehen,
weil in mir die Sehnsucht brennt
anzukommen, zu verstehen
was mein Herz bislang nicht kennt.

Hell das Licht hinter den Bergen,
buntes Leben uferlos.
Vielleicht lasse ich mein Leben
und mein Schicksal endlich los.

Von dem Moment an, als ich wusste, ich kann mich entscheiden und spürte, ich bin der Sieger über das dunkle Schicksal, war mein Weg weniger steinig und quälend und ich fühlte mich immer stabiler. Dennoch muss ich auch heute ab und an schmerzlich erleben, dass es doch noch eine Stelle in mir gibt – wie diese blattgroße Stelle auf Siegfrieds Schulter, so kommt sie mir manchmal vor –, die mich immer wieder verwundbar sein lässt.

Auch heute noch, so viele Jahre nach meinem Ausstieg aus dem dunklen Täterkreis, kommt es mir in manchen Situationen so vor, als hätte ich keine wirkliche Wahl; und dann gerät jeweils für ein paar Tage, manchmal Wochen, meine sichere Welt ins Wanken. Grund dafür sind nicht Überlegungen aus mir heraus oder das Wiedererleben schlimmer Situationen, sondern ein immer gleiches Gedanken- und Gefühls-Karrussel, das – einmal angestoßen – lange und quälend in mir kreist, bis es endlich wieder Ruhe gibt: das Lügen-Programm. Wenn es läuft, bin ich trotz klaren Verstandes mit Zwangsgedanken beschäftigt, dass ich selbst schuld sei an allem, was mir Leid macht und dass ich mir keine Hilfe holen darf, weil ich doch nur lüge.

Leider hat mich auf meinem Weg eine schlimme Nerven-Krankheit erwischt. Darum hatte ich nicht mehr die Kraft und Möglichkeit – ich war körperlich schon zu geschwächt –, das scheußliche Programm, ein „Geschenk" der Sadisten, in mir zu löschen, sozusagen für dieses Programm den endgültigen „Aus-Knopf" zu drücken.

Was ist ein Programm?

Da viele Menschen nicht wissen, was ein „Programm" ist, möchte ich hier kurz erklären, wie ich es erlebt und verstanden habe: Wenn Menschen einem Kind, einer Jugendlichen oder Erwachsenen ihren unbedingten Willen aufzwingen wollen, können sie diesen sozusagen in Form einer Endlosschleife, die auf einen Auslöser hin anfängt zu kreisen, „einpflanzen". Meist handelt es sich um eindringlich vorgebrachte Befehle in Verbindung mit der Zufügung großer Schmerzen.

Das „Lügen-Programm" ist etwas in mir schmerzhaft Kreisendes, das mich immer wieder gequält hat und in verschiedensten Varianten zurückgekommen ist. Irgendetwas zog und zieht mich in eine bestimmte Richtung, nämlich in die, die vom Programm vorgegeben wurde und das „Etwas" wurde und wird, z.B. von bestimmten Worten oder Zahlen, immer aufs Neue angestoßen oder – wie man in Fachkreisen sagt – getriggert. Ich erlebe es als ein ewiges Kreisen auf den verschiedensten Ebenen, und ich selbst hatte und habe in mir und außerhalb von mir keine Handhabe, das zu stoppen oder auch nur zu bremsen. Es ist für mich ein fühlbares „Etwas", das bewusst und wissentlich in meinem Inneren angelegt und geschaffen wurde, eigentlich mit dem Ziel, mich zu verletzen, zu vernichten und mindestens, mich zu lenken.

Heute erdulde ich zum Glück nur noch die eher milde Form des kreisenden „Programmdenkens"; früher jedoch nahm es unerträgliche und oft lebensbedrohliche Formen an.

Schmerzhafte Rückschläge

So viel ich auch gelernt habe und wie weit die zurückgelegten Wege auch waren, wie groß die Veränderungen in meinem Leben – Alternativen! Selbstständigkeit! Jederzeit und für mich noch undurchschaubar kann wieder so ein Seitenhieb, so ein Rückschlag kommen. Dann wird der Knopf in meinem Innern gedrückt, und mir ist, als würde, ohne Vorwarnung und ohne Gelegenheit, mich dem entziehen oder mich schützen zu können, mir mit einem Ruck der Boden unter den Füßen weggezogen.

Wie gesagt, bei Weitem nicht mehr so oft und auch nur noch in sozusagen potenzierter Verdünnung erreichen mich im Alltagsbewusstsein die Auswirkungen der implantierten Bosheiten. Wenn jedoch das scheußliche Programm einmal getriggert ist, dann habe ich keine Stoppmöglichkeit, denn das, was in mich „gepflanzt" wurde, läuft hartnäckig und belastend ab. Es „besetzt mich", steuert mein Denken und Fühlen, zumindest für eine gewisse Zeit.

Allein das tut verdammt weh – immer wieder aufs Neue. Hinzu kommt eine bohrende innere Verzweiflung, und danach bin ich nur noch traurig, dass es so ist, dass ich es nicht geschafft habe, das loszuwerden oder, andersherum, dass diese Menschen immer noch, wenn auch indirekt, diese Macht haben, den „Programm-Kreisel" in mir anzustoßen und dass ich ihn aushalten muss. Selbst heute, Jahrzehnte später, habe ich keine Chance, mich im Vorfeld vor dem zu schützen, das mir als Kind aufgezwungen wurde. Das sind die Tücken des Programms und ganz offenkundig dessen Ziel!

Weil ich das einmal angestoßene Kreisen nicht mehr bremsen kann, muss ich warten, bis es sich wieder auspendelt und nach einer Weile von alleine zur Ruhe kommt, bis der Schreck, der Schmerz, die Angst und auch die Verzweiflung wieder von mir und meinem Innenleben „verstoffwechselt" sind. Als hätte ich eine Giftspritze erhalten, deren Folgen im Organismus ich erst aushalten und dann „ausschwitzen" muss.

Worin besteht das Gift? Heute – im Gegensatz zu früher, wo durch das Programm ultimativ Zwangshandlungen wie Selbstverletzungen oder Kontaktaufnahme zu den Tätern gefordert wurden – sind es „nur" noch Gedanken und Gefühle, wie: „Ich bin schuld" oder: „Ich bin eben schwach", die mich quälen. Aber das langt mir wahrhaftig. Bei jedem Erfolg und Misserfolg, bei vielem was geschieht immer wieder zwanghaft zu denken, man sei eben doch schuldig und man sei eben zu schwach, das ist einfach zermürbend.

Strategien gegen das Programm

Eine hilfreiche Strategie rettet mich gegenwärtig in diesem Denk- und Gefühls-Kreisel. Es ist das prüfende Nachspüren und Besinnen auf all das, was auch in dem Moment, wo bereits das Programm in mir läuft, noch sicher und wahr ist. Ich nenne es „auf die sichere Plattform gehen". Ich versuche, wenigstens die minimalen Sicherheiten in mir heraufzubeschwören und sie zu spüren, um zu wissen, was gewiss und unwiderlegbar ist. Und wenn ich mich dort halten kann, dann erträgt sich das quälend langsame Auspendeln des Programms etwas leichter.

Und inzwischen kann ich Gott sei Dank etwas dagegensetzen: Erstens mein Wissen, dass mir keiner mehr Gewalt antut und antun kann. Zweitens, dass in meinem freien Leben liebevolle Menschen um mich sind, die sicher an meiner Seite bleiben. Und drittens spüre ich, dass ich stärker bin als diese kranken Menschen, die mir das angetan haben, denn ich habe Liebe und Licht in mir.

Aber ich muss auch erleben, dass ich, im Gegensatz zu meinem sonst so sicheren „Wahl-Wissen", in dieser Situation leider keine Entscheidungsfreiheit habe, läuft doch das, was man in mir angelegt und verankert hat, zum x-ten Mal ab, ohne Stopp-Möglichkeit meinerseits. Doch habe ich den Ansatz und die Absicht wieder erkannt (manchmal „schleicht" es sich ein und dann muss ich prüfen: Fühle ich mich tatsächlich gerade wegen etwas schuldig oder ist es das Programm?), dann wird es zumindest erträglicher und die bitteren Schwingungen können peu à peu nachlassen.

Ich sage das, damit nicht vergessen wird, wie penetrant und wie lange die zerstörerischen Programme wirken können. Dass sie keine Persönlichkeitsschwäche darstellen, keine Schuld und kein Ausdruck dessen sind, dass man doch verloren ist. Vielmehr ist es das, was diese kranken Menschen mit einem gemacht haben, wenn sie immer und immer wieder solche „Bekenntnisse" von Schuld und Schwäche verlangt haben, wenn sie einsuggeriert haben, dass man das eben immer wieder erleben werde, und Letzteres ist leider oft die Realität von systematisch gequälten Menschenkindern.

Es ist scheußlich und verachtenswert, wenn Kinder von Sadisten so „bearbeitet" (ich will nicht sagen „abgerichtet") werden, dass, wie bei einer Schallplatte, eingefräste innere Rillen immer wieder dasselbe „Lied abspielen", selbst Jahrzehnte später; dass dieses „Lied" auf irgendwelche Auslöser hin anspringt und im Sinne der Täter abläuft. Dennoch bin ich froh, dass es letztlich niemals siegt.

Und so bin ich trotz allem nicht den Täter-Wahrheiten ausgeliefert. Trotzdem habe ich es aufgeschrieben, weil ich ausdrücklich alle Kinder, Jugendlichen und Erwachsenen ermutigen möchte, sich nicht mit solchen eingetrichterten quälenden Mustern abzufinden, sondern – so weit wie möglich – alle zugrunde liegenden Traumatisierungen zu bearbeiten. Viele Menschen können nämlich auch den Weg gehen, der für mich leider zu kräftezehrend gewesen wäre – die Traumabearbeitung. Ich konnte ihn nicht bis zum Ende fortsetzen, konnte nichts mehr gegen das Programm machen. Sich nicht abzufinden, immer weiter zu arbeiten, solange die Kräfte reichen, dazu möchte ich alle, die Ähnliches erlebt haben, ausdrücklich ermutigen.

8. Die dunklen Innenanteile helfen

Mit diesem Text möchte ich versuchen, eine Lanze für die „dunklen" Innenanteile, die es lange Zeit auch in mir gab, zu brechen.

Mut
Mut haben.
Mutig sein.
Mut entdecken.

Unangemeldet kommt er herbei.
Als vorwitziges Wundern.
Schmerzliches Mühen.
Als Loslassen dunkler Melancholie.

Öffnen,
Dasein erlauben.
Liebe genießen.
Jetzt Sein.

Glaub ich an meinen Mut,
schenkt er Unerwartetes.

Ihn spüren macht stark,
So-Sein macht frei ...

Trotz guter Distanz kann ich mich noch genau an den Schrecken erinnern, als mir wirklich bewusst wurde (glücklicherweise erst, als ich schon seit vielen Jahren in Sicherheit lebte), dass es in mir auch innere dunkle, täterloyale Anteile gab. Schier unerträglich war diese Erkenntnis. Und wie schwer fällt es mir noch heute, das zu schreiben! Die „eigene", den Tätern gegenüber loyale dunkle Energie zu spüren, zu erkennen, ist selbst heute nach so vielen Jahren, nicht leicht.

Lange habe ich gebraucht, bis ich verstand, dass ich oder wir (als Begriff für alle Innenanteile) trotz aller Wucht und Gefahr nicht per se ein „schlechter Mensch" sind, bzw. dass die Anteile nicht per se schlecht sind. Dabei half mir das Bild eines zersplitterten Spiegels: Begegnet man in einem der vielen Splitter dem Dunklen, dann ist es nur dessen Spiegelbild. Dennoch tat es verdammt weh, mit diesen Splittern in Berührung zu kommen.

Erste Reaktionen auf die dunklen Anteile

Jahrzehntelang ein ausgeliefertes und „auserwähltes" Opfer zu sein, war sehr schlimm und ich brauchte viel äußere Hilfe, um mich überhaupt aus dem Loch der Verzweiflung und Schmerzen befreien zu können und die ersten Schritte hin zum freien Leben zu schaffen.

Helfende Menschen (Familie, Freunde, Ärzte, Psychotherapeuten, Klinikmitarbeiter), die meine Not und Verzweiflung wahrnahmen und sie aushalten konnten, stürzten herbei (von dem Moment an, an dem ich nach ihnen um Hilfe rufen konnte), um zu trösten und um zu helfen. Das tat gut.

Doch als mit der Zeit sowohl ich als auch die Helfer erkannten oder nur erahnten, dass es auch Teile gab, die tendenziell zur anderen Seite gehörten (weil sie es nicht anders kannten), drohte mehr als einmal die Beziehung zu kippen, denn diese Ahnung war für alle Beteiligten einfach zu beängstigend. Manchmal rüttelte sie heftig am Menschenbild der Helfer. „Wie kann es überhaupt Menschen geben, die so etwas tun?", lautete die eine Frage. Die andere: „Wie um alles in der Welt kann man, wenn man denen ausgeliefert war, auch nur ein gutes Haar an ihnen finden, geschweige denn, innerlich mit ihnen verbunden sein?"

Und es gab eine große Sorge: Es war nicht abschätzbar, ob – und wenn ja, welche – Gefahr von dem dunklen Bereich in mir ausging. Bei einigen Helfern setzte daher eine Art Reflex ein: „Mit Tätern wollen wir nichts zu tun haben, also lieber auch nicht mit Ihnen." (Dabei wurde nicht berücksichtigt, dass es sich um einen Teil von Vielen handelte und dass dieser Teil – da zu mir gehörend – letztendlich auch Opfer war.)

Ich/wir und auch die Therapeuten standen vor fast unlösbaren Fragen:
⋯⟩ Wie kann es sein, dass es Teile gibt in einer ansonsten freundlichen Frau, die Opfer von Sadisten wurde, die mit diesen Sadisten loyal sind?
⋯⟩ Wie ist es möglich, dass sie sich den Tätern angeschlossen haben?
⋯⟩ Wie ist es nur möglich, dass sie ideologisch die Täter verteidigen, während der Großteil der Persönlichkeit so sehr litt und unbedingt davon wegwollte?
⋯⟩ Wie war und ist so etwas nur möglich?

Zum allseitigen Unverständnis gesellte sich gelegentlich auch eine „Vorverurteilung" in der Art: „Dann ist sie auch so wie die Täter." Meist jedoch waren Angst und Unsicherheit im Vordergrund. Das konnte ich gut verstehen, denn ich hatte auch Angst.

Das „Stockholmsyndrom"

Eine Information aus einer ganz anderen Ecke half mir schließlich, die erste Hürde zu nehmen: überhaupt in Richtung Täteranteile denken zu können.

Beim sogenannten „Stockholmsyndrom" wenden Geiseln sich empathisch den Tätern zu, weil sie keinen anderen Ausweg sehen, weil ihre Seele sich auf diese Art und Weise rettet oder weil es ihnen eine Art Schutzgefühl gibt, in der Nähe zu den Tätern wenigstens irgendetwas zu „haben", zu spüren und tun zu können. Ich hörte, dass man sagte: „Die Armen, was sollten sie sonst tun? In der ausweglosen Lage hatten sie kaum einen andere Chance, was blieb ihnen auch?" Das waren Reaktionen auf Verhaltensmuster von Geiseln oder Gefangenen, die offenbar akzeptiert wurden.

Diese Information, dass es zumindest etwas Ähnliches gab, nahm mir ein wenig von dem Schuldgefühl. Es war beruhigend zu hören, dass auch andere Opfer Wege suchen, um zu überleben und dass es dafür in der Fachwelt Verständnis und Erklärungen gab. Aber wirklich weiter brachte mich das Wissen nicht, weil die wichtigen Fragen noch unbeantwortet blieben: Wie kann man mit geschaffenen täterloyalen Innen-„Personen", die immer wieder am Alltags-Ich vorbeiagieren und womöglich zu allem fähig sind (diesen Gedanken konnte ich lange gar nicht zu Ende denken) umgehen? Was kann uns helfen? Wie können die Helfer das mittragen?

Mein Alltags-Ich und alles innen Helfende, das um zunehmende Sicherheit im Alltag bestrebt war, dachte die ganze Zeit in Richtung der äußeren Helfer: „Hoffentlich bleibt ihr da." Und zu sich: „Wie gut wäre es, wenn sie dablieben." Und das, obwohl Angst und Schrecken herrschten und obwohl die „anderen" Anteile oft ziemlich bedrohlich schauten und sprachen, wie mir, dem Alltags-Ich, berichtet wurde. (Für einen Alltag ohne Gedächtnislücken brauchte ich eine ganze Weile.)

Lähmung

Noch viel bedeutender war: Wie konnte ich, wie konnten wir, diese Wahrheit und innere Realität aushalten? Was führte aus dem Dilemma heraus, Sicherheit zu wollen und in Teilen das Gegenteil anzustreben?

Nach dem ersten großen Schock des Erkennens und Wahrnehmens, dass es „Dunkles" in mir gab, setzte einerseits eine Art Lähmung ein, anderseits brach ein großes Chaos aus. Es tat so weh, dass ich es nicht beschreiben kann. Im Innern kreiste es:
⋯⟩ Wie ist es aushaltbar?
⋯⟩ Wie ist es balancierbar, hier das große Leid, dort die finstere Realität im Innern?
⋯⟩ Wie kann ich mich, wir können wir uns je wieder im Spiegel ansehen?
⋯⟩ Wie können wir Hilfe von lieben Menschen annehmen, wenn nichts tatsächlich sicher ist?
⋯⟩ Wie kann man zu uns liebevoll sein, wenn die Wahrheit so grausam ist und wenn im eigenen Innern der eine oder andere von den Tätern gemachte Helfer aktiv ist?

···⟩ Wie können die inneren Kinder und andere Leidende getröstet werden, wenn das Monster hinter der eigenen Tür sitzt (so dachte ich und hoffte lange Zeit zugleich, dass es so nicht ist)?

Ich musste erfahren: Erst einmal gab es leider gar keine Antworten auf diese vielen Fragen.

Die Präsenz der inneren dunklen Anteile mit ihrem ganzen Ausmaß zu erahnen, war ein veritabler Schock für uns. Ich glaube, ich habe das nie wirklich ausgesprochen, weil ich, als Alltags-Ich, mich einfach zutiefst erschrocken und geschämt habe. Im Schock war zu spüren, wie schmal der Grat war zwischen: „nichts dafür können" und „doch Manches dafür tun". Und weiter kreisten die Gegensätze und die Gleichzeitigkeiten im Innern:

···⟩ Wir hatten keine andere Wahl, aber etwas in uns hatte sich entschieden.
···⟩ Wir wurden dazu gemacht, und etwas in uns hat mitgemacht.
···⟩ Wir wurden gestaltet, und etwas in uns hat gedanklich mitgeformt.
···⟩ Wir waren ausgeliefert, und etwas in uns dachte ans Ausliefern.
···⟩ Wir saßen im tiefen Loch, und etwas in uns trat uns in die Tiefe.
···⟩ Wir waren innerlich endlos verzweifelt, und zugleich strebte etwas zum Handeln.

Durch diese bodenlose Tiefe und diesen Schmerz mussten wir gehen, wir mussten uns aushalten, mit allem, was dazugehörte und mussten uns, mit der Summe dessen, was wir waren, ansehen und ertragen. Der wichtige, aber so schmerzhafte Schritt war, das schier Unerträgliche erkennen, dass es die dunklen inneren Anteile gab und dass, wenn wir ehrlich waren, nichts wirklich sicher war. Auf vielen Ebenen Opfer sein und auf mindestens einer Ebene auch den Tätern zugewandt sein (weil so gemacht): Wie hält man das aus?

Was mit uns gemacht wurde

Man sagte: „Nur durch Dissoziation habt ihr überlebt. Weil es Aufspaltung gab, konntet ihr euch erhalten." Aber das war mir kein Trost, denn es stimmte nur zum Teil. Wir wurden nämlich auch zu Teilen gemacht, die man rufen, zu Teilen, die man quälen konnte und zu mindestens einem internen „Ansprechpartner", damit die Sadisten noch besser ihre Ziele verfolgen konnten.

„Das alles ist noch viel komplizierter und auch noch verrückter, als die akzeptierte Reaktion der armen Seele von Entführungsopfern, wenn sie sich dem Täter unterwerfen", dachte es in mir. Denn diese dunklen Teile wurden gemacht von den Tätern, als ein Teil von ihnen in mir. Sie haben wissentlich im Innern eine solidarische „Verbündung" (ein Wort, das Verbindung und Bündnis gleichzeitig ausdrücken soll) geschaffen, um für ihre Machenschaften Hilfe und Unterstützungen direkt von der Opferseite zu bekommen.

Heute denke ich: Es war so perfide, denn nicht nur die Seele suchte Rettung durch Aufspaltung und vielleicht auch durch braves Verhalten, um zu überleben, sondern auch die Täter nutzten wissentlich die Dissoziation für ihre Zwecke aus.

Es gab besonders einen Anteil, der in gewissem Ausmaß mit den Tätern koalierte. Er war also da, ob wir das wollten oder nicht, ob das die Helfer erst mal abstieß oder nicht, ob das gut war oder nicht: Er war da und er wirkte. Und er war ein Teil von uns. Was das hieß, welche Konsequenzen das hatte, erkannte ich erst viel später. Als wir wirklich begriffen, uns bewusst wurde, dass die dunklen Anteile eine Portion Zugewandtheit zu den Tätern und Gedanken an ein „Auserwählt-Sein" hatten, waren wir glücklicherweise in äußerer Sicherheit.

Damals spürten wir mit Erschrecken: So eingebunden und machtvoll war alles Dunkle, innen und außen, dass dieses „Programm" und diese Steuerung niemals ein Überleben erlaubten. Zum Programm möchte ich noch hinzufügen, dass mir das damals nicht als solches bewusst war. Was ist ein Programm? Woran kann ich es erkennen? Das waren Fragen, die mich auch später noch lange beschäftigten und worauf ich erst viele Jahre danach eine Antwort bekam (siehe S. 243ff.).

Erster Kontakt mit den dunklen Innenanteilen

Als wir uns in der Klinik trauten, uns dem dunklen Thema zuzuwenden und begannen, symbolisch an der Tür der finsteren Mächte zu rütteln, und als wir über den Einfluss der unbegreiflichen Autoritäten sprachen, legte sich – nur so kann ich das im Nachhinein deuten – im Innern ein Hebel um. Wie von einem auf den andern Moment wurde das Schwarze, die Loyalität zum Dunklen, nach außen getragen, gezeigt und gelebt. Bis dahin war ein deutliches äußerliches Dunkel-Sein nicht nötig gewesen, hatte das Dunkle doch vorwiegend – leider sehr machtvoll – im Innern gewirkt. Es bedurfte weder schwarzer Kleider noch okkulter Dinge, was sich plötzlich, durch das Umlegen des inneren Hebels, vollständig änderte.

Zuerst wussten wir gar nicht, woher all das Wissen über Okkultistisches kam, es war einfach da. Und wir schauten anfänglich erstaunt und erschrocken zu, wie ein Zuschauer in einem makabren Theaterstück, als das ganze Erscheinungsbild und Empfinden sich verwandelte, als selbst das Zimmer zu einer Art Schrein wurde und wir uns mehr und mehr, zwanghaft aber öffentlich sichtbar, durch schwarze Kleidung, Schmuck und auch durch distanziertes Verhalten zu den Mitmenschen, vom „Normalen" entfernten und in die Kultwelt abtauchten.

Sich herangewagt zu haben an die dunklen Teile und vor allem an die dunklen Mächte, war offenbar der Auslöser. Für die finsteren inneren Anteile schien es eine Bedrohung und gleichzeitig auch eine Befreiung zu sein, sich endlich zeigen zu können. Sie waren schließlich stolz auf ihr Auserwählt-Sein, das sie nun offen zeigen konnten, auch zeigen mussten.

Verdrehte Wahrheiten. Bedrohung und Befreiung – alles war gleichzeitig wahr! Einerseits das Dunkle nach außen hin zu leben, Macht zu zeigen, Stolz auf das Wissen und Anderssein zu demonstrieren und es andererseits als Zeichen für: „Legt euch nicht mit uns an, wir sind stärker", einzusetzen – beides war Realität. Unbestritten gab es im Innern bei den finsteren Anteilen auch eine Art „Elitedenken"; man genoss durchaus eine Sonderstellung und die Abgrenzung zum Alltäglichen. All das war gleichermaßen in mir vorhanden, und es war teilweise zum Verrücktwerden.

Die Begleiter außen sahen erst einmal der „Verwandlung" wie gebannt oder auch geschockt zu. Gegen das, was sich da penetrant breit machte (leider!) und sich mit fast grinsender Sicherheit und durchaus auch arrogant zeigte, gab es wenig Eingriffsmöglichkeiten oder Schutz. Heute weiß ich, dass die Helfer überfordert und damals auch noch unwissend waren, dass sie nicht wussten, was sie tun sollten und dass durch die dunkle Energie, die sie erahnten und spürten, ihre eigene Lebenssicht wohl etwas ins Wanken kam.

Was wäre damals gut gewesen?

Versuche ich mich zu erinnern, was damals wohl gut gewesen wäre, fällt mir der nie ausgesprochene Wunsch ein, dass die Helfer mit allen Anteilen in Kontakt getreten wären, dass sie alle Teile mitgenommen hätten auf den Weg. Es wäre gut gewesen, nach dem ersten Erschrecken diese dunklen Anteile nicht zu ignorieren, sondern sie zu sehen und auch nach ihrem Wissen zu fragen, ohne daneben die ängstlichen Innenteile zu vergessen, denn diese brauchten Beruhigung und Trost.

Und wenn ich mich mit meinem heutigen Wissen frage, was damals gut gewesen wäre, dann weiß ich, dass uns in erster Linie Entgegenkommen und Beachtung gefehlt haben. Nicht in dem Sinne von „Was ist das denn für ein sonderbares Wesen?" oder: „Was für eine Arme!", sondern eher fragend: „Was sollte man (wir und sie) sehen, erkennen, verstehen und was könnten wir zusammen lernen aus all dem?" Dazu gehört auch, sich zu trauen, dem Dunklen da innen zuzuhören, was es sagen und zeigen will und nicht nur ängstlich zu- oder gar wegzuschauen. Vielleicht wäre uns dann ein Teil des langen Weges erspart geblieben, denn die dunklen Anteile hätten möglicherweise sehr viel schneller bemerken können – und der Rest der Persönlichkeit auch –, dass wir alle immer nur von den Tätern ausgenutzt worden waren.

Bis zu diesem Zeitpunkt gab es im Innern kein durchgängiges Wissen darüber, was passiert war. Daher klammerten sich manche Anteile in ihrer großen Not immer mehr ans Nicht-Essen und andere an Selbstverletzung – als einzige Möglichkeit, ein wenig

Kontrolle zu haben und sich abzulenken von dem, was sich da unverständlicherweise abspielte. Es gab immer mehr Impulse und Auslöser (Trigger) im Vordergrund, die alle möglichen Handlungen, Reaktionen und Hilfeschreie von inneren Anteilen unberechenbar, wie auf fremden Knopfdruck, auslösten. Praktisch nichts funktionierte mehr im „Alltag", der zu dieser Zeit alles andere als alltäglich war – nicht zu steuern, zu bremsen oder einzugrenzen. Keine Impulse konnten abgefangen werden, nichts war im Vorfeld zu erkennen. Dafür waren die Affekte zu stark und unkontrolliert.

Weder für uns noch für die Helfer war zeitweise feststellbar, wozu welche Handlung „gut" war, wozu sie eingesetzt wurde oder wie sie zu stoppen war. Bei einer Selbstverletzung, die wie automatisch ablief, war z.B. nicht klar, ob sie als Hilferuf zu verstehen war, ob sie „nur" gemeint war, um sich zu spüren, ob sie vom Programm erzwungen wurde oder nötig war, um inneren Druck abzulassen. Niemand wusste, von woher im Innern welcher Impuls kam. So gab es Drohbriefe, und keiner konnte sagen, von welcher Außen- oder Innenperson diese geschrieben wurden und zu welchem Zweck, ob als Hilferuf, ob zum lockeren Kontakt oder als Bedrohung von Seiten des Dunklen. Das heillose Chaos war perfekt.

Das Leben und die Therapie waren ein einziges haltloses verzweifeltes Ringen und Rennen, von dem keiner Ziel oder Richtung kannte. Auf alles – auf neue Kontakte, Hilfen, Zugewandtheit und Beachtung, auf Angst, Trauer und Schmerz und ebenso auf Gefahr und Drohgebärden der dunklen Seite – wurde allerseits reagiert und agiert. Wir waren wie in einem Karussell, das immer schneller, immer schneller wurde und uns mit seiner Fliehkraft an den äußersten Rand dessen, was zu ertragen war, schleuderte. Abspringen war unmöglich, da zugleich verzweifeltes Klammern und Halten reflexhaft eingesetzt wurden. Fast hoffte man auf eine Windböe, die uns losriss, auf einen Fehler im System oder einen Schaden am Motor des Karussells, damit der Horror endlich ein Ende hatte. Und inmitten all dieser Wünsche waren wir gequält von dem beängstigenden Todesgefühl, dass alles jeden Augenblick komplett auseinanderfällt! Auch hier wieder totale Ambivalenz:
⤑ Tiefe Sehnsucht, dass es endlich aufhört und zugleich festes Klammern.
⤑ Wünsche nach Ruhe und zugleich großes Bangen vor der Stille.
⤑ Hoffen auf die Freiheit und Angst vor dem Verlust.

Es kommt zur Konfrontation und das Gleichgewicht gerät ins Wanken

Je mehr wir uns außen mit dem Dunklen beschäftigten, desto mehr innere Gegenwehr und Auflehnung wurde aufgebaut und desto mehr wurde besonders von einem täterloyalen Anteil versucht, mit Zeichen und Symbolen, auch mit Drohung und Opposition, sich abzugrenzen und Stärke zu demonstrieren. Die Programme waren bis dahin so gelaufen, wie sie aus der Sicht der Sadisten wirken sollten und die täterloyalen Anteile hatten es nicht nötig gehabt, sich in den Vordergrund zu begeben. Das innere Zerquälen lief. Aber die therapeutische Beschäftigung, das Sprechen, Verraten und Zeigen der Opferanteile und Leidenden ließ keine andere Reaktion als Opposition und Kraftprotzerei zu. Das ist mir heute klar. Und ich weiß, dass diese Konfrontation, das Aufeinandertreffen der verschiedenen inneren „Fronten", so oder so passieren musste. Aber es wäre schön gewesen, wenn es damals etwas behutsamer möglich gewesen wäre.

Mit „behutsamer" meine ich: War es nötig, dass die Dunklen innen sich so diskreditiert fühlen mussten und angegriffen wurden? Wäre es nicht etwas weniger dramatisch gewesen, wenn man sie von Anfang an angenommen und in den Prozess integriert hätte, anstatt sie als das Böse schlechthin, als das zu vermeidende (gar zu beseitigende) oder zu verurteilende Dunkle zu deuten – oder sie komplett zu ignorieren?

Die im offenen Umgang und in der Aussprache so deutliche Kampfansage an die inneren täterloyalen Anteile kam dem Öffnen eines inneren Ventils gleich. Bis dahin hatte es druckausgleichend und regulierend gewirkt, nun aber war ein Überdruck entstanden, der nur in eine Explosion münden konnte. Die täterloyalen Anteile mussten sich nun wehren, flüchteten sich in völlige Provokation; die anderen Innenanteile hingegen rotierten, verfielen in Apathie und Verzweiflung. Der Fokus hin zum Sich-Opfern wurde nun eindeutig angesteuert.

Was die dunklen Innenpersonen bislang auf ihre Art kontrolliert hatten, wie sie innen wirkten und das Geschehen steuerten, auch auf der inneren Landkarte, war durch die Verschiebung nach außen komplett ins Wanken gekommen. Durch die Gefahr und durch das Zeigen waren sie sehr viel mehr mit sich beschäftigt und mussten an der Oberfläche tätig sein, sodass im Innern nun ein Puffer fehlte und die Handlungen der armen, haltlosen Bereiche ungebremst und übergangslos abliefen. Es war ein heilloses Chaos, mit Selbstverletzungen, Aggressionen, Wut, Rundumschlägen und, und, und, ... Es gab keine Steuerung mehr und es gab niemanden, der auffing oder abpufferte. Die Opferanteile rannten sozusagen panisch in alle Himmelsrichtungen davon, egal wohin. Alle waren ziel- und planlos unterwegs.

Die bis dahin stärkste Kraft kämpfte nur noch für sich, weil sie sich bedroht und angegriffen fühlte. Auch wenn diese Kraft weitestgehend vom Dunklen beeinflusst wurde: Ohne diese Energie, jeden neuen Tag Leben zu wagen, hätten wir längst aufgegeben. Trotz aller Haltlosigkeit konnten wir dennoch die immense Kraft, welche die dunklen Innenanteile bislang für das Gleichgewicht des Systems aufgebracht hatten, erkennen und wahrnehmen. Ohne sie wäre schon viel früher alles zusammengebrochen, auseinandergefallen oder einige verzweifelte Teile hätten längst aufgegeben.

Ich möchte hier keine Lanze für das Finstere im Innern brechen, ganz sicher nicht, aber ich möchte auch nicht, dass solche Bereiche oder Anteile, die sich mit den Tätern identifizieren, weil sie nichts anderes kannten, automatisch geächtet und verurteilt werden. Ich wünsche mir, dass alle Seiten, Aspekte und Ansichten in einem Menschen, der lange Zeit grausamen anderen Menschen ausgeliefert war, gesehen werden – ohne Vorverurteilung und rigoroses Einteilen in Gut und Böse oder in Opfer und Täter und dass daraus abgeleitet wird, ob jemand Anrecht auf Hilfe hat oder nicht. Ich möchte, dass erkannt wird, dass so ein wackeliges System – wie ein fragiler Turm aus Bauklötzen, so fühlten wir uns immer – nur so lange „stehen bleiben" kann, wie es entweder möglich ist, ein vages Gleichgewicht zu schaffen oder wenn jemand da ist, der alles eine Weile mit (aus-)hält.

Und ich möchte, dass erkannt wird, dass Zusammenhalten und Aufrechthalten des Systems, was bei uns von den dunklen Innenanteilen auf ihre Art und Weise getan wurde, nicht schlecht sein kann. Jeder Anteil kann helfen, und jeder Anteil in mir hat auf seine Weise geholfen zu überleben und das ganze Persönlichkeitssystem zusammenzuhalten. Als mir diese Erkenntnis dämmerte, kam es vor allem darauf an, dieser Energie eine neue Richtung zu geben, im Sinne der Gemeinschaft und hin zur Befreiung.

Sich über das Ausmaß der dunklen Anteile bewusst werden

Lange waren diese Gedanken kaum zu Ende zu denken, dass es möglich ist, Menschen so zu manipulieren, zu verletzen und auszubilden, dass sie letztendlich zu allem fähig wären. Diese Vorstellung ist so beispiellos schlimm, dass sie mich selbst heute immer wieder vor Kälte erzittern lässt.

Wie unbeschreiblich tief ist die innere Verletzung und das Entsetzen, wenn man erkennen muss, was für ein potenzielles Monster in einem selbst, tief in einer Höhle, geschlafen hat – immer auf der Hut einzugreifen, um mindestens die eigenen Interessen zu vertreten. Wie unsagbar groß ist der Schmerz, wenn bewusst wird, was möglich gewesen wäre. (Und ich glaube, dass das tatsächlich nur bis zu einem gewissen Grad möglich ist, denn das Gewissen, der Kopf und die Seele schützen einem vor der ganzen Tiefe dieser Wahrheit.) Wie schrecklich war es für die Innenanteile, die so voll Leid und Schmerz waren, als ihnen klar wurde, wie groß in dem Moment die eigene Gefahr vom Innern war und wie außergewöhnlich gnadenlos war die Verzweiflung, dass man eigentlich keine Hilfe verdiente, da man selbst etwas Monströses in sich trägt.

In der Parallelwelt der dunklen Anteile

Als die Erkenntnis bei ihnen ankam, dass es keine wirkliche Hilfe gab bzw. geben konnte, da alle erstarrt und entsetzt waren, fühlten sich die dunklen Teile stark. Für sie war damit der Weg zum auserwählten Opfergang frei, zum Sich-Opfern für das große Ziel der Dunklen. Wie nahe waren sie ihrem Ziel!

Die Täter versuchten zudem, den Druck auf den besonders loyalen Teil in mir zu erhöhen. Wenn das im geschützten Rahmen auch schwer war, so war es nicht unmöglich. Der dunkle Innenanteil spürte den Appell, sich zu töten, der ihm vonseiten der Täter aufgebürdet worden war. Aber daneben begann er erstmalig einen Hauch der inneren Not zu erahnen, weil die bis dahin fest verschlossenen Tore zwischen den inneren Teilen zumindest für eine andere Sicht geöffnet werden konnten.

Es gab viele Fragen, aber bis hierhin keinen Grund, sich vom Dunklen zu lösen. Im Gegenteil: Das Leidvolle im Innern löste zu dem Zeitpunkt eher Abgestoßen-Sein als Zuwendung aus. Der Hang zum Dunklen nahm dadurch eher zu. Warum sollte man das große Ziel (bedingungslose Loyalität zu den Tätern, „Beweis" durch Selbsttötung) aufgeben? Das Ziel, das den dunklen Teil in uns am Leben gehalten und ihm seine besondere Rolle gegeben hatte, wollte er nicht verlieren. Wieso sollte er sich also vom Dunklen abwenden? Es gab daneben doch nichts, außer großem Leid, und das war erbärmlich. Es erschien ihm reizlos und uninteressant.

Warum sollte er etwas ändern? Dem Dunklen weiter zu folgen, wo er, wie es dort hieß, „für Größeres bestimmt war", war doch viel mehr, als zu den hilflosen Opfern (den Opferanteilen und der Außenperson) zu gehören. Das Leidvolle sah er zum ersten Mal (immerhin!), wollte es aber nicht fühlen. Vielmehr verachtete er es zu diesem Zeitpunkt sogar. Was konnte also eine neue Aufgabe sein, was konnte ihn reizen und was war attraktiv? All das Schwache um ihn war dafür erstmal nicht geeignet, das hatte keinerlei Reiz. Er war es doch gewohnt, im Starken zu Hause zu sein.

Diese Fragen des dunklen Anteils mögen sich hart und schonungslos anhören – das waren sie ja auch. Und dennoch waren diese Fragen und die größere Wahrnehmbarkeit des Dunklen an der Oberfläche der erste Schritt, einen anderen Blick zu ermöglichen. Antworten wären viel zu viel gewesen, aber allein, dass der Täterloyale überhaupt etwas anderes als sich, seine Härte, Schonungslosigkeit und den Kult wahrnahm, war ein kleiner Erfolg. Eine Entscheidung war zu diesem Zeitpunkt nicht zu erwarten, wäre überhaupt nicht möglich gewesen. Aber dass es neben dem vielen Kalten und Dunklen und dem Ziel, sich zu opfern, noch etwas anderes gab, dass Fragen auftauchten, ließ zumindest in der Zukunft auf die Möglichkeit einer Änderung hoffen.

Der dunkle Innenanteil klammerte sich jetzt natürlich noch mehr, quasi als Gegenreaktion auf das „Neue", an seine „Elitetruppe" des Kults. Aber ganz im Innern keimten erste schwache Unsicherheiten. Auch dieses Keimen verstärkte zunächst das Festhalten am Vertrauten, aber Hartnäckigkeit war allen Teilen gut bekannt und so ließ sich auch das kleine Pflänzchen nicht so leicht zertreten. Dieses Hin und Her, das der stark täterloyale Teil das erste Mal spürte – bis dahin hatte es nur eine klare Linie gegeben, nämlich die der Täter –, ließ ihn neben dem Gezogen- und Gepuscht-Werden vom dunklen Programm, immer wieder auf dem Boden der neuen Realität sehr unangenehm und hart aufkommen.

Diese neue Realität war nämlich, dass es außer dem Kult und dem Opfergang noch etwas gab, das er zwar nicht wollte, das aber nicht zu negieren war. Das bekam er über die unumgängliche Konfrontationen mit, genauso wie die Ahnung, dass ein Sturz aus den Fängen des Dunklen sehr schmerzhaft sein würde. Bei diesem Teil, der nie erlebt hatte, mit Menschen in Kontakt zu sein, der wie eine Marionette geführt wurde, kamen immer wieder zaghafte Zweifel an seiner „Elite" auf und er begann, wenn auch nur hinter fest verschlossener innerer Tür, sich erstmalig Gedanken über seine Opferrolle zu machen und was passierte, wenn er seine „Mission" aufgäbe.

Und was noch viel schlimmer war: Er bekam eine Ahnung von dem, was passieren könnte, wenn es stimmte, dass auch er nur Opfer wäre ...

Reaktionen in der Außenwelt

Damals erlebte ich, dass es Menschen gab, die gottgläubig waren und die Gutes und Böses klar trennten und sich darum von mir distanzierten, es neben mir nicht aushielten. Für mich war das zwar ein Schlag ins Gesicht, aber den hatte ich ja (so habe ich es mir erklärt und sogar verstehen können) verdient und vor allem erwartet – dachte es damals in mir.

Daneben trafen wir noch auf ganz andere, sehr verletzende Maßnahmen, als nämlich überforderte, unwissende und suspekte „Helfer" uns anboten, alles wieder mit erneuten Schmerzen und Gewalttaten zu „korrigieren" bzw. uns mit jeder Menge Medikamente zu „kurieren". Und in einer dubiosen Klinik gab es sogar Versuche, mit exorzistischen Handlungen (Pendeln, Schlägen) das Böse in uns zu vertreiben. Es gab „Pseudo-Therapeuten", die mir in meiner verzweifelten Suche das Angebot machten, mit Hilfe von Hypnose alles wieder wegzuschieben und dann noch mal ganz langsam von vorne anzufangen. Andere boten mir 14 Tage Dauertherapie mit Schlafentzug an, für einen horrenden Preis. Religiöse Gruppen meinten, Mittel zu kennen, das Dunkle auszutreiben und dem Hellen Einzug zu verschaffen.

Verkehrte Welt. Kaum versuchte ich verzweifelt, dem Kult zu entkommen, war da eine neue dunkle Macht, die „Rettung" anbot. Mir kam es vor, als würde auf meiner Stirn stehen: „Du bist ein Daueropfer". Anders konnte ich es mir nicht erklären. Vielleicht tappte ich aber auch nur wie blind von einem Sumpf zum anderen, weil ich nichts anderes kannte und weil ich immer wieder Menschen traf, die das ausnutzten.

Die so ausgelösten Gefühle und inneren Reaktionen waren hässlich und zugleich vertraut. Zu den zahlreichen alten kamen neue Verletzungen hinzu. Insgesamt betrachtet waren die eben geschilderten Vorkommnisse aber nur Ausnahmen. In der Regel waren die Helfer immer sehr bemüht, auch wenn sie sicherlich selbst Angst hatten und oft unsicher waren.

Die eigene schlimmste Kritikerin

Ich selbst war lange Zeit meine größte Kritikerin. Ich ließ keine, aber auch gar keine Entschuldigungen gelten, die in irgendeiner Form die Handlungen von Sadisten erklären wollten, sollten oder die nur im Ansatz versuchten, den Horror begreiflich zu machen.

Wie hätte ich mich bzw. unsere dunklen Anteile entschuldigen können? Gar nicht! Sätze wie „Du hattest keine Wahl", wollte ich nicht hören. Ich fürchtete, dass sich mit solchen Aussagen selbst die schlimmen Taten von perversen Menschen rechtfertigen ließen.

Es musste doch eine Lösung geben!

Wie geht man damit um, wenn man wie eine Marionette an Seilen geführt wird? Wie löscht man das Programm, wie kappt man die Schnüre, um ein selbstbestimmtes Leben zu beginnen?

Ich glaube, zuerst muss man den Schmerz aushalten und ihn zumindest einmal im vollen Ausmaß wirklich von Angesicht zu Angesicht sehen. Ich habe das ganz allein für mich, „im stillen Kämmerlein" getan, weil ich mich viel zu sehr schämte und von mir selbst verletzt war. Leider musste ich dabei spüren, wie nahe ich am Abgrund stand. Ich musste das fühlen, was sich eigentlich gar nicht fühlen lässt, nämlich wie menschenverachtend die Sadisten gewesen waren und was sie versucht hatten, aus und mit mir/uns zu machen. Dass sie dabei vor nichts zurückschreckten. Und dass es dunkle Anteile im eigenen Innern gab. Aber ich musste da nicht bleiben, sondern ich sollte und konnte mir auch erlauben anzuschauen, wie die Kraft und das Wissen der gemachten dunklen inneren Teile uns gerettet und ein Überleben bis hierhin ermöglicht hatten. Und ich spürte, dass deren übergeordnete Steuerung und immense Kraft lange Zeit das ganze System zusammengehalten hatten.

Von dem Moment an, als sich die Führungsenergie der ehemals dunklen Anteile umkehren ließ, d.h. vom Zusammenhalt für das Dunkle zum Zusammengehörigkeitsgefühl gegen die Mächte der Finsternis umgewandelt wurde, spürten wir einen starken Begleiter an unserer Seite.

Insider-Hilfe durch die Dunklen

Auch das Insiderwissen der dunklen Anteile war wertvoll und lebensrettend. Wie hätte ich mich schließlich besser lösen können aus den Fängen der verrückt denkenden und handelnden Täter, als deren Machenschaften und Perversität zu kennen? Sie quasi mit den eigenen Waffen zu schlagen oder zumindest die bestmöglichen Strategien abzuwägen, um an eine Befreiung zu denken?

Um kriminelle organisierte Machenschaften aufzudecken, um etwas über Pläne und Strukturen zu erfahren, werden verdeckte Ermittler eingeschleust oder man versucht V-Männer zu gewinnen. Und auch wir hatten diese Chance, das große Glück. Ja, ich kann es heute als Glück spüren und wahrnehmen. Vielleicht ist das etwas verrückt, aber erlebt nicht auch ein Ertrinkender es als großes Glück, wenn ihm ein Rettungsring zugeworfen wird? Wird er ihn nicht ergreifen, ohne in dem Moment zu fragen, wer ihn ihm zugeworfen hat? Es war also Glück, als alle in eine Richtung zogen und wir und unsere äußeren Helfer direkte Informationen bekamen, die nützlich waren, um uns aus dem Sumpf und den Fängen der Täter zu befreien.

Man darf sich auch lösen und abwenden, Neues zulassen

Jetzt mag sich der Weg einfach anhören. Doch er war alles andere als einfach, es war die Hölle, und lange Zeit sehr chaotisch und höchst bedrohlich. Ich kann nur auf diese Weise darüber berichten, weil ich – wie ich eingangs sagte – heute genügend sicheren Abstand habe und quasi von oben auf das Zurückliegende schauen kann. Das weiß ich, genauso wie ich mich noch sehr gut an die unerträglichen Gefühle und die große Verzweiflung erinnere.

Vor allem eine Erkenntnis war wichtig: Man muss, auch wenn es noch so drängt und droht, nicht immer bei dem Dunklen bleiben (äußerlich oder innerlich) und sich nicht immer wieder von neuem damit beschäftigen und quälen. Im Gegenteil, man darf und muss, quasi parallel dazu, davon weg und Neues, Helles, Warmes und Schönes ins Innere lassen.

Wie es möglich ist, zeitgleich in Parallelwelten zu leben, wussten wir ja zu gut. Also warum sollten wir das nicht auch für uns nutzen? Das Gegengewicht zu dem Dunklen und Kalten ist und war so wichtig: Helles, Freundliches, Warmes, gutes Verbundensein. Das in uns auffüllen – und auffüllen – und noch mal auffüllen, war ein Teil meiner Überlebensstrategie. Zu dem Zeitpunkt konnte es sein, dass ein gigantischer Sonnenuntergang mich völlig kalt ließ und es dauerte, bis ich in der Natur eine zaghafte Knospe überhaupt sehen konnte. Doch das Schauen und das Immer-wieder-Hinschauen und das Gesehene nach innen lassen wirkte mit der Dauer wie von allein. Auch im positiven Sinne höhlt ein steter Tropfen den Stein.

Zunehmend sprach es sich im Innern herum, dass es noch etwas anderes als das Dunkle und Quälende gab, und es wurde immer mal wieder vorsichtig um die Ecke geschaut, ob es noch da ist. Wie gut war zu spüren, dass es nicht immer die großen Taten sind, die wirken, wie gut, nach und nach zu spüren, dass manches auch wie von alleine passiert. „Das muss doch auch die Begleiter erleichtern", dachte ich. Doch ob das so war, weiß ich nicht wirklich.

Jedenfalls funktionierte es genau so: mit freundlicher, liebevoller Begleitung und dem sicheren Da-Sein hilfreicher Mitmenschen. Es dauerte, bis alles, was da war, zugelassen, wahrgenommen und gespürt werden konnte, denn es gab unendlich viel Misstrauen in mir. Und wären einige meine Helfer, trotz anfänglichem Schreck und Schock, nicht so beständig und zuverlässig, nicht so liebevoll und achtsam gewesen, hätte ich mich sicher längst verabschiedet.

Freiheit, Licht und Wärme sind möglich

Gerade denke ich an eine Blume, die sich zutraut zu wachsen, trotz aller Dunkelheit und Kälte im finsteren Loch; deren Kraft und Mut so stark ist, dass sie ans Licht und an die Wärme glaubt und so lange ausharrt, bis der erste warme Sonnenstrahl durch die dicke Höhlendecke dringt. Ich glaube, wir hatten nur eine wirkliche Chance, diese Lebenskraft zu mobilisieren: nämlich, die enorme Kraft der verachteten dunklen Innenanteile umzukehren in positiv zugewandten Lebensmut. In dem Augenblick, der sich wie eine Ewigkeit anfühlte, als es möglich war, den Schreck auszuhalten und wir uns trauten, am Scheidepunkt wenigstens für Sekunden den Blick vom Dunklen abzuwenden, da erahnten wir: Nun ist alles möglich.

Ich weiß jetzt, ich muss mich nicht dafür schämen, so zu sein. Auch wenn ich es früher nicht hören wollte, man kann wirklich nichts dafür. Ich hatte keine Wahl, musste mich aber auch dem Dunklen stellen. In meinem heutigen Leben spielt das, was war und auch das, was sich in mir abgespielt hat, keine Rolle mehr. Ich bin frei, auch (fast) ohne Schuldgefühle, und das Dunkle wirkt schon lange nicht mehr in mir. Versuche ich mich daran zu erinnern, wie es war, dann gehe ich damit um wie mit allen unguten Erinnerungen der Vergangenheit: Ich muss mich bemühen, sie noch einmal herauszukramen, hervorzuholen. Ansonsten sind sie erledigt. Das ist gut so.

Ich glaube, heute gibt es viel mehr Wissen und Möglichkeiten, Programme und andere Täterbotschaften zu stoppen und sie dann zu löschen. Manchen Betroffenen mag das ein kleiner Trost sein, denn vermutlich wird es immer ein harter Weg sein. Besonders sich selbst mit der vollen Wucht der Erkenntnis auszuhalten und das ganze Ausmaß dessen, was die perversen Menschen mit einem getan haben zu bearbeiten, ist seelische und körperliche Schwerstarbeit.

Vergangenes aber nicht immer mitzunehmen in die Gegenwart ist vermutlich das Wichtigste. Es darf Altes sein und Vergangenes werden und bleiben. Im Heute zu leben bedeutet, der Pflanze, die wachsen möchte, Raum, Luft, Licht und Wärme zu geben, ihre Wurzeln zu stärken und den enormen Mut, den sie hatte, um im dunkeln

Loch zu überleben, immer wieder zu spüren. Heute ist mein Leben sicher und gut, die Quälereien und auch die innere Gefahr gehören ins Vorgestern.

Lange genug habe ich daran und darunter gelitten, und ich will den Tätern weder die Macht über mein Heute noch den Hauch von einem Sieg lassen. Den hätten sie, wenn ich mich immer noch und immer wieder schlecht, verletzt und schuldig fühlen würde. Den hätten sie auch, wenn ich immer wieder nach hinten schauen und dem Alten nach wie vor größte Priorität geben würde. Bedeutungsvoll und einzig wichtig ist für mich heute, dass ich Liebe spüre und Liebe geben kann, dass ich Wärme und schönes Licht in mir genieße. All das macht mich reich und glücklich, lässt Wachstum zu.

Oh ja, ich hätte auf all das Grausame und Dunkle sehr gut verzichten können und ich kann mir gut vorstellen, wie warm und hell ein guter Lebensstart sein kann. Aber ich glaube, ich könnte heute mein Leben nicht als so reich, hell und warm empfinden und meine Freiheit nicht in so vollen Zügen genießen, würde ich diese Dunkelheit nicht kennen. Mag sein, dass das eine Art Schönrederei ist. Ich wäre früher da auch viel rigoroser gewesen und fand solche Sätze fürchterlich, denn damals war nichts gut. Aber was würde mir das alte Denken heute bringen, und warum sollte ich eine gute Gegenwart schlechtreden? Lieber genieße ich heute Sanftmut und innere Stille und möchte sie auch nicht mehr missen.

Sicherlich ist es müßig zu überlegen, was gewesen wäre, wenn ich das alles nicht erlebt hätte. Doch immerhin kann ich sagen: Hätte ich nicht so treue und liebevolle Begleiter gehabt, wäre ich nicht mehr hier. Und hätte es nicht Menschen gegeben, die mir noch eine Chance gaben und mir die Kraft zutrauten, den Weg zum Licht zu gehen – Begleiter, die ohne Wenn und Aber an meiner Seite geblieben sind –, dann hätten ich und mein mutiges Pflänzchen die Sonne nie zu sehen bekommen.

9. Zeitlosigkeit – Grenzenlosigkeit

Ich möchte nun von Gesprächen erzählen, die ich mit meinen Söhnen und meinem Mann geführt habe. Meine „drei Männer" gehen mit mir seit vielen Jahren als Begleiter und manchmal auch als Beobachter liebevoll und herzlich, ohne Zögern und Zweifel den Weg der Krankheit mit. Ihr selbstverständliches Da-Sein schenkt mir Kraft und Mut. Sie helfen mir zu verstehen und helfen mir zu spüren, und ihre grenzenlose Liebe, unser aller zeitloses Glück, das leider oft getrübt ist von körperlichen Schmerzen und Qualen, gibt uns die nötige Energie und Courage, um diese schwere Zeit zu bewältigen.

Vor einer Weile kam mein jüngster Sohn Jan nach der Schule zu mir ins Schlafzimmer und fragte direkt und ohne Umschweifen: „Du bist die Richtige, du musst wissen, wie das gemeint ist, mit der Eigenschaft der wahren Aufmerksamkeit, dem Augenblick des Nichts und dem Alles-Finden."

Ich schaute ihn verblüfft an und wusste nicht, was er meinte. Es ginge um eine Hausarbeit, erklärte er mir. Er sollte eine Erörterung zu einem Goethe-Zitat schreiben: *„Denn das ist eben die Eigenschaft der wahren Aufmerksamkeit, dass sie im Augenblick das Nichts zu Allem macht."*

Und so wurde dieses Zitat der Anfang eines intensiven Gespräches und für mich der Anstoß, noch gründlicher über meinen Augenblick, meine Zeit, mein Leben und besonders über „Nichts haben und alles finden" nachzudenken und darüber mit meinem Sohn zu sprechen. Als ich mir dieses Zitat noch einmal langsam, Wort für Wort, vorlesen ließ, spürte ich seine tiefe innere Wahrheit. „Welcher Kunst und Arbeit es bedarf, die eigene Aufmerksamkeit so zu bündeln, dass im Augenblick des Nichts alles gefunden werden kann?", dachte ich. Das Nichts jedenfalls kannte ich nur zu gut; in meiner Lebensgeschichte und in meiner Krankheit bin ich unendlich vielen Augenblicke des Nichts, des scheinbaren Nichts, begegnet.

Nun stand mein Sohn Jan vor mir und fragte mich, wie ich es denn mache, dass es mir nie langweilig sei, dass ich so viele Wochen, Monate und nun sogar Jahre hier liegen könne ohne Langeweile und mit so viel Gelassenheit. Ihm wäre schon nach zwei Tagen, wenn er mal mit Grippe im Bett liege, todlangweilig, meinte er, vor allem dann, wenn der Strom ausfiele und das Internet, der PC, der Fernseher und die Stereoanlage nicht gehen würden, „denn so ähnlich ist es doch für dich. Du kannst nur mit Hilfe an den Laptop. Du kannst nur Musik hören oder fernsehen, wenn dir jemand die Apparate anstellt, und du kannst nicht mal lesen, weil du das Buch nicht halten kannst. Wie machst du das, dass du nicht allein schon an der Langeweile stirbst?", fragte er mich geradeheraus.

Dass ihm die Worte, „schon allein an der Langeweile sterben", so herausgerutscht waren, tat ihm erkennbar leid. Oft hatte er ja schon erlebt, dass ich dem Tod sehr nahe gekommen war und er wusste, wie schwer oft für mich das bisschen Leben ist. Ein scheues Lächeln verriet seine Scham und stotternd versuchte er, das, was er eigentlich sagen wollte, neu zu formulieren. Da ich zu wissen glaubte, wie er es meinte, befreite ich ihn von seinem für mich unnötigen Schuldgefühl und sagte zustimmend: „Oh ja, dass ich, wenn schon nicht an der Krankheit, dann aber an Langeweile sterben müsste, denke ich manchmal auch. Das Gefühl des Wartens kenne ich gut, als Langeweile würde ich das aber nicht bezeichnen."

Damit war die Situation gerettet und ich dachte, wie wichtig es zwischen uns ist, dass nicht jedes Wort auf die Goldwaage gelegt wird und auch spontane Schnodderigkeit in unserem Miteinander ihren guten Platz hat. Und was Jans Beobachtung anging: Oft hatte ich mich schon selbst über meine Phasen von tiefer Ruhe und Gelassenheit gewundert. Dennoch konnte ich ihm auf seine direkte Frage, wie ich es gelernt hatte, mich nicht zu langweilen bzw. seine indirekte Frage, wie Ruhe und Gleichmut in mir gewachsen sind, keine direkte Antwort geben. Mir fiel ein Gedicht ein, das ich neulich diktiert hatte:

Perle der Ruhe
Geht die Perle der Ruhe verloren, suchen alle beunruhigt,
von Sonnenaufgang bis Untergang, nach ihr.
Manche suchen im Osten, manche im Westen,
der eine im grünen Tal, der andere am weiten Meer,
wieder andere auf den hohen Gipfeln.

Neid wird entfacht und Misstrauen geschürt,
Gleichmut und Besonnenheit scheinen mit der Perle verschwunden.

Doch vergesst nicht, sie geht nicht verloren,
denn ihr Glänzen und Strahlen ist,
von Nahem betrachtet,
unübersehbar.

Wer ihren wahren Wert kennt,
hält den wunderbaren Schatz
sorgsam im Herzen verborgen.

Am seinem ruhigen Glanz und gelassenen Funkeln
werden wir uns gegenseitig erkennen.

Vielleicht ist es eine Überlebensstrategie, dachte ich, immer danach zu suchen und mit dem was man hat oder auch nicht hat, leben zu können. Um Jan doch eine Antwort zu geben, begann ich mit dem, was mir im Moment einfiel: unser gemeinsamer Morgen. So erzählte ich ihm, was ich allein am Beginn des Tages höre und dabei innerlich erlebe. „Unser Tag beginnt um sechs Uhr, meiner oft schon davor", erzählte ich ihm. „Meist bin ich schon wach, wenn es im Haus lebendig wird, weil ich so, wie ich gelagert bin, nicht mehr liegen kann, oder weil ich einfach froh bin, dass die Nacht um ist. So warte ich auf den Tagesanfang.

Dann höre ich, wie ihr zwei, du und Phil, euch im Bad fertig macht, und meine Gedanken folgen dem, was ich wahrnehme. Was ihr sagt und was ich davon verstehen kann, wird zu meinen inneren Gedanken, die Gedanken zu Gefühlen, die Gefühle zu Bildern und die Bilder, wenn ich Glück habe und sie auf Wissen treffen, zu tieferem Verstehen. Derweil richtet Papa das Frühstück. Er kocht zum Beispiel Kaffee und schimpft wie so oft, dass der blöde Filter zu klein oder die Kannenöffnung zu groß ist, weil mindestens zum dritten Mal in dieser Woche der Filter umgekippt und die braune Brühe die Spüle hinuntergelaufen ist. Er ruft durch das ganze Haus, dass, auch wie so oft, eure Vesperdosen fehlen.

Dann werde ich gewaschen und da das sowieso anstrengend ist, vergeht dabei die Zeit wie im Flug. Anschließend muss ich wieder im Bett zurechtgepackt bzw. gelagert werden und noch möglichst schnell das Frühstück, am besten in flüssiger Form, bekommen. Euer Zeitplan kommt schwer ins Wanken, wenn ich mich verschlucke oder zu allem Elend vor lauter Hektik erbreche. Das heißt dann für euch, Plan B zu aktivieren, allemal müssen das Bett und die Mutter frisch gemacht werden. Das wäre aber das kleinste Übel, wenn sie nur nicht aspiriert hat und zu ersticken droht, denn dann zählt jede Sekunde: Notarzt, Absaugen, Intubieren. Und in dieser Not ist jeder Zeitplan vergessen und andere Mechanismen greifen ineinander ... Doch an einem normalen Morgen werden nur noch die Medikamente justiert und mir eingeflößt, und schon ist es Viertel nach Sieben und ihr verlasst fluchtartig das Haus."

Jetzt wäre mir beinahe allein vom vielen Erzählen die Luft weggeblieben und ich ergänzte japsend: „Wie soll mir dabei langweilig werden, frage ich dich?"

Mein Sohn schaute mich seltsam an. Dann meinte er: „Du erzählst das wie ein Zuschauer, als wenn du einen Film anschaust, in dem du den ganzen Ablauf genau kennst und zugleich wie gespannt auf etwas Neues wartest, um ja nichts zu verpassen. Aber du gehörst doch zu uns, bist kein Zuschauer. Und dazu musst du das alles aushalten."

Mir wurde angst, dass ich ihn überfordert hatte, doch etwas in mir dachte: „Er kennt das, was ich erzählt habe, ganz genau, bestimmt hat er darüber noch nie so nachgedacht." „Ich weiß, dass du das nicht so gerne hörst und doch ist es so", setzte ich wieder an: „Keiner weiß, wie lange ich das noch kann. Darum ist es für mich besonders wichtig, jede Minute alles Neue in mich aufzunehmen, mit der Möglichkeit, reagieren zu können. Und da es so ist, dass ich nicht weiß, wie lange ich das noch kann, ist es mir besonders kostbar. Im Nichts alles finden, wenn ich wahrhaft aufmerksam bin, so oder so ähnlich sagte es doch Goethe – oder?"

Wieder dachte ich an Zeilen, die mir neulich eingefallen waren, als eine Art Testament für meine Kinder:

Wenn die Zeit gekommen ...
... wird sich mein Herz öffnen
und die Freude über die neue Freiheit
fliegt weit übers Meer.
Sie wird tänzeln auf den Wellen
oder gelassen überm glatten Wasserspiegel schweben.

Auch Kummer wird es geben.
Augen werden weinen, manche Herzen werden schwer
und Seelen drohen in Trauer zu ertrinken.

Keiner kann gehen ohne Herzeleid.
Wer bleibt, wird weiter lernen.
Unsere Zeit war stark.
Bitter und düster wird der Aufbruch,
süß und hell das Ankommen.
Es wird kein Verlieren und keine Verlierer geben.

Wie banal: Die Zeit, sie allein wird Trost bringen.

Lang waren die Sommer der Qualen, lang die Winter der Einsamkeit.

Keiner der geht, kann Anstrengung und Mühe einfach hinter sich lassen.
Keiner der bleibt, kann Schmerz und Leid arglos vergessen.

Es wird keinen frischen Anstrich geben,
der das Zimmer verändert
Unsere Liebe bleibt in diesen Wänden
wie die Seelenkraft in unseren Herzen

Es ist kein Sommerkleid, das ich abstreife,
um die Winterjacke überzuziehen.
Nicht die Kälte kleidet mich um.
Das neue Sein verändert mich.

Das Heim verlassen.
Der Geist im Raum geht nicht verloren.
Ich löse mich von meinem Körper.

Doch bleiben nicht nur kalte Hände und dunkle Winkel zurück.
Niemals gehen volles Herz und wacher Geist verloren.

Es gibt kein Bleiben, wenn die Stunde lockt.
Es gilt kein Gehen-Wollen.
Du wirst gerufen.

Jan dachte eine Weile nach und ich spürte, es fiel ihm nicht leicht, bei dem Thema: „Nichts und alles" zu bleiben. Noch weniger wollte oder konnte er direkt über seinen Schmerz – ich sah es ihm an, er wurde still und klein – sprechen. Und so schwiegen wir.

Er wolle jetzt nicht über den Tod sprechen, sagte er, und das akzeptierte ich. So hielten wir uns bei den Händen, die Handinnenflächen feucht wie die Augen, aber sagen wollte in diesem Augenblick niemand etwas.

Auf einmal meinte Jan sachlich – und ich hatte das Gefühl, dass diese Distanzierung eine Rettung für ihn war: „Es passiert so viel auf der Welt, Tolles und auch Schlimmes, da macht es einen doch sauer und wütend, dass man, wie du, nichts anderes tun kann und nie aus dem Haus kommt. Nichts erlebt." Er schluckte trocken und fügte hinzu: „Ich muss sagen, es fühlt sich für mich auch etwas doof an, für dich der Nabel der Welt zu sein."

„Wie er sich wehrt gegen eine zu hohe Bedeutung und um seine Freiheit kämpft", dachte ich. Genau so muss es sein, jetzt wo er allmählich erwachsen wird. Ein Stein fiel mir von der Seele, denn er grenzte sich ab. Trotz aller Not und Angst: „Ob sie noch lebt, wenn ich wiederkomme", waren ihm seine Grenzen wichtig. Wie gut.

Jetzt war ich wieder an der Reihe; ich wollte meinen Heranwachsenden unterstützen beim Ablösen und etwas tun, um mich aus der Rolle der gluckenden Mutter zu befreien. Also feixte ich: „Es stimmt, wirklich wichtig ist es nicht, was für einen Pullover ihr anzieht oder ob der Kaffee überläuft. Ich wollte dir damit nur ein Beispiel dafür bieten, wie wenig Viel sein kann und wie im Nichts alles zu finden ist."

Plötzlich entstand eine kleine „Notpause", denn mein Kopf war „abgestürzt", neues Lagern war nötig, etwas, das mittlerweile selbst der „Kleine" ganz gut kann. Ich könnte mir vorstellen: In diesem Augenblick war er fast froh darum.

Als wir wieder Augenkontakt hatten, war mir ein weiteres Beispiel eingefallen: „Überleg mal, was du machen würdest, wenn du nicht mehr Fahrrad fahren und nicht mehr Fußball spielen könntest? Was würde dann für dich wichtig, wenn du nicht mehr im Internet surfen und dich nicht mehr mit Freunden treffen könntest? Wie würdest du versuchen, trotzdem gut zu leben, nicht abzustürzen oder sinnlos vor dich hin zu vegetieren, wenn dir all das und noch viel mehr genommen würde, wenn dazu der direkte Draht nach außen längst gekappt wäre und alle wenig Zeit hätten?"

„Wenn ich ehrlich bin, würde ich verrückt, oder ich würde vor Wut um mich schlagen, ich würde bocken und toben und nicht mehr leben wollen", brach es aus ihm heraus.

„Und dann ...?", fragte ich beharrlich weiter. „Was würdest du dann tun, wenn es sich nicht so leicht stirbt und vor allem, wenn du ahnen würdest, es könnte doch noch einen tieferen Lebenssinn als z.B. das Fahrradfahren geben?"

„O.k., dann müsste ich auch das Beste aus dem machen, was mir geblieben ist, was ich noch habe. Und ich würde alles tun, was möglich und nötig ist. Vielleicht könnte ich so wieder gesund werden. Wie die anderen auch", fügte er etwas leiser, aber durchaus bestimmt hinzu.

Es ist in Ordnung, dachte ich, wenn er mit seinen 14 Jahren am tobenden, normalen Leben festhält und den Kampf darum nicht aus den Augen verliert, das braucht er und hilft ihm.

Das Gespräch hatte mich angestrengt, doch ich merkte, dass er noch etwas auf der Seele hatte. „Du mit deiner Krankheit und die Menschen um dich herum, die wie wir hier im Haus alle immerzu beschäftigt sind, wir sind ganz schön verschieden, was? Du hast immer und wir nie Zeit."

Hier war wieder das Thema, mit dem ich mich gerade beschäftigte und so fiel es mir leicht zu antworten: „Zeit hat für mich eine sehr gegensätzliche und doch stimmige Bedeutung. Durch das Kranksein und ewige Warten habe ich endlos Zeit. Zeit zum Nachdenken und zum Verstehen. Manchmal fast zu viel, sodass sie mir manchmal sozusagen zu den Ohren wieder herauskommt. Hin und wieder wünsche ich mir, euch etwas Zeit abgeben zu können, um mit euch gemeinsam das Glück hier und jetzt, die Freuden des Augenblicks zu genießen."

„Weißt du Mamay" – jetzt war er mein kleiner Sohn –, „ich finde es schlimm, wenn du von Glück sprichst. Ich weiß, wie es dir geht, wenn du so viel allein bist. Es ist schon traurig, dass die Menschen, auch wir manchmal, so oft an dir vorbeirennen. Aber", er legte die Stirn in Falten, „oft ist es richtig schwer, sich Zeit für dich zu nehmen. Klar, es ist nicht wirklich wichtig, ob ich nun zweimal oder dreimal zum Training gehe, ich könnte auch abends eine Stunde weniger lang im Internet sein, aber das meiste auf meinem Stundenplan kann ich doch nicht einfach streichen, um Zeit für dich zu haben."

Wieder einmal wurde mir bewusst, dass ich aufpassen musste, nicht ungerecht zu werden und das, was Menschen tagtäglich tun und oft genug auch tun müssen, nicht abzuwerten, nur weil ich im Bett liegen muss. „Du hast so recht", bestärkte ich ihn also, „es ist nicht leicht, von einem fahrenden Zug abzuspringen. Meist haben gesunde Menschen Verpflichtungen, und dann gibt es keine wirkliche Wahl, ob man will oder nicht. Weil man z.B. davon lebt, weil es der Job ist, der die Familie ernährt. Oder es ist, wie bei dir, die Pflicht, in die Schule zu gehen. Dafür habe ich viel Achtung, zumal ich auch weiß, dass sich viele Menschen etwas mehr Zeit für sich selbst wünschten. Vielleicht ist es auch meine Ratlosigkeit und mein Staunen darüber, wie sehr jeder Einzelne, du und ihr alle hier eingeschlossen, ackern und schaufeln müsst, um wirklich mal eine halbe Stunde Zeit zu haben."

Als ich zu ihm hinsah, bemerkte ich, dass er konzentriert nachdachte. Ich wusste, dass er immer daran rumknobelte, etwas an meiner Situation zu verbessern, und überlegte gerade, was ich sagen könnte, um ihn aufzumuntern, als er plötzlich strahlend sagte: „Das Gute an dem Ganzen ist, dass du trotzdem keine Langeweile hast und nicht unzufrieden bist. Da bist du mir echt ein Vorbild."

Allein für diesen Moment, dachte ich, hat sich alles gelohnt. Und das sagte ich ihm auch. Gleichzeitig spürte ich, dass es dem Vierzehnjährigen peinlich war, sich einem „sentimentalen" Gefühl hinzugeben und dass er froh war, jetzt gehen zu können. Was mir recht war, denn ich brauchte jetzt Zeit zur Erholung. Beim Einschlafen dachte ich noch: Mein Zeitüberschuss wird niemals zu dem Zeitmangel der Alltagsmenschen passen. So werde ich mit dem ewigen Warten und die anderen werden mit der Bewältigung ihres Alltags irgendwie leben müssen und wir werden immer wieder aufs Neue den Versuch starten, uns zu treffen und die gemeinsame Zeit zu genießen.

Zwischen Traum und Wachen war mir noch ein Gedicht eingefallen:

Träume mein Leben
Träume mein Leben,
Spaziergang im Bett,
Weltreise aus dem Zimmer,
Flug in die endlose Weite, gleich hinter der Tür ...

Lebe mein Leben,
Lachen auf der Fensterbank,
Weinen unter der Bettdecke,
reden mit mir, stumme Worte in die geschäftige Welt ...

Trauer mein Leben,
Alltagswünsche im dunklen Raum,
Leichtigkeit neben der Angst,
Tränen salzig, Schrei nach der beschützenden Hand ...

Liebe mein Leben,
Sonnenstrahlen auf kalter Nase,
Wangen glühen, Streicheln genießen,
Liebe leben.
Der Spatz im Baum ist es wert ...

Am nächsten Wochenende stand Jan wieder mit seinem Zitat von Goethe vor mir: *„Denn das ist eben die Eigenschaft der wahren Aufmerksamkeit, dass sie im Augenblick das Nichts zu Allem macht."*

Ihn drängte offenbar die Zeit für die Hausarbeit, und er sagte: „Jetzt habe ich zwar etwas verstanden, wie du mit nichts klarkommst, aber so ganz weiß ich immer noch nicht, wie der gute Goethe das meint, mit der Eigenschaft der wahren Aufmerksamkeit und so weiter ..."

„Vielleicht", begann ich gedankenverloren, „kann ich noch besser mein Verständnis von wahrer Aufmerksamkeit erklären, wenn ich über die Natur spreche, was dort wächst, was man sehen, riechen, hören und fühlen kann; das alles geschieht ja völlig unabhängig davon, wie und ob wir Menschen im Einklang miteinander oder im großen Rennen aneinander vorbeileben, all das imponiert dem Schicksal und dem ewigen Kreislauf nicht, und das ist gut so." Nebenbei dachte ich noch, ob es gut sei, mit ihm über Transzendenz zu sprechen?

Da Jan wohl meinte, ich hätte etwas vor mich hingeträumt und sei vielleicht nicht mit ihm in Kontakt, maulte er: „Also, ich verstehe nicht, wie du die Welt und die Natur sehen und riechen kannst, wo du sie doch gar nicht wirklich fühlst. Das ist mir echt zu hoch – ganz zu Schweigen vom Einklang und so weiter."

Dass es schwer sein würde, mit meinem halbwüchsigen Jungen über die Hilfe und den Trost, die ich in der Natur finde, zu sprechen, wusste ich jetzt. Mein Naturerleben und meine Imagination, die mich so oft retten, würden vielleicht das Denken eines Jugendlichen überfordern, fürchtete ich. Jan ist ein willensstarker Realist, und genau dies war ihm bislang immer wichtig gewesen. Darum fürchtete ich doppelt, dass ich ihn mit den Themen Transzendenz und Imagination überfordern könnte.

Einmal hatte er gesagte: „Ich verstehe das nicht: Wenn man sich doch wirklich bewegen will, dann muss das doch auch gehen, und wenn du wirklich raus willst, dann schaffst du das auch."

Natürlich konnte er die Erklärung des Arztes verstehen: „Wenn die Nervenleitungen kaputt sind, dann ist Bewegung nicht möglich, egal wie viel Willen man aufbringt; es ist wie beim Strom – wenn das Kabel durchgeschmort ist, brennt auch kein Licht." Dass meine Muskeln, vor lauter Krampfen und Zittern den Körper verdrehten und dazu nicht das taten, was ich wollte, sah er ja selbst. Und doch suchte er manchmal Zuflucht in seiner kindlichen Haltung „Wenn man nur will, dann kann man auch, so schlimm kann es doch nicht wirklich sein", besonders wenn er meine schlimme Verfassung kaum noch ertrug. Er rannte innerlich immer wieder Sturm gegen das Unabänderliche, dachte ich, und bemerkte, dass eine längere Pause entstanden war.

Jan hatte sich damit beschäftigt, meine Lagerkissen neu zu beziehen, aber so langsam wurde er unruhig. Er war zum Fenster gegangen, um in erster Linie nach dem Wetter zu schauen und bemerkte dabei ganz nebenbei, „ich will heute auch noch raus", mit dem unausgesprochenen: „Mach doch weiter, ich möchte es gerne verstehen, aber ich habe auch noch etwas anders vor". Laut forderte er mich auf: „Erzähl mir doch davon, wie du die Natur siehst. Dann kann ich nachher raus und mir das selbst anschauen."

Bei dieser Aufforderung wurde mir das Hauptproblem bewusst, denn es waren ja größtenteils nur meine inneren Bilder, die mich trösteten. Bilder vom fließenden Fluss oder von ziehenden Wolken, von Blumen und Bäumen, die mich reich machten, mir durch gedankliches Dort-Hinfliegen ein Gefühl von Freiheit und Glück vermittelten. Doch ob er das verstehen würde? Je mehr ich darüber nachdachte, desto mehr bezweifelte ich es. Und genau das sprach ich aus: „Ich frage mich, ob du überhaupt verstehen kannst, wie ich die Natur erlebe und wie ich es als Hilfe für mich empfinde. Und ob du das, was ich sehe, auch siehst. Ich glaube, mein Blick aus dem Fenster ist ein anderer als dein Blick ins Freie, wahrscheinlich sehe ich etwas anderes als du."

Er stand noch vor dem gekippten Fenster, öffnete es jetzt betont lässig, sah erst hinaus und mich dann fragend an: „Baum ist Baum", sagte er kurz.

„Vielleicht haben wir zweierlei Arten zu sehen", erwiderte ich. „Und vielleicht ist das so, weil du neben dem Sehen rausgehen und all das, was du gesehen hast, anfassen kannst. Und weil du dazu noch andere Mittel und Möglichkeiten hast, dich frei und grenzenlos zu fühlen, z.B. auf den Baum zu klettern. Oder weil du mit dem Fahrrad so schnell fahren kannst, bis dir der Wind um die Ohren pfeift. Schau, und ich kann nicht einfach, wenn mir danach ist, die Straße entlang gehen, mit dem Nachbarn ein Schwätzchen halten oder mal so im Café eine Latte Macchiato trinken."

Es wurde wieder still im Zimmer; Jan schloss das Fenster und stellte es wieder auf Kipp.

„Auch wenn ich all das nicht wirklich kann", fügte ich hinzu, „möchte ich es doch trotzdem genießen. Und so habe ich gelernt, davon zu träumen und mich quasi fliegend damit zu verbinden. Also muss ich – oder besser: Ich darf oder kann in Träumen vom Meer meine Freiheit suchen und finden, oder auch in Träumen von einer cremigen Latte Macchiato. Wenn ich will, kann ich sogar den Schaum auf meinen Lippen schmecken."

Meine Erklärungsversuche beeindruckten meinen skeptischen Sohn offenbar nicht: „Ich sehe den Baum, und du siehst den Baum, ich sehe die Wolken und du siehst die Wolken. Was kann daran anders oder verschieden sein? Und dass du fliegen kannst", jetzt grinste er, „das musst du mir erst beweisen".

Nun hätte ich ihn auch vertrösten können: „Lass uns ein anderes Mal oder wenn du etwas älter bist, noch einmal darüber reden." Aber beim Gedanken an „später" spürte ich körperlich, wie endlich meine Zeit war und ich hatte Sorge, ob sich diese Gelegenheit noch einmal bieten würde, ob wir diese Zeit erneut geschenkt bekämen. Also versuchte ich es mit etwas Realem, weil es mir plötzlich in den Sinn kam: „Denk mal an die Wanderungen, die du jedes Jahr mit Papa machst. Vor zwei Jahren war das Wetter scheußlich, es regnete, war richtig kalt und euch begegnete den ganzen Tag keine Menschenseele. Und doch habt ihr bei dieser Wanderung die Natur als wunderbar erlebt."

Jan schaute mich fragend an: „Aber das ist doch auch nicht schwer, mich daran zu erinnern, und es als etwas Tolles, o.k., von mir aus auch ein tolles Naturerlebnis wahrzunehmen." Mit einem leichten Unterton von Spott: „Hallo, ich war doch dabei, ich hab das selbst erlebt, die nassen Füße, den Regen im Gesicht, und ich konnte den Rauch riechen und alles sehen. Es gibt sogar Fotos davon."

Recht hatte er mit seinem Einspruch, und doch war es eine Steilvorlage für mich. „Genau, und weil du das bewusst erlebt hast und es so toll für dich war, kannst du es als, nennen wir es mal ‚Schatz' in dir haben und vielleicht vergisst du es auch nicht und erinnerst dich daran, z.B. wenn du schlecht drauf bist. Und so ähnlich mache ich es mit Erinnerungen an Dinge, die ich heute nicht mehr machen kann."

Aber er rollte nur mit den Augen und er prustete: „Du bist eine Träumerin, mir wären Erinnerungen zu wenig."

Mein Hals war trocken, ich bat Jan um den Trinkbecher mit dem Strohhalm, und mit einer geübten Bewegung trocknete er mir danach den Mund wieder ab. Die Vertauschung der Rollen war mir schmerzlich bewusst. Doch die Pause tat mir gut.

„Du hast recht", fuhr ich fort, „es ist dein Erlebnis und deine Erinnerung. Aber kannst du auch verstehen, dass es für mich, wenn ich hier liege, manchmal die Rettung ist, mich gedanklich mit schönen Bildern, Erinnerungen oder auch Fotos zu verbinden, um mithilfe meiner Vorstellung dann aus diesem Zimmer zu fliegen und dass ich den Flug als Chance der Befreiung erlebe?" Er imitierte mit seinen Armen einige „Flügelschläge" und lächelte belustigt.

Vorsichtig versuchte ich das, was ich mit dem Fliegen sagen wollte, nämlich das Lösen von Zeit und Körper, weiter zu erklären: „Du hast natürlich recht, ich kann nicht wirklich fliegen und werde es auch nie können, es ist ja auch nur so ein Wort. Vielleicht ist für dich das Wort ‚Gedankenreise' besser. Schaue ich mir ein schönes Foto genau an oder betrachte mit Neugier meinen Baum vorm Fenster, der sich ständig verändert, und speichere in meinem Innern ab, was ich sehe und auch das, was ich in meiner Fantasie höre und rieche, dann kann ich diese Bilder und Farben in Notsituationen, wenn es mir besonders schlecht geht oder ich sehr alleine bin, nutzen, um mich von mir und meinem Körper zu lösen, um etwas anderes als Schmerzen zu spüren und an etwas anderes denken zu können."

„Er soll nie in so eine Lage kommen wie ich!" Der Gedanken schoss mir genau in dem Augenblick durch den Kopf, als er sagte: „Ich glaube, ich könnte nie mit dem Wenigen, was du hast, zufrieden sein." Und wieder war es eine Weile still, bis er mich mit seinem Blick aufforderte, doch etwas zu sagen.

Etwas unsicher sagte ich: „Es ist ein Zeichen deiner Kraft, dich nicht zu begnügen, und es ist ein Ausdruck von Mut, wenn du immer alles selbst erleben, spüren und fühlen willst ..." Ich stockte mitten im Satz, denn er war aufgesprungen, der Hocker polternd umgefallen. Lauter und härter war er jetzt: „Begnügen, begnügen, zufrieden sein, Kraft und Mut ... alles Mist! Wann warst du das letzte Mal im Wald, wann hast du das letzte Mal von einem Berg runtergeschaut, wann warst du zuletzt weiter wie bis maximal auf der Terrasse oder auf dem Balkon? Und wann konnten wir zwei zusammen das letzte Mal irgendwo hin, wann hast du mich zum Arzt oder sonstwohin begleitet?! Ich kann mich kaum noch daran erinnern. Und wie kannst du dann die ach so tolle Natur genießen, zur Blume flattern wie eine Schmetterling, wenn du nicht mal mehr allein aufs Klo kannst?"

Er war in Not und verzweifelt, das konnte ich hören, und ich konnte es auch so gut verstehen. Deutlich war auch, es ging jetzt nicht mehr um mich, nicht um die Zeit und noch weniger ums Fliegen, sondern es ging um seine Wut, seine Trauer und Verzweiflung. Hier war sein großer Schmerz, dass es so ist wie es ist, dass wir so vieles nicht mehr zusammen tun können, wovon er träumte, und dass er meinen Weg, ja meinen Verfall, mit anschauen und auch aushalten musste.

Hier ging es um seine Machtlosigkeit und seine Verzweiflung darüber, dass ihm vieles fehlte, was er sich doch so sehr wünschte. Er konnte die Tränen nicht mehr zurückhalten, und es brach aus ihm heraus: „Ja ich bin stinksauer und wütend, weil ich mir immer so sehr gewünscht habe, dass du, wie alle anderen Mütter, mit mir was ganz Normales machst, ganz normal ohne drei Tage Planung und ohne Extrakrankentransport. Was ist mit meinem Wünschen und dem, wovon ich träume? Du fliegst zu den Blümchen, in den Himmel und bist zufrieden. Und was ist mit dem, was ich mir wünsche? Ist das egal? Denn es geht keine Spur davon in Erfüllung. Im Gegenteil, ich muss weiter mit anschauen, wie es dir immer schlechter geht. Oft schläfst du viel, weil die Schmerzen so schlimm sind, und ich kann dann noch nicht mal mehr mit dir reden. Super, was habe ich dann von den Wundern der Natur, von den ach so tollen Schäfchenwolken und den zarten Vögelchen, wenn es in Wirklichkeit keine Wunder gibt und meine Wünsche egal sind?"

„Jetzt nicht!", rief ich nach innen, rief ich meinem Körper zu, denn mein Kreislauf drohte abzusacken und meine Muskeln wurden starr, wie es immer bei Aufregung geschieht. Ich schnappte nach Luft und drängte alle Körpergefühle beiseite ... Immer hatte ich Angst davor gehabt, dass meine Kinder unter meiner Situation leiden würden. Immer hatte ich befürchtet, dass ihnen einiges fehlte. Auch wenn sie versuchten, es mir nicht zu zeigen, wusste ich um die Last, die sie tragen mussten.

Zahllose Gedanken und Gefühle schwirrten mir durch den Kopf und ich fragte mich: „Muss ich nun stark sein?" Oder war es besser, ihm auch meinen Schmerz zu zeigen? Aber würde das nicht von ihm ablenken und womöglich würde er sich dann sogar noch schlecht und schuldig fühlen? Würde ich es übergehen, dann stünde es immer zwischen uns, würde ich weiter daran festhalten, bestünde die Gefahr, dass er sich mehr und mehr in die Enge getrieben fühlte. Was war nun richtig? Ich war seine Mutter, ich als Erwachsene musste es wissen! Aber wie kann man immer wissen, was richtig und wichtig ist? In diesem Augenblick musste ich mir eingestehen, dass ich auch nicht weiter wusste.

Jan war nach einer Weile aufgestanden und stand vor dem offenen Fenster, das mein Tor zur realen wie zur imaginierten Welt war. Er schaute auf unseren Baum. Wieder ruhiger sagte er schließlich: „Das ist echt ein Wunder, wie der trotz all der Stürme da draußen immer weiterwächst." Fast flüsternd fügte er hinzu: „Hast du schon gesehen, dass da oben eine Elster ein Nest baut?"

Seine Körperhaltung bekam langsam wieder Spannung und ich sah, dass er jetzt erst mal etwas Distanz zu sich, zu mir und zu seiner Not brauchte. Ich konnte das gut verstehen. Ich kannte es von mir: Nachdem der Schmerz losgebrochen ist, braucht man erst mal wieder Boden unter den Füßen und Distanz.

Jan drehte sich um, seine Augen waren noch rot, doch seine Stimme klang fest: „Wir wollten doch den alten Goethe verstehen." Er nahm den Zettel und las noch einmal das Zitat: *„Denn das ist eben die Eigenschaft der wahren Aufmerksamkeit, dass sie im Augenblick das Nichts zu Allem macht."*

„Ich glaube, dass ich jetzt etwas dazu schreiben kann", meinte er, „und wenn ich fertig bin, lese ich es dir vor."

Dann ging er, nicht ohne dass wir uns einen Augenblick lang tief in die Augen gesehen hatten. „Ich hab dich lieb", sagte ich.

Als Jan ein paar Tage später mit seiner Erörterung vor mir stand, merkte ich, dass es in ihm weiter gearbeitet hatte. Der Anfang seiner Arbeit lautete so:

„Goethe sagt, mit wahrer Aufmerksamkeit den Augenblick des Nichts zu allem machen. Das ist o.k., aber ich will nie mit Nichts zufrieden sein. Außerdem darf der Dichter dabei nicht vergessen, dass Nichts und alles für jeden Einzelnen sehr verschieden sein können. Für meine kranke Mutter ist der Blick aus dem Fenster auf ihren Baum alles und für mich ist das Klettern in den Bäumen alles. Aber sicherlich war Goethe schon ganz schön alt, als er das geschrieben hat und vielleicht ist es wie mit den Erfahrungen, die man selbst machen muss, dass sich dann die Sichtweisen ändern. Spüre ich heute meine Angst vor dem Nichts, kann ich mir nicht vorstellen, dass noch so viel Nichts für mich irgendwann alles sein kann. Aber womöglich übersehe ich dabei die verschiedenen Perspektiven ..."

Ich war beeindruckt und dachte: „Ich wollte ihm in unserem Gespräch über das ‚Fliegen' zeigen, dass mein Sein nur scheinbar vor dem Fensterglas endet, ich also mental nicht eingeschlossen, sondern frei bin und ohne Grenzen lebe. Doch ich weiß nicht, ob mir das gelungen ist, aber sicher haben wir beide etwas gelernt."

Einige Tage später kam mein Mann abends herein und sagte: „Jan hat mir einen Zettel gegeben, den soll ich dir vorm Einschlafen vorlesen."

„Warum macht er das nicht selbst?", fragte ich. „Das habe ich auch nicht verstanden", meinte Ralf. „Er fragte mich nur, ob ich schon mal aus gefundenen Steinen etwas gebaut hätte."

Auf dem Zettel stand: *„Auch aus Steinen, die einem in den Weg gelegt werden, kann man Schönes bauen."* (Goethe)

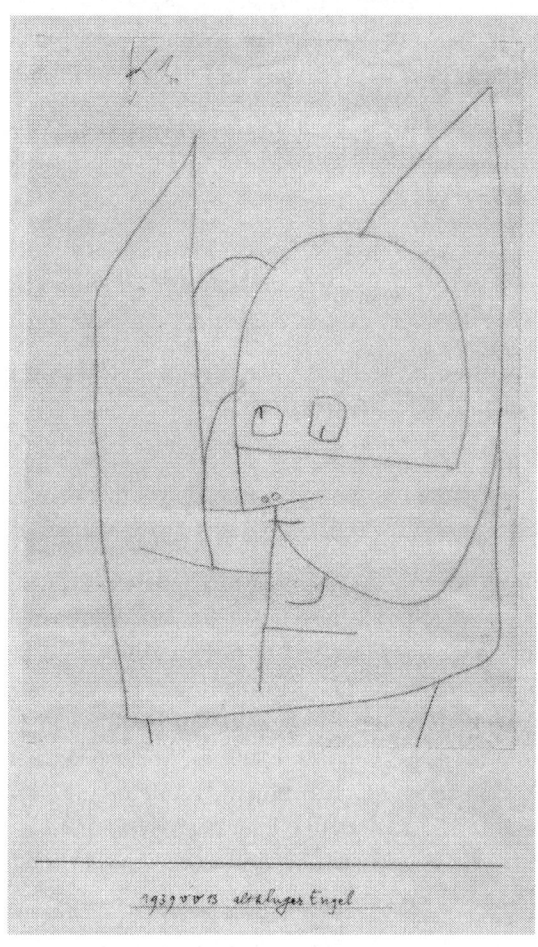

10. Von Liebe und Würde

Von der Seelentiefe
In bunten Bildern malen,
was ich in Träumen finde.
In frohen Klängen singen,
was ich im Wachen trage.

Wie kann ich sagen, was ich in mir finde?

Den Sinn der Seele zufällig,
den Geist des Lebens geschenkt.

In der Stille Geheimnisse des Tages,
in der Finsternis die Weisheit großer Mächte.
Im ewigen Licht der Seele Tiefe.

Es gibt einige wenige, vielleicht auch ganz banale Dinge, die ich mir wünsche und von denen ich ab und an träume. So möchte ich mich noch einmal schick machen und mit aufrechtem Schritt einen Raum betreten.

Den körperlichen Verfall auszuhalten und auch ihn mit anzusehen, ist schwer. Da ist der verdrehte Körper mit seinem Muskelabbau und der Spastik, da sind alle sichtbaren äußeren Spuren der Qualen, der Medikamentenwirkungen und Nebenwirkungen und der chirurgischen Eingriffe. Sehe ich in den Spiegel, dann erkenne ich mich manchmal kaum wieder, und blicke ich an mir herunter, dann kommt mir mein Körper fremd und so alt vor – alt und gezeichnet –, trotz der erst 43 Lebensjahre. Ich bin zugegebenermaßen eitel, hoffentlich in einem gesunden Maße, und so ist es nicht einfach, innerlich einverstanden zu sein mit meinem heutigen Körper und meiner Lebenssituation.

Ganz aber möchte ich die Erinnerung an eine einst „stolze Haltung" nicht vergessen, und auch nicht diese Freude, mich zu schmücken und schön zu machen. Daher tagträume ich z.B. von der angenehmen Aufgeregtheit, wenn ich mich früher zum Ausgehen zurechtgemacht habe und vom Zauber der Vorbereitung auf ein Ereignis. Vielleicht habe ich zuerst ein wohl temperiertes Bad genommen, mit einem Duft meiner Wahl, habe mir Musik aufgelegt und meiner Vorfreude in Gedanken freien Lauf gelassen. Dabei schon einmal darüber nachgedacht: Was wäre für diesen Tag, für diesen Abend passend, was passt zu mir, zu dem Anlass? Dann habe ich manchmal ein Outfit nach dem anderen anprobiert, unschlüssig vor dem Spiegel posiert oder mich der prüfenden Kritik meiner damals noch kleinen Söhne unterzogen und zuletzt sicher für das entschieden, was mir am angenehmsten war, worin ich mich am wohlsten und stimmigsten fühlte.

Ich weiß, das sind eigentlich ganz alltägliche Dinge. Doch heute, in der Erinnerung und in meinen Träumen, erscheinen sie mir fast magisch. So ist es wohl mit den schönen Erinnerungen und dem, was man sich wünscht: Wenn man es hat, ist es selbstverständlich, manchmal gar lästig, weil man lieber zu Hause bleiben würde als sich herzurichten und zu einem Termin zu gehen. Wenn man es sich erträumt, weil man es nicht mehr kann und nur das Erinnern hat, wird es bunt und hell, voll Zauber und Magie. Vielleicht sind diese bunten Seifenblasen der Erinnerung wirklich mit einem Zauber gefüllt, der überleben lässt?

In meinem kurzen „normalen" Leben gab es eher selten solche Anlässe, die ein charmantes Sich-Schmücken verlangten. Erst fehlte mir jahrelang die innere Freiheit, dann die Gelegenheit, und später kam die Krankheit hinzu. Und doch gab es diese Situationen des „Feinmachens fürs Ausgehen", mit all ihrer Magie, ohne dass sie zur Routine wurden.

Wenn mein Mann Ralf mich aufmuntert, doch noch einmal „die roten Tanz-Schuhe anzuziehen", dann weiß er, dass ich damit in Plauderlaune komme, auch wenn wir dann beide etwas wehmütig werden. „Fehlt es dir nicht, dich mal wieder schick anzuziehen und zu schminken? Ich erinnere mich an den Geruch deines Parfüms, der durchs Haus zog, wenn du mit deinem Styling fertig warst und an das Klappern deiner hochhackigen Schuhe auf der Treppe – das Signal, dass du fertig warst", fragte mich Ralf vor einer Weile, als er sich gerade für ein Geschäftsessen fertig machte.

„Doch, das fehlt mir", gab ich offen zu. „Es war ja auch nicht unbedingt mein Lebensplan, hier mit Anfang Vierzig gewickelt und mit Lätzchen zu liegen", fügte ich bitter hinzu – was mir sofort leid tat, denn ich wollte ihm die Vorfreude nicht verderben.

Ralf kam und nahm mich in die Arme. Wir schwiegen beide, dann sagte ich: „Weißt du, heute würde ich mich deutlich mehr trauen als früher, als ich noch eher zaghaft war, in Richtung angepasster Bravheit, nicht bieder, aber auch alles andere als mutig. Heute hätte ich den Schneid zu dezenter Extravaganz, trüge die Haare etwas couragierter gelockt, die Lippen kräftig geschminkt, würde meinen Augen einen besonderen Glanz verpassen, um insgesamt aus dem braven Paulinchen eine selbstbewusste und sichere Pauline zu machen, die sich etwas zutraut, die stark und stolz ist und diese Pauline auch der Welt zeigen."

Liebevoll schaute Ralf mich an und meinte: „Ich hätte Lust, diese neue Pauline auch so zu sehen, aber ich war und ich bin immer ganz schön stolz auf dich." Wie schmeichelhaft, dachte ich und fragte mich, wie viel davon geschönt war, Tribut an unsere derzeitige Situation.

In Ralfs Gesicht sehe ich oft, wie viel meine Krankheit von der ganzen Familie fordert. Was es für ihn und für uns alle bedeutet, tagtäglich mit den vielen Einschränkungen zu leben und die Träume oder kleinen Highlights, die den Alltag etwas bunter und abwechslungsreicher machen, auch mal einen Hauch Luxus schenken würden, loslassen zu müssen. Neben der Krankheit selbst bedeutet das eine besondere Trauer, einen besonderen Schmerz – ganz abgesehen von den vielen alltäglichen Herausforderungen, die wir zusammen meistern müssen und die uns immer wieder an unsere Grenzen bringen.

„Ja", sagte ich offen, „ich wünsche mir etwas anderes und ich habe mir mein Leben mit Anfang Vierzig anders vorgestellt." Es tut immer noch weh, das auszusprechen. Doch die Offenheit ist nötig, damit auch mein Mann offen sein kann, und so sagte er das, was ich fürchtete und das, was ich hoffte: „Ich wünsch mir manchmal meine Partnerin zurück, mit der ich ausgehen und mich zeigen kann. Aber ich will keine andere Frau, sondern ich möchte es mit dir tun. Ich war stolz, eine attraktive Frau zu haben, die wusste, was sie will und die gesehen wurde. Das war schön."

Fülle des Lebens
Geben, wie Sterne uns ihr Funkeln schenken,
weder suchend nach Freude, noch um des Beifalls Willen.

Schenke ich beglückt, dann ist Glück mein Geschenk.
Reiche ich mit Freuden, dann wird Freude in mir sein.

Mir wird nicht kalt, mein Herz nicht leer,
bin ich bereit, von mir zu geben.

Nicht nach dem Schatz auf Erden suchen.
Nicht auf den Berg erhabener Einsamkeit zurückziehen.

Etwas vom Innersten weitergeben.

Neulich träumte ich, dass ich an eine alte Frau verkauft wurde, die mich haben wollte, um nicht allein zu sein. Sie bot meinem Mann € 7.000 und ich dachte im Traum, dass ich meiner Familie nun nichts mehr kosten würde und sie hätten finanziell etwas Luft. Es war ein unangenehmer Traum. Am Morgen, als ich ihn Ralf erzählte, dachte ich, vielleicht kann er mich etwas trösten, weil die alte Frau im Traum finster und kalt gewesen war.

Doch er reagierte ganz anders und fragte nur trocken: „Glaubst du, wir kriegen noch so viel für dich?" Mir wurde ganz warm ums Herz.

Ich glaube, die Zauberworte für die Liebe sind – natürlich – Geben und Nehmen, Achtung und Respekt. Aber auch Mut und Zutrauen. Und vor allem Sich-Einlassen und Loslassen.

Halten ...
Ich möchte mich halten an dir,
dich festhalten
mich klammern,
an deine Jacke, dein Haar, deinen Blick ...

Ich möchte dich riechen, schmecken und fühlen,
ich will bei dir sein, dich festhalten.

Nicht, weil ich nicht allein sein kann.
Nicht, weil ich dich nicht loslassen kann.
Nicht, weil du mich tragen sollst.
Nicht, weil ich dich binden will.
Nicht, weil du nicht ohne mich leben kannst – das weiß ich.
Nicht weil ich es nicht ohne dich schaffe.

Ich möchte mich halten an dir und bei dir bleiben,
weil ich Angst habe, dich bald nie wieder zu spüren.

(Ralf starb nach kurzer schwerer Krankheit. Dieser Text wurde bei seiner Beerdigung vorgelesen.)

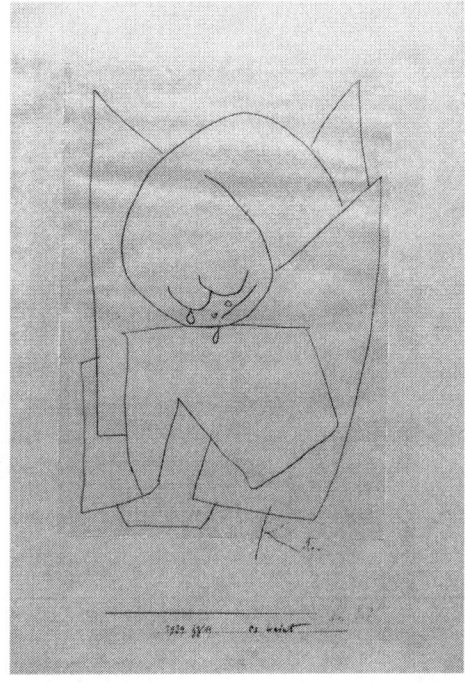

11. Engelsgespräche – Gedichte

Engelssuche
Wo ist mein Engel?

Der mich sicher trägt zum Licht.
Der mich schützt vor Kälte.
Der mich liebevoll wiegt im Sturm.

Wo ist der Engel, der mich behutsam stützt?

Versteckt hinter den Bergen von Zweifeln.
Vergraben unter dunkler Trauer.
Verschüttet von der wirren Wut.
Verborgen in der Schatulle der Angst.

Wo ist mein Engel?

Ich höre die Klänge der Harfe.

Er sitzt gleich rechts neben der Tür zur Freiheit.
Er fliegt in den weiten Räumen, wo auch die Liebe wohnt.
Er beschützt die glänzende Perle, die den Weg zur Ewigkeit kennt.
Er wartet auf mich, bis ich ihn wieder erkennen und spüren kann.

An die Engel
Nehmt mich mit in die Leichtigkeit – allein kann ich es nicht.
Der Pfad dorthin fehlt auf meiner Landkarte,
ich finde nicht die Brücke, die mich ins Unbegrenzte bringt.

Zwischen der Küste und den Bergen gibt es einen Pfad,
den muss ich gehen, bevor ich mich verbinde mit dem Wesenhaften hinter der Erde.
Nehmt mich mit auf die hellen Berggipfel.

Oder führt eure Spur ins weite Meer, zu den Früchten der Endlosigkeit?
Nehmt mich mit ihr Engel,
im Abendrot möchte ich ankommen.

Ich bin leicht, die Schuhe sind längst gelöst – Flügel warten.
Das Seil, das ans Hier bindet, wurde vor Tagen geöffnet, die Segel sind gehisst,
der Wind kann kommen ...

Nichts hält mich mehr fest, die Sehnsucht ruft.
Nichts trage ich bei mir als Illusionen und Hoffnung.
Nehmt mich mit – meine Zeit ist reif.

An den Körper und die Seele

Der Köper sagt mir: „Gehe nicht, HIER wohnt das Leben."
Die Seele sagt: „Folge mir, ich kenne den Weg in die leichte Zukunft."

Ich sage zu beiden, zum Körper und zur Seele: „Bleibe ich, ist Gehen im Sein
Und folge ich, ist Sein in meinem Gang."
Mein Geist sagt mir: „Diese Wahrheit ist in der Liebe und sie ist im Tod."

Meine Seele übt loslassen: Sein in der Ewigkeit.
Mein Körper beruhigt sich: Sein, obwohl ich gehe.

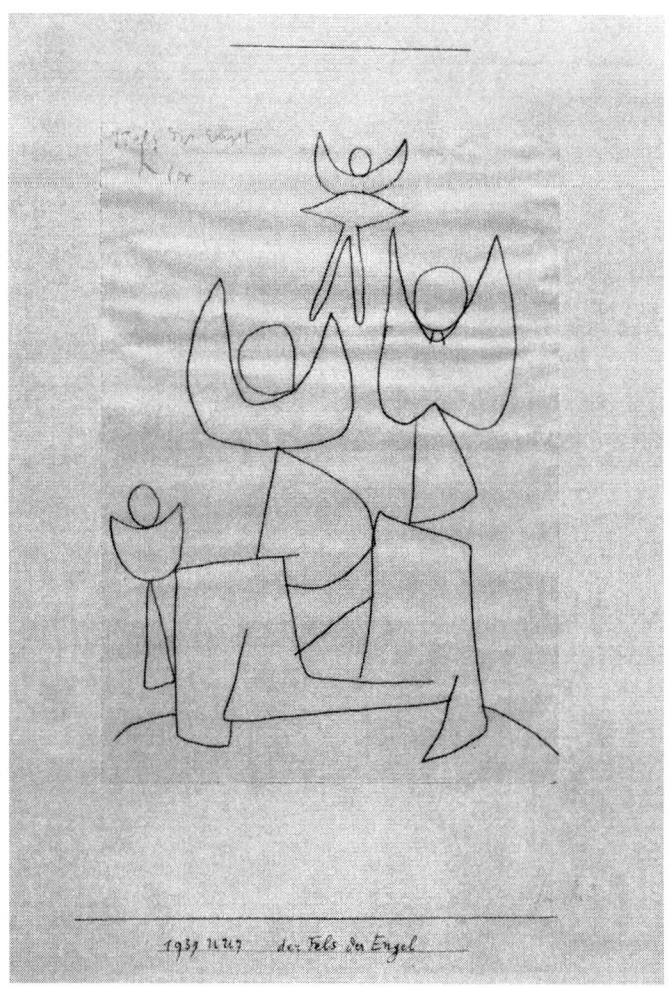

Himmlischer Beschützer

Bist du der Adler, der mit weiten Schwingen kam, als ich ängstlich schrie in vielen dunklen Nächten?

Du trägst mich sicher fort aus dunklem Loch, zurück bleibt nur ein schwarzer Schatten.

Du rettest mich vorm Ertrinken, ziehst mich aus Moor und Sumpf. Nur meine tropfenden Kleider erinnern an die Not.

Du hilfst mir aus der leidensvollen Trauer, mit starkem Flügelschlag erhebst du mich auf deinen höchsten Berg.

Du schenkst mir diesen einen Wüstenbaum, unter dem ich ruhig atmen kann. In seiner Stille keimt mir neue Hoffnung.

Du sprichst mit mir, allwissend, von Wundern und von Zaubereien und von dem deinen – meinen – ewigen Sein.

Du sprichst von Lilien als Erkenntnis, die sich im Licht des Tages zeigen, doch hütest du Geheimnisse der Disteln, silberglänzend hell des Nachts im Mondlicht.

Du singst von Menschenkindern wie von jungen Glockenklängen, und du wärmst mich so.

Du bist nie endender Beginn, in mir ist leise vorsichtiges Ende.

Beschützer du, wann nennst du mir meine Zeit?

Der Wind weht
Der Wind weht, der Pilger geht.

Er reist, selbst wenn er schläft.
Kein Tagesbeginn findet ihn dort, wo die Abenddämmerung ihn verließ.
Auch wenn die Erde zu schlafen scheint, reisen wir.
Sonne und Mond ruhen nie.
Der Wanderer legt sich nieder, und doch fliegt seine Seele zum Licht.

Getragen vom Wind, auf den Wolken tanzend, in die Weite steigen.
Ankommen ohne fortzugehen.

Die Richtung des Windes und
das Ziel eines jeden Pilgers mag sich ändern,
nicht aber der Wunsch, anzukommen.

In meinem Traum
In meinem Traum sehe ich einen Weg,
den ich nie alleine gehen muss.

In meiner Fantasie kämpfe ich einen Kampf,
den ich immer wieder gewinne.

In meiner Illusion höre ich ein Lied,
das wir in Einklang singen.

In meinem Traum gibt es viele Taten,
die in Gemeinsamkeit bezwungen werden.

In meinen Traum spüre ich meinen Engel,
der mir Halt zusichert.

In meiner Fantasie sehe ich ein Licht,
das mir Kraft schenkt.

In meiner Illusion erhalte ich Mut,
der niemals vergeht.

In meinem Traum erahne ich,
Gott ist an meiner Seite ...

Ich träume von der Zeit,
an dem all meine Träume wahr werden. Sicherlich.

12. Vorbestimmung, Wille, Schicksal ...

Immer mal wieder nimmt sich Jan die Zeit und wir lesen etwas zusammen. Ich habe das Gefühl, dass auch er diese Erfahrung genießt. Manchmal dauert es eine Weile, bis wir uns einig sind, was es sein soll, doch diesmal hatte er in der Wochenendzeitung einen Artikel zum Thema Schicksal gefunden und ihn extra dafür aufgehoben. Der Text endete mit einem Zitat von Albert Camus: *„Das menschliche Herz hat eine fatale Neigung, nur etwas Niederschmetterndes Schicksal zu nennen."*

„Warum ist das so, dass man immer nur bei schlimmen Dingen vom Schicksal spricht? Man sagt doch auch, das hat das Schicksal so gewollt, z.B. wenn man in letzter Sekunde aus einem brennenden Auto gerettet wurde, und das ist doch wirklich nicht niederschmetternd", fragte er.

„Ja und nein", antwortete ich. „Findest du nicht, dass das dann eher Glück ist? Neulich hörte ich im Radio, was ein Philosoph zum Thema Glück meinte: Glück sei eine Weise, das eigene Leben in die Hand zu nehmen. Die Suche nach dem Lebensglück sei gleichbedeutend mit der Suche nach dem Sinn des Lebens, den der Philosoph in einer Vielfalt von Zusammenhängen – seelischer, sozialer, spiritueller Art – ausmachte. Demnach wäre es soziales Glück, dass es Menschen gibt, die in Beziehung mit dem Geretteten stehen, weil sie rechtzeitig beim Unfall waren."

„Das ist aber ganz schön umständlich. Da gefällt mir besser einfach zu sagen, das Schicksal hat es gut mit ihm gemeint", sagte Jan.

Ich dachte nach und fragte dann: „Überleg mal, welche Synonyme dir für das Wort Schicksal einfallen?"

Nach einer kurzen Weile meinte er: „Unheil, Unglück, Übel. Und bei dem Wort Glück denke ich an Heil, Lohn, Gewinn ... Demnach scheint Schicksal wirklich etwas Niederschmetterndes zu sein."

„Vielleicht ist Schicksalhaftes ja auch relativ", hinterfragte ich und ich wusste, dass ich das gleich erklären musste, denn seine Augen funkelten schon vor Protest. „Ich versuche es mal mit einem Beispiel: Das Schicksal einer reifen Kirsche ist, dass sie irgendwann vom Baum fällt. Aber es kann auch sein, dass sie vorher geerntet oder von den Vögeln geholt wird."

.

„Das heißt, man kann das Schicksal ändern?", fragte der Junge, plötzlich neugierig geworden. „Willst du das damit sagen?"

„Ob man das Unabänderbare ändern kann, weiß ich nicht, aber ich glaube, dass es keine uneingeschränkte Vorbestimmung gibt", antwortete ich.

„Ja und was bleibt dann, was ist dann sicher und wahr, was ist Schicksal und was kann ich ändern?", murrte Jan unzufrieden.

Ich dachte nach und sagte: „Es bleibt eine ununterbrochene Abfolge von Ursache und Wirkung. Alles was geschieht, wird von etwas bewirkt und verursacht selbst ein Weiteres. Oder anders gesagt: Vielleicht ist die Zukunft nichts anderes als die veränderte Gegenwart."

Mein Sohn schnaufte tief und sagte: „Also doch kein Schicksal, sondern vorbestimmte Zukunft?"

„Ja, vielleicht wäre sie das und alles wäre so einfach, wenn es nicht noch unseren Willen gäbe", versuchte ich zu erklären.

„Aber wenn unser Schicksal vom Willen abhängen würde, dann würden die Menschen doch alles Negative vermeiden oder alles Tolle tun", sagte er, immer mehr verunsichert und ungläubig. „Wenn du wählen könntest, wenn es nur an deinem Willen läge, wärest du doch nicht krank?"

„O.k., aber ob das immer so einfach ist, mit dem Willen und der Wahl? Außerdem ist nichts für sich ausschließlich von Vorteil oder von Nachteil; jede Wahl, die wir treffen – genauso wie alles, was uns trifft –, enthält ihren eigenen Gewinn und Verlust. Hell und dunkel sind oft ganz nah beieinander, darum kann man nicht so eindeutig das Gute vom Schlechten trennen. Ich glaube, dass wir uns lösen müssen von den üblichen bekannten, vertrauten Einteilungen von ‚das ist gut‘ und ‚das ist schlecht‘, ‚das macht reich und das ist ärmlich‘. Je nach Betrachtung und Standpunkt kann sich die Einschätzung ganz leicht verändern."

Jan dachte nach und sagte dann etwas kleinlaut: „Wenn ich nach Vorteilen suchen soll, könnte ich sagen, das Gute an deinem Kranksein ist, dass du mehr Zeit hast als alle anderen. Das ist wahr, aber warum müssen die Menschen es so lernen und können es nicht ohne Schicksal schon vorher kapieren und ändern?"

„Das stimmt, man könnte meinen, dass das scheußlich ist. Aber ich glaube, es liegt daran, dass wir oftmals erst nach einer gewissen Zeit oder nachdem wir den Standpunkt und die Sichtweisen gewechselt haben, etwas erkennen und dann ändern können. Und vielleicht brauchen wir für diese neue Sicht manchmal das Schicksalhafte."

Eine Pause tat uns beiden gut, danach sagte ich: „Außerdem gibt es noch die andere Wahrheit. Ich glaube, dass jedes Leben irgendwie wie in festen vorgegebenen Bahnen abläuft, d.h. man muss den Gleisen folgen. Doch man kann anhalten und zurückfahren, man kann schneller oder langsamer oder gar Umwege fahren und auch an den Bahnhöfen anhalten. Also bleiben doch eine Menge Wahlmöglichkeiten, die jeder hat. Und außerdem: Wie schnell kann ein Baumstamm auf den Gleisen liegen, den man erst wegräumen muss, oft genug mit Hilfe?"

„Und wenn bei manchen Menschen immer wieder etwas die Gleise blockiert oder wenn um so mehr passiert, je mehr sie ein bestimmtes Ziel erreichen wollen: Ist das dann Schicksal?", wollte Jan wissen.

„Der Wille allein genügt jedenfalls nicht, um Ziele zu erreichen oder das Schicksal zu leiten. Er ist höchstens ein Ansporn, um andere Mechanismen in uns in Bewegung zu setzen, mit denen zusammen das angestrebte Ziel erreicht werden kann", versuchte ich ihn weiter anzuregen.

„Welche?", wollte er nun genau wissen. „Welche Mechanismen, meinst du?"

„Standhaftigkeit, Intelligenz, Können, Gelassenheit, Festigkeit, Mut, auch Demut und Vertrauen auf irdische und andere Hilfen", zählte ich auf. „All das sind solche Mechanismen, um sich gegen die Macht des Schicksals zu stellen."

„Und wenn man all das richtig und gut macht, alles richtig einsetzt, dann kann man seine Ziele erreichen?", fragte Jan.

„Ja und nein. Ja, diese Faktoren sind wichtig und helfen uns. Und nein, denn wir werden unserer Ziele um so leichter erreichen, je mehr wir uns dem natürlichen Ablauf der Dinge anpassen."

„Also sind wir doch dem Schicksal machtlos ausgeliefert?!"

„Nein wieso? Stell dir vor, du bist mit deinem Schlauchboot mitten auf einem Fluss. Ist die Mündung des Flusses dein Ziel, so wirst du sie mit größerer Leichtigkeit erreichen, als wenn du zur Quelle willst. Natürlich kommst du auch dort hin, doch es ist weitaus schwerer, denn du musst gegen die Strömung rudern. Doch nichts ist unmöglich."

„Ich glaube, jetzt habe ich es verstanden", meinte der Jan strahlend. „Das Wasser des Flusses fließt immer zum Meer, das ist so vorbestimmt. Aber der Mensch im kleinem Boot hat seinen Willen und Mut und Intelligenz und Vertrauen und nur dann, wenn er willensschwach ist, wird er einfach so dem Lauf des Stromes folgen müssen."

„Ja, vielleicht ist das manchmal so. Aber glaubst du wirklich, dass derjenige, der sich treiben lässt auf dem Fluss, also derjenige, der sich führen lässt von einer höheren Macht, per se schwach ist?", wollte ich wissen. „Sich dem Lebensfluss oder einem Lebensführer anzuvertrauen ist doch o.k., finde ich. Nur wird eventuell die Lebensfahrt etwas leichter und vor allem fühlt man sich nicht so machtlos, wenn man die Gewissheit in sich trägt, immer die Wahl zu haben, wenn man das will.

Und wenn all das stimmt, dann ist es sicher auch o.k., sich mal als rote Kirsche der Sonne entgegenzustrecken oder mal mit den Vögeln zum Himmel zu fliegen, das ist doch beides nicht das Schlechteste. Vielleicht lernt unser Herz dann auch, sich davon zu lösen, nur etwas Niederschmetterndes Schicksal zu nennen, wie Camus sagt."

Dazu meinte Jan abschließend: „Also ich ziehe die Bootsvariante vor, mich gemütlich treiben zu lassen und dann, wenn es nötig ist, mithilfe meines Willens ans sichere Ufer zu rudern. So kann ich mit dem Schicksal leben."

Mit diesen Schlussgedanken konnte ich ihn gut gehen lassen, denn ich wusste, dass er erst seine Erfahrungen sammeln musste. Und ich traue es ihm und seinem Bruder zu, dass sie, was auch immer geschieht, ihre Lebensboote sicher lenken werden.

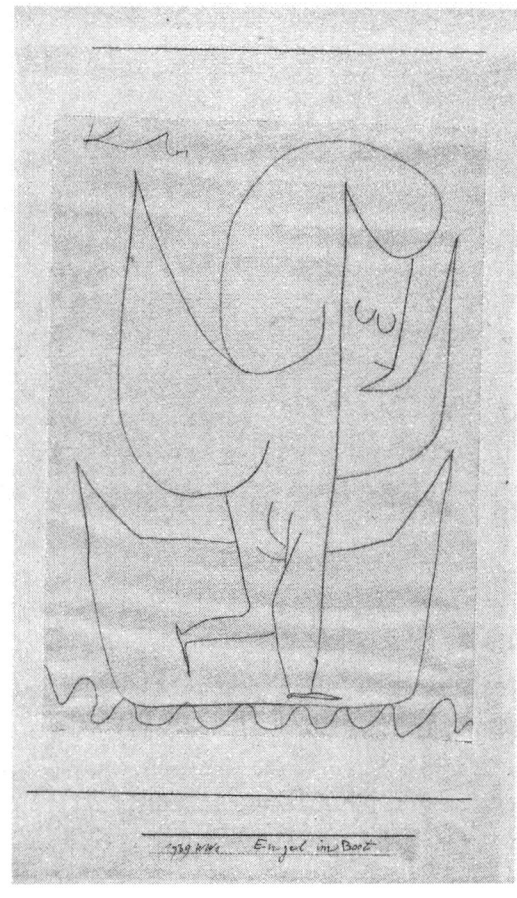

Nachwort: Wie kann das Trauma beginnen zu heilen?

Oder: Wie sich den schlimmen Gefühlen zuwenden, ohne die Gefühle zu sein?

Wie fühlt man sich, wenn man Schreckliches überlebt hat?
Wie geht es einem danach?
Ist man immer froh und dankbar, Überlebende zu sein?
Was kann man hinter dem Schmerzberg, nach dem Überleben finden?

Lange Zeit war ich zwar Überlebende, aber ich fühlte mich alles andere als ein lebendiger Mensch. Vielmehr hatte ich das Empfinden, ausschließlich mit dem Überleben beschäftigt zu sein, was an sich schon an ein Wunder grenzte und zugleich war es in mir, als wären ich und das Trauma ein und dasselbe. Vermutlich kam dieses Erleben daher, dass ich/wir lange Zeit zu sehr in unserem Schmerz verwoben und verwickelt waren und sonst in mir/uns, außer dem Schrecklichen, nichts anderes wahrnehmen konnte/n, schon gar nicht Gutes und Schönes.

Vielleicht war das der Preis fürs Überleben und der Preis dafür, dass wir uns erinnerten, dafür dass Vergangenes an die Oberfläche kommen konnte, so dachte ich manchmal traurig. Und fragte mich: Ist das seinen Preis wert? Denn das Leben war alles andere als gut.

Es gab da nicht die junge Frau, die leben wollte, auch nicht die inneren Kinder, die spielen konnten, nicht die trauernden Innenteile, die Hilfe erkannten und auch nicht die zerbrochenen Spiegelstücke, die Licht suchten. Vielmehr fühlte sich jeder Splitter so an, als verkörpere er das dunkle Trauma. Alle spürten nur Verzweiflung, Schmerz und Not. Diese Gefühle lähmten und trieben an, sie ließen nicht leben und nicht sterben, sie diktierten das Sein in fast jedem Moment.

„Warum habe ich überlebt?", fragte ich mich damals immer mal wieder. „Soll das mein erreichtes Lebensziel sein? Wozu dann all das Kämpfen und Strampeln?" Ich war zwar noch da auf dieser Welt, aber was war das für ein Leben? Diese Fragen waren so lange in mir, bis ich in einer großen Notlage einen inneren Dialog mit meiner Seele führte. Oder war es ein Gespräch mit dem starken inneren Teil, der mich/uns bis hierhin am Leben gehalten hatte, weil er dazu die Kraft und den Mut hatte? Ich weiß es nicht mehr so genau.

Ich weiß aber, dass dieses „Gespräch" ein Schlüsselerlebnis für mich/für uns war und dass ich/wir von da an, neben dem Schmerz und der Angst, noch etwas anderes entdecken konnte/n und ich/wir mich/uns anfing/en, als Mensch mit vielen Gefühlen wahrzunehmen.

Aus dem „Trauma-Mensch" wurde ein Mensch, der verletzt worden war (der noch immer sehr verletzlich war), der aber lernen konnte, gut zu leben. Endlich konnte ich anfangen, in mir und neben mir Neues, Helles, Buntes, Weites und Warmes, die gesamte Gefühlspalette, zu entdecken und zuzulassen. Ich hörte damals von innen eine dringliche Aufforderung: „Du musst dich distanzieren von dir! Du musst auf Abstand gehen zu den Erlebnissen! Suche Distanz zu dem alten Leben, zu dem was man dir angetan hat!"

Ich verstand nicht und wurde eher wütend, denn ich fürchtete, auch diese Stimme wollte, dass ich vergesse. So wie es viele um mich herum wollten und mich mit gut gemeinten Ratschlägen bedrängten: „Vergiss doch, was war, und lebe heute!"

Doch genau das konnte ich nicht – vergessen und nur im Heute leben – und genau das wollte ich nicht (zumindest nicht so, wie man es mir riet und wie ich es verstand). Denn vergessen, so fühlte ich, wäre verschweigen. Und Verschweigen hieße, den Mantel des Schweigens über meine Geschichte zu decken und so zu tun, als wäre nichts gewesen. Das war unmöglich – zu Recht!

Da ich das Gefühl hatte, dass dieser Distanzvorschlag aus meinem Innern ganz im Gegensatz zu dem stand, was in mir tobte und mich bestimmte und ich dachte, mich verteidigen zu müssen, begann ich zu kämpfen. Und dieser Kampf, den ich aufnahm, weil ich anfing mich zu wehren, weil ich mich endlich aus der Starre löste, war der Beginn, wirklich zu leben.

Ich meuterte: „Ich kann und will nichts vergessen und ich will auch nichts ignorieren. Alles ist da, alle Gefühle, jeder Moment und alles ist wahr. Wieso, warum und vor allem wie soll ich mich davon distanzieren?"

Die Stimme versuchte mich zu beruhigen und erklärte weiter: „Sich entfernen heißt nicht, Erlebnisse und Schmerzen nicht zu durchleben, im Gegenteil. Zuerst lässt du alles zu, denn alles darf da sein und dich begleiten. Neben dem Zulassen musst du genügend Kraft haben, alles noch einmal auszuhalten. Das heißt, die Erlebnisse und Qualen vollständig zu betrachten, ihnen ins Auge zu schauen. Aber sie werden dich nicht zerstören. Es ist wie der Blick durch eine Fensterscheibe: Du wirst den Wind spüren, der gegen das Glas drückt, aber dir wird nichts passieren, du bist auf der sicheren Seite.

Hast du das getan, dann kannst du das Leid loslassen, denn du hast es bewusst gespürt, gehasst und durchlitten – erkannt und dann verstanden. Es muss dich nicht weiter quälen."

„Verstehe ich dich richtig", fragte ich nach innen, „beginnen muss ich damit, alle Gefühle – die Ängste und Schmerzen – wirklich zu fühlen? Und dann kann ich mich von ihnen distanzieren? Soll das heißen, ich bleibe so lange in mir selbst und von meinen Gefühlen gefangen, verharre in dem Gefühl, das Trauma zu sein, bis ich ganz dort war?"

„Ja", sagte die Stimme. „Wenn du deine Gefühle verdrängst, wenn du dir nicht erlaubst, sie wirklich zu fühlen, dann kannst du nie an das Ziel kommen, dich davon zu lösen. Denn du bist zu sehr mit deiner Angst beschäftigt, du kreist um die Schmerzen, deinen Kummer und auch um die Verwundbarkeit, die das Leben mit sich bringt. Doch gibst du dich deinen Gefühlen, dem Schmerz einmal hin, tauchst du tief genug ein, um zu wissen, wo Not und Leid wohnen und spürst du das volle Ausmaß dessen, was du erlebt hast, dann kannst du danach sagen: ‚O.k., ich habe diese Gefühle noch einmal genau kennen gelernt und jetzt habe ich sie durchschaut. Es sind meine Gefühle, es ist der Schmerz aus meinem Innern, aber ich bin nicht dieser Schmerz. Ich bin ein Mensch mit vielen verschiedenen Gefühlen, auch mit Freude und Glück, und jetzt darf ich mich davon entfernen und Neues zulassen.' Und dann wirst du es auch finden."

Ich dachte nach und fragte, weil ich noch unsicher war: „Heißt das erstens, den tiefen Schmerz annehmen und ohne Furcht zeigen, dass diese Offenbarung etwas von der Wahrhaftigkeit nimmt und ohne Gefahr, dass danach das Erlebte verschwiegen bzw. ignoriert wird? Und heißt das zweitens, die Angst zulassen und zugleich wissen, nichts wird passieren, denn solange ich erkenne, es ist bloß Angst, lasse ich nicht zu, dass sie mich bestimmt?"

„Genau so ist es", sagte die Stimme. „Die Angst und alles Schlimme als das ansehen, was sie sind, Gefühle, die gebunden sind an schreckliche Erlebnisse. Aber diese Erlebnisse bist nicht du, sie sind ‚nur' in dir, sind Teil von deinen Erinnerungsgefühlen. Sei traurig, weine oder schreie, wenn dir danach zu Mute ist. Fühle sie voll und ganz, dann kannst du am Ende sagen: ‚Das war die Episode mit der Angst. Jetzt fürchte ich mich nicht mehr so sehr davor, denn ich kenne sie. Und ich kann jetzt sehen, dass es noch andere Gefühle in meinem Innern und auf der Welt gibt, weil die Angst etwas geschrumpft ist und Neues daneben Platz finden kann.'

Vielleicht ist es nötig, für diesen Prozess einen Schritt von dir wegzurücken, um Distanz für einen besseren Blick zu bekommen. Wie beim Betrachten eines Bildes: Manchmal sieht man die gesamte Komposition besser, wenn man etwas auf Abstand geht. Plötzlich sieht und fühlt man neben dem dunklen Schrecken vielleicht auch noch die rote warme Sonne, die hinter dem Berg aufgehen möchte."

Nach diesem Dialog mit meiner Seele, dem Gespräch mit dem starken Teil in mir, und der Erfahrung, dass nicht ich das Trauma bin, sondern dass ich es „nur" erlebt habe und dass ich mich davon lösen kann, fing ich an, meine innere reiche Vielfalt zu erkennen. Ich begann, den zersplitterten Seelenspiegel, der neben dem Dunklen auch das Sonnenlicht widerspiegeln konnte, in mir zu hüten. Und so wurde mein Leben reicher und ich langsam erwachsen.

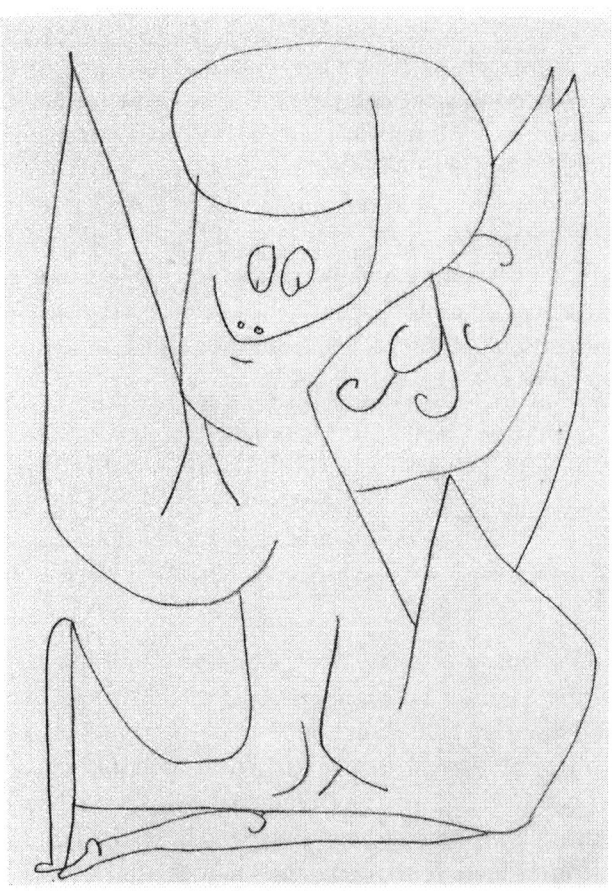

Literatur

Amendt, Gerhard & Schwarz, Michael (1992): Das Leben unerwünschter Kinder, Frankfurt: Fischer.

Angenendt, Gabriele, Schütze-Kreilkamp, Ursula & Tschuschke, Volker (2007: Praxis der Psychoonkologie. Psychoedukation, Beratung und Therapie, Stuttgart: Hippokrates.

Banyard, Victoria L. & Williams, Linda M. (2007): Women's voices on recovery: A multi-method study of the complexity of recovery from childhood sexual abuse, in: *Child Abuse & Neglect*, Vol. 31, S. 275-290.

Bauer, Joachim (2005): Warum ich fühle, was du fühlst, Hamburg: Hoffmann & Campe.

Bauer, Joachim (2004): Das Gedächtnis des Körpers, München: Piper.

Blech, Jörg (2008a): Bruch des bösen Zaubers, in: *Der Spiegel*, Nr. 32, S. 110-112.

Blech, Jörg (2008b): Die Heilkraft der Mönche, in: *Der Spiegel*, Nr. 48, S. 144-156.

Boon, Suzette B. & Draijer, Nel (1993a): Multiple personality disorder in The Netherlands, Amsterdam: Swets & Zeitlinger.

Boon, Suzette B. & Draijer, Nel (1993b): The differentiation of patients with MPD or DDNOS from patients with a cluster B personality disorder, in: *Dissociation*, Vol. 6, No 2/3, S. 126-135.

Boroske-Leiner, Katja, Hofmann, Arne & Sack, Martin (2008): Ergebnisse zur internen und externen Validität des Interviews zur komplexen Posttraumatischen Belastungsstörung (I-kPTBS), in: *Psychother Psych Med*, Bd. 58, S. 192-199; download unter http://www.thieme-connect.com/ejournals/abstract/ppmp/doi/10.1055/s-2007-971011.

Brisch, Karl-Heinz (2003): Bindung und Trauma, Stuttgart: Klett-Cotta.

Brisch, Karl-Heinz (2007): Kinder ohne Bindung. Deprivation, Adoption und Psychotherapie, Stuttgart: Klett-Cotta.

Brunner, Claudia & von Seltmann, Uwe (2006): Schweigen die Täter, reden die Enkel, Frankfurt: Fischer.

Buchanan, Ann (1996): Cycles of Child Maltreatment: Facts, Fallacies, and Interventions, New York: John Wiley.

Cannon, Walter B. (1915/1975): Wut, Hunger, Angst und Schmerz: eine Physiologie der Emotionen (Hrsg. von Thure von Uexküll), München, Berlin, Wien: Urban & Schwarzenberg 1975 (erste engl. Ausgabe 1915).

Coid, Jeremy et al. (2001): Relation between childhood sexual and physical abuse and risk of revictimisation in women: a cross-sectional survey, in: *Lancet*, Vol. 358, S. 450-454.

Dalenberg, Constance J. (2000): Countertransference and the Treatment of Trauma, Washington, DC: American Psychological Association.

Dallam, Stefanie (2001): The long-term medical consequences of childhood trauma, In: K. Franey, R. Geffner & R. Falconer (Hg.): The cost of child maltreatment: Who pays? We all do, San Diego: Haworth, S. 1-14.

Damasio, Antonio (2000): The feeling of what happens, New York: Vintage (deutsch: Ich fühle, also bin ich, München: List, 2000).

Deegener, Günther (1999): Sexuelle und körperliche Gewalt. Therapie jugendlicher und erwachsener Täter. Heidelberg: Psychologie Verlags Union.

Diegelmann, Christa (2007): Trauma und Krise bewältigen. Psychotherapie mit TRUST, Stuttgart: Klett-Cotta.

Diseth, Trond H. (2005): Dissociation in children and adolescents as reaction to Trauma – an overview of conceptional issues and neurobiological factors, in: *Nordic Journal of Psychiatry*, Vol. 59 (29), S. 79-91.

Dobie, Dorcas J. et al. (2004): Posttraumatic Stress Disorder in Female Veterans, In: *Archives of Internal Medicine*, Vol. 164, S. 394-400, Download hier: http://archinte.ama-assn.org/cgi/reprint/164/4/394.

Farber, Sharon (2002): When the Body is the Target, New York: Jason Aronson.

Faul macht dumm (2008), in: Der Spiegel, Nr. 17, S. 146-148.

FBI (1985): Crime scene and profile characteristics of organized and disorganized murderers. In: *FBI LawEnforcement Bulletin*, August, 18-25.

Felitti, Vincent J. (2002): The relationship of adverse childhood experiences to adult .health: Turning gold into lead, in: *Z Psychosom Med Psychother*, Vol. 48, S. 359-369.

Flatten, Guido (2008): Angewandte Psychosomatik in der Praxis. Vortrag in Stuttgart, erhältlich unter http://www.aerztekammer-bw.de/25/15medizin08/B38/6.pdf.

Fliß, Claudia & Igney, Claudia (Hg.) (2008): Handbuch Trauma und Dissoziation, Lengerich: Pabst.

Fonagy, Peter (1997): Attachment, the development of the self, and its pathology in personality disorders, in: *Psychomedia*, Webadresse: http://psychomedia.it/pm/modther/probpsiter/fonagy-2.htm.

Freyd, Jennifer J. (1996): Betrayal Trauma: The logic of forgetting childhood abuse, Cambridge, MA: Harvard University Press.

Fröhling, Ulla (2008): Vater unser in der Hölle (überarbeitete Neuauflage), Bergisch-Gladbach: Lübbe.

Gahleitner, Silke & Gunderson, Connie Lee (2008): Frauen, Trauma, Sucht, Heidelberg: Asanger.

Gause, Karin (Hg.) (2008): Die Hölle mitten im Garten Eden, erhältlich über: K.gause@gmx.net.

Geißler, Christine, Geißler, Peter & Hofer-Moser, Otto (Hg.) (2007): Körper, Imagination und Beziehung in der Traumatherapie, Gießen: Psychosozial.

Gekoski, Anna (1998): Murder by Numbers: British Serial Sex Killers since 1950: Their childhoods, their lives, theircCrimes, London: Andre Deutsch.

Gerstendörfer, Monika (2007): Der verlorene Kampf um die Wörter. Opferfeindliche Sprache bei sexualisierter Gewalt, Paderborn: Junfermann.

Green, Arthur (1998): Factors contributing to the generational transmission of child maltreatment, in: *American Academy of Child and Adolescent Psychiatry*, Vol. 37 (12).

Gruber, Thomas (1999): Über die Arbeit mit jugendlichen Sexualstraftätern in einem Zwangskontext. In: Wodtke-Werner, V. & Mähne, U. (Hg.) „Nicht wegschauen!" Vom Umgang mit Sexual(straf)tätern. Baden-Baden: Nomos Verlagsgesellschaft, S. 139-157.

Härter, Martin & Baumeister, Harald (2007): Ätiologie psychischer Störungen bei chronischen körperlichen Erkrankungen, Heidelberg: Springer.

Haß, Frauke (2008): Mit Crystal in die Demenz, in: *Frankfurter Rundschau*, Nr. 183, S. 4.

Heiliger, Anita (2000): Täterstrategien und Prävention. Sexueller Missbrauch an Mädchen innerhalb familialer und familienähnlicher Strukturen. München: Frauenoffensive.

Henningsen, P. et al. (2002): Somatoforme Störungen. Leitlinien und Quellentexte, Stuttgart: Schattauer.

Herman, Judith (2003): Die Narben der Gewalt, Paderborn: Junfermann.

Herpertz, Sabine & Habermeyer, Elmar (2006): „Psychopathy" als Subtyp der antisozialen Persönlichkeit, in: *Persönlichkeitsstörung, Theorie und Therapie*, S. 73-81.

Hofmann, Arne (2006): EMDR in der Behandlung psychotraumatischer Belastungssyndrome (überarbeitete Auflage), Stuttgart: Thieme.

Holmberg, Susanne (2005): Diagnose Brustkrebs, Frankfurt: Campus.

Huber, Michaela (1995): Multiple Persönlichkeiten, Frankfurt: Fischer.

Huber, Michaela (2003a): Trauma und die Folgen, Paderborn: Junfermann.

Huber, Michaela (2003b): Wege der Traumabehandlung, Paderborn: Junfermann.

Huber, Michaela (2005): Der innere Garten, Paderborn: Junfermann.

Huber, Michaela und Pauline C. Frei (2007): Leiden hängt von der Entscheidung ab, Paderborn: Junfermann.

Jörges, Hans-Ulrich (2008): Die vergrabene Bombe – Integration von Zuwanderern, in: *Stern*, Nr.32, S. 46.

Junker, Susanne (2007): Trauma und Sucht, VDM-Verlag Dr. Müller.

Kernberg, Otto F., Buchheim, Peter & Dulz, Birger (2005): Traumatherapie kontrovers, Stuttgart: Schattauer.

Kimerling, Rachel, Ouimette, Paige & Wolfe, Jessica (Hg.) (2002): Gender and PTSD, New York: Guilford.

Kingma, Renate (2008): Stalking: Strafbare Menschenjagd, in: *Psychologie heute*, 8, S. 11.

Klein, Stefan (2008): „Wir alle sind nur Sternenstaub", Interview mit Martin Rees, in: *Zeit Magazin Leben*, Nr. 31, S. 18-25.

Kluft, Richard P. & Foote, Brad (1999): Special section: Dissociative disorders, in: *American Journal of Psychotherapy*, Vol. 53 (3), S. 283-376.

Kremers, I.P. et al. (2007): Memory of childhood trauma before and after long-term psychological treatment of borderline personality disorder, in: *Journal of Behavior Therapy and Experimental Psychiatry*, Vol. 38, S. 1-10.

Kruse, Johannes (2008): Trauma und körperliche Erkrankungen. Vortrag auf dem Kongress „Therapie der Traumafolgestörungen" am 23. Februar 08 in den Rheinischen Landeskliniken Düsseldorf.

Lakota, Sabine (2008): Das Unfassbare überwinden. Copingstrategien traumatisierter Menschen am Beispiel des sexuellen Missbrauchs, Hannover: Blumhardt.

Lamprecht, Friedhelm (Hg) (2007): Wohin entwickelt sich die Traumatherapie? Stuttgart: Klett-Cotta.

Levy Warren, Marsha (1996): The adolescent journey, Lanham: Jason Aronson.

Linehan, Marsha N. (2000): Dialektisch-behaviorale Therapie der Borderline-Persönlichkeitsstörung, München: CIP-Medien.

Liotti G. (1999): Disorganization of attachment as a model for understanding dissociative psychopathology. In: Solomon J. & George C. (Ed.), Disorganization of attachment. New York: Guiford Press.

Luik, Arno (2008): „Bin Laden hat viel weniger Menschen getötet als George Bush", Interview mit Jürgen Todenhöfer, in: *Stern*, Nr. 31, S. 61-65.

Lynn Scott, Shirley (2008): What makes serial killers tick? Download: http://www.trutv.com/library/crime/serial_killers/notorious/tick/victims_1.html

Maaß, Eberhard (1997): Kindesmisshandlung und sexueller Missbrauch – die Zeichen erkennen, in: *Via Medici*, Nr. 2, download: www.thieme.de/viamedici/medizin/aerztliches_handeln/kindesmisshandlung.html

Marlock, Gustl & Weiss, Halko: Handbuch der Körperpsychotherapie, Stuttgart: Schattauer.

May, Angela & Remus, Norbert (Hrsg.) (2002): Traumatisierte Kinder, Berlin: die Jonglerie.

Meichenbaum, Donald (2003): Interventionen bei Stress, Bern: Huber.

Moskowitz, Andrew (2004): Dissociation and violence, a review of the literature, in: *Trauma, Violence & Abuse*, Januar, S. 21-46.

Nijenhuis, Ellert (2006): Somatoforme Dissoziation, Paderborn: Junfermann.

Noblitt, Randy & Perskin Noblitt, Pamela (Hg.) (2008): Ritual abuse in the twentyfirst century. Psychological, forensic, social, and political cinsiderations, Bandon: Robert D. Reed.

Norris, Joel (1988): Serial Killers: The Growing Menace. Bantam.

Ogawa, J.R., Scroufe, L.A., Weinfield, N.S., Carlson, E.A. & Egeland, B. (1997): Development and the fragmented self: Longitudinal study of dissociative symptomatology in a non-clinical sample, in: *Development and Psychopathology*, Vol. 9, S. 855-879.

Ogden, Pat, Minton, Kekuni & Pain, Clare (2006): Trauma and the Body. A Sensimotor approach to psychotherapy, New York: Norton.

Oliver, J.E. (1993): Intergenerational transmission of child abuse: rates, research, and clinical implications, in: *American Journal of Psychiatry*, Vol. 150. S. 1315-1324.

Ouimette, Paige & Brown, Pamela J. (2003): Trauma and Substance Abuse, New York: American Psychological Association.

Pearlman, S.D. & Saakvitne, K.W. (1995): Trauma and the Therapist: Countertransference and vicarious traumatization in psychotherapy with incest survivors, New York: Norton.

Peichl, Jochen (2007): Innere Kinder, Täter, Helfer & Co, Stuttgart: Klett-Cotta.

Perry, Bruce D.(2002): Bindung und Zuneigung bei misshandelten Kindern, in: May, 2002, S. 81-96.

Porges, Stephen W. (1995): Orienting in a defensive world: Mammalian modifications of our evolutionary heritage. A Polyvagal Theory. In: *Psychophysiology*, 32, S. 301-318.

Putnam, Frank (1977): Dissociation in children and adolescents, New York: Guilford.

Reddemann, Luise (Hg.) (2005): Trauma und Sucht, Themenheft der *Zeitschrift für Psychotraumatologie und Psychologische Medizin* (Heft 3).

Reddemann, Luise (2001): Imagination als heilsame Kraft, Stuttgart: Klett-Cotta.

Reddemann, Luise (Hg.) (2006): Psychotrauma: Primärärztliche Versorgung des seelisch erschütterten Patienten, Stuttgart: Deutscher Ärzte Verlag.

Reddemann, Luise (2008): Würde – Annäherung an einen vergessenen Wert in der Psychotherapie, Stuttgart: Klett-Cotta.

Reemtsma, Jan Philipp (1998): Im Keller, Reinbek: Rowohlt.

Rehn, Gerhard et al. (2001): Behandlung „gefährlicher Straftäter". Grundlagen, Konzepte, Ergebnisse, Herbolzheim: Centaurus.

Reinders, A., Nijenhuis, E. et al. (2003): One Brain, two Selves, in: *NeuroImage*, Vol. 20, S. 2119-2125.

Rensing, Ludger et al. (2006): Mensch im Stress. Psyche, Körper, Moleküle, München: Elsevier.

Ritter, Johann Wilhelm (1810, neu herausgegeben 1984): Fragmente aus dem Nachlasse eines jungen Physikers, Leipzig: Kiepenheuer.

Rizzolatti, Giacomo, Fogassi, Leonardo & Gallese, Vittorio (2006): Mirrors in the Mind, in: *Scientific American*, Bd. 295, Nr. 5, S. 30-37.

Rothschild, Babette (2002): Der Körper erinnert sich. Essen: Synthesis.

Saakvitne, Karen W. & Pearlman, Laurie Anne (1996): Transforming the Pain. A workbook on vicarious traumatisation, New York: Norton.

Sachsse, Ulrich (2004): Traumazentrierte Psychotherapie, Stuttgart: Schattauer.

Salter, Anna (2006): Dunkle Triebe: Wie Sexualtäter denken und ihre Taten planen, München: Goldmann.

Scaer, Robert C. (2001): The Body Bears the Burden. Trauma, Dissociation, and Disease, New York/London: The Haworh Medical Press.

Scaer, Robert C. (2007): The Trauma Spectrum: Hidden Wounds and Human Resiliency, New York: Norton.

Schäfer, Ingo & Krausz, Michael (2006): Trauma und Sucht, Stuttgart: Klett-Cotta.

Scheithauer, Herbert, Bondü, Rebecca, et al. (2008): Sechs Jahre nach Erfurt – Das Berliner Leaking-Projekt, in: *Trauma & Gewalt*, Heft 1, S. 8-17.

Schwartz, Harvey (2000): Dialogues with forgotten voices. Relational Perspectives on child abuse trauma and treatment of dissociative disorders, New York: Basic Books.

Seligman, Martin (1979): Erlernte Hilflosigkeit, München: Urban & Schwarzenberg.

Sendera, Alice & Sendera, Martina (2007): Skills-Training bei Borderline- und Posttraumatischer Belastungsstörung, Wien: Springer.

Seybold, Silke (Hg.) (2007): All about Evil. Das Böse, Mainz: Philipp von Zabern.

Shapiro, Francine (1999): EMDR – Grundlagen und Praxis, Paderborn: Junfermann.

Shriver, Lionel (2007): Wir müssen über Kevin reden, München: List.

Siegel, Daniel (1999): The developing mind: How relationships and brain interact to shape who we are (deutsch: Wie wir werden, die wir sind, Paderborn: Junfermann).

Siegel, Daniel (2001): Toward an interpersonal neurobiology of the developing mind: Attachment relationships, „mindsight" and neural integration, in: *Infant Mental Health Journal*, Vol. 22 (1-2), S. 67-94.

Siegel, Daniel (2007): Das achtsame Gehirn, Freiamt: Arbor.

Solomon Judith & George, Carol (Hg) (1999): Disorganization of attachment. New York: Guilford.

SoRelle, Ruth (2004): Female veterans increasingly diagnosed with PTSD, in: *Emergency Medicine*, Vol. 26 (6), S. 46-48, download unter: http://www.em-news.com/pt/re/emmednews/full-text.00132981-200406000-00029.htm;jsessionid=Lv0VhQ11s42DNvzKbT04PlB2LNTpGxstCbHvxwLJDQtWpdv59grr!2126095447!181195629!8091!-1

Spitzer, Carsten (2006): Vortrag auf der DeGPT-Tagung in Hannover.

Stamm, B. Hudnall (Hrsg.) (2002): Sekundäre Traumastörungen. Wie Kliniker, Forscher & Erzieher sich vor traumatischen Auswirkungen ihrer Arbeit schützen können, Paderborn: Junfermann.

Todenhöfer, Jürgen (2008): Warum tötest du, Zaid?, München: Bertelsmann.

Tschuschke, Volker (2006): Psychoonkologie, Stuttgart: Schattauer.

Van der Hart, O., Steele, K., Boon, S. & Brown, P. (1995): Die Behandlung traumatischer Erinnerungen: Synthese, Bewußtwerdung und Integration, in: *Hypnose und Kognition*, Bd. 12 Heft 2, S. 34-67.

Van der Hart, Onno, Nijenhuis, Ellert und Steele, Kathy (2008): Das verfolgte Selbst, Paderborn: Junfermann.

Van der Kolk, Bessel (1994: The body keeps the score: Memory and the evolving psychobiology of posttraumatic stress, in: *Harvard Rev Psychiat*, Vol. 1, S. 253–265

Vachss, Andrew, im Gespräch mit Claus Leggewie (1994): Über das Böse, Frankfurt: Eichborn.

Vogt, Ralf (Hg) (2008): Körperpotenziale in der traumaorientierten Psychotherapie, Gießen: Psychosozial.

Wagner, Johanna (1996): Die, die so aussehen wie jemand, aber möglicherweise etwas ganz anderes sind. Aus der Praxis afrikanischer Medizinmänner, Berlin: Zerling.

Warren, Muriel Prince (2006): From Trauma to Transformation, New York: Crown House.

Wöller, Wolfgang (2006): Trauma und Persönlichkeitsstörungen. Stuttgart: Schattauer.

Personen- und Sachwortregister

Bildnachweis

Seite 129: André François, Engel und Teufel. © VG Bild-Kunst, Bonn 2009.

Seite 197: Paul Klee, mehr Vogel, 1939, 939 (YY19); 21 x 29,5 cm,
Bleistift auf Papier mit Leimtupfen auf Karton. © VG Bild-Kunst, Bonn 2009.

Seite 201: Paul Klee, Engel voller Hoffnung, 1939, 892 (WW 12); 29,5 x 21 cm;
Bleistift auf Papier mit Leimtupfen auf Karton. © VG Bild-Kunst, Bonn 2009.

Seite 207: Paul Klee, unfertiger Engel, 1939, 841 (UU 1); 29,5 x 21 cm,
Bleistift auf Papier mit Leimtupfen auf Karton. © VG Bild-Kunst, Bonn 2009.

Seite 219: Paul Klee, befruchtet, 1939, 1060 (EF 20); 41,9 x 29,6 cm,
Kreide auf Papier mit Leimtupfen auf Karton. © VG Bild-Kunst, Bonn 2009.

Seite 242: Paul Klee, ein Herz, welches noch fehlte, 1939, 561 (DD 1); 20,9 x 29,7 cm,
Bleistift auf Papier mit Leimtupfen auf Karton. © VG Bild-Kunst, Bonn 2009.

Seite 274: Paul Klee, altkluger Engel, 1939, 873 (VV 13); 29,5 x 21 cm,
Bleistift auf Papier mit Leimtupfen auf Karton. © VG Bild-Kunst, Bonn 2009.

Seite 278: Paul Klee, es weint, 1939, 959 (ZZ 19); 29,5 x 21 cm,
Bleistift auf Papier mit Leimtupfen auf Karton. © VG Bild-Kunst, Bonn 2009.

Seite 281: Paul Klee, der Fels der Engel, 1939, 847 (UU 7); 29,5 x 21 cm,
Bleistift auf Papier mit Leimtupfen auf Karton. © VG Bild-Kunst, Bonn 2009.

Seite 288: Paul Klee, Engel im Boot, 1939, 881 (WW1); 29,5 x 21 cm,
Bleistift auf Papier mit Leimtupfen auf Karton. © VG Bild-Kunst, Bonn 2009.

Seite 292: Paul Klee, ohne Titel, um 1939, 29,5 x 21 cm,
Kreide auf Konzeptpapier, Schenkung LK, Bern. © VG Bild-Kunst, Bonn 2009.

Freiheit ist wundervoll!

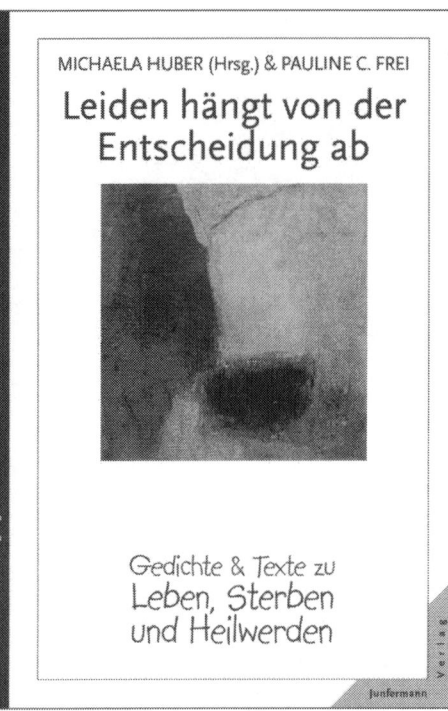
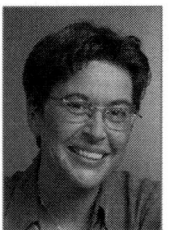
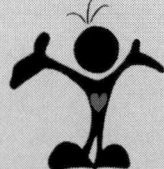
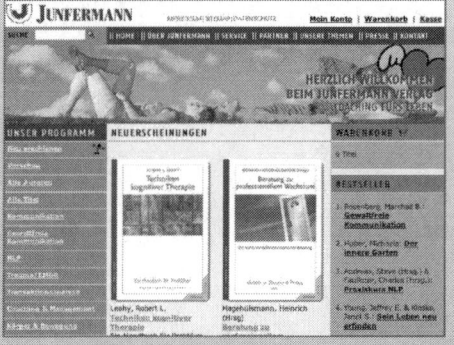

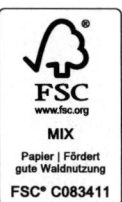

Druck:
CPI Druckdienstleistungen GmbH
im Auftrag der
Zeitfracht GmbH
Ein Unternehmen der Zeitfracht - Gruppe
Ferdinand-Jühlke-Str. 7
99095 Erfurt